AF609879

Précis de l'examen
fonctionnel de l'œil

PRÉCIS
CLINIQUE ET THÉRAPEUTIQUE
DE L'
EXAMEN FONCTIONNEL DE L'ŒIL
ET DES
ANOMALIES DE LA RÉFRACTION

A LA MÊME LIBRAIRIE

BARTHÉLEMY (A.-J.-C.). — **L'Examen de la Vision** devant les conseils de révision dans la marine et l'armée, et devant les commissions de chemins de fer. 1889, 1 vol. in-16 de 336 p., avec 3 pl. et 17 fig. ... 3 fr. 50

DOR. — **La Fatigue oculaire et le Surmenage visuel**, par le Dr Louis Dor. 1900, 1 vol. in-16 de 96 p. cart. (*Act. médic.*). 1 fr. 50

GALEZOWSKI. — **Traité des Maladies des Yeux.** *3e édition*, 1888, 1 vol. in-8 de 1030 pages et 483 figures ... 20 fr.

— **Échelles optométriques et chromatiques.** 1883, 1 vol. gr. in-8 de 34 pl. col., cart. ... 7 fr. 50

— **Échelles portatives des Caractères et des Couleurs pour mesurer l'acuité visuelle.** 1890, 1 vol. in-18 de 33 planches coloriées, cart. ... 2 fr. 50

GALEZOWSKI et KOPFF. — **Hygiène de la Vue.** 1888, 1 vol. in-16 de 328 p., avec 44 figures. (*Bibl. scient. contemp.*). 3 fr. 50

GIRAUD-TEULON. — **La Vision et ses Anomalies.** 1881, 1 vol. in-8, 936 p. et 117 fig. ... 20 fr.

HAAB (G.) et MONTHUS (A.) — **Atlas-Manuel de Chirurgie oculaire**, par O. Haab, Edition française, par le Dr A. Monthus, ophtalmologiste des hôpitaux de Paris. 1905, 1 vol. in-16, de 270 pages, avec 30 planches color. et 166 figures. Relié. 16 fr.

HAAB et TERSON. — **Atlas-manuel des Maladies externes de l'Œil**, par le professeur Haab. *2e Édition française*, par le Dr Terson. 1905, 1 vol. in-16, de 316 p., avec 40 pl. contenant 66 fig. color., rel. maroquin souple, tête dorée ... 16 fr.

HAAB et TERSON. — **Atlas-manuel d'Ophtalmoscopie.** *3e Édition française*, par les Drs Terson et A. Cuénod. 1901, 1 vol. in-16 de 276 p., avec 88 pl., contenant 148 fig. coloriées, relié en maroquin souple, tête dorée ... 15 fr.

IMBERT. — **Les Anomalies de la Vision**, 1 vol. in-16 de 366 pages, 18 fig. ... 3 fr. 50

PUECH et FROMAGET. — **Précis d'Ophtalmologie journalière**, par les Drs Puech et Fromaget, anciens chefs de clinique ophtalmologique à la Faculté de Médecine de Bordeaux. 1901, 1 vol. in-18 de 368 pages, avec 32 figures, cartonné.... 5 fr.

TERRIEN (F.), — **Précis d'Ophtalmologie**, par le Dr Terrien, ophtalmologiste des hôpitaux de Paris. Préface du professeur De Lapersonne. 1908. 1 vol. in-8 de 600 pages, avec 271 figures, cart. (*Bibliothèque Gilbert et Fournier*) ... 12 fr.

— **Thérapeutique oculaire**, 1899, 1 vol. in-16, de 96 pages et figures, cartonné (*Actualités médicales*) ... 1 fr. 50

TERSON (A.). — **Chirurgie Oculaire**, par le Dr Albert Terson, ancien chef de clinique ophtalmologique à la Faculté de Médecine de Paris. 1901, 1 vol. in-8 de 540 pages, avec 129 figures, cartonné ... 7 fr. 50

— **Maladies de l'Œil**, 1909, 1 vol. gr. in-8 de 400 p., avec 142 fig. (*Nouveau Traité de Chirurgie*). Br., 8 fr., cart. ... 9 fr. 50

— **Technique Ophtalmologique**, 1898, 1 vol. in-18 de 208 pages, avec 83 fig., cartonné ... 4 fr.

POITIERS. — IMP. BLAIS ET ROY.

PRÉCIS
CLINIQUE ET THÉRAPEUTIQUE

DE L'

EXAMEN FONCTIONNEL DE L'ŒIL

ET DES

ANOMALIES DE LA RÉFRACTION

PAR LES DOCTEURS

Camille FROMAGET
Ancien chef de clinique
de la Faculté de Bordeaux
Ophtalmologiste de l'Hôpital suburbain.

Henri BICHELONNE
Médecin-major
au 11e Régiment d'Infanterie

Préface de M. le Professeur BADAL.

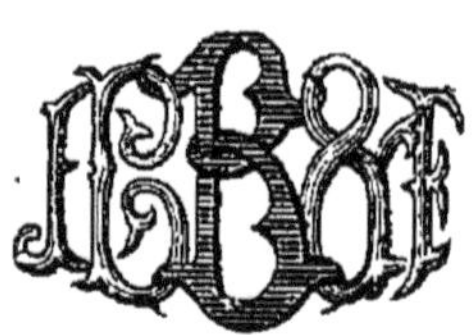

PARIS
LIBRAIRIE J.-B. BAILLIÈRE ET FILS
19, RUE HAUTEFEUILLE, 19

1911

PRÉFACE

L'enseignement de cette partie de l'oculistique, qui a trait aux fonctions visuelles et à leurs anomalies, devrait, en principe, être fait dans les cours de Physique médicale et de Physiologie. En fait, depuis longtemps, on laisse, aux ophtalmologistes seuls, le soin d'enseigner tout ce qui, de près ou de loin, se rattache à leur art.

Malheureusement, l'enseignement des maladies des yeux est organisé en France d'une manière encore si incomplète et avec un personnel si restreint qu'il est à peu près impossible, dans nos Facultés, de consacrer un temps suffisant à ces questions cependant capitales, dont l'étude devrait précéder la clinique proprement dite.

Comment veut-on qu'un professeur qui a la charge d'un grand service hospitalier, qui doit pratiquer un très grand nombre d'opérations, examiner des consultants venus du dehors, puisse entrer dans beaucoup de développements sur des questions ayant trait à l'acuité visuelle, à la réfraction, aux verres correcteurs, alors qu'il n'a pour le seconder aucun assistant pour concourir à l'enseignement, pas même des moniteurs chargés d'exercer les élèves à la pratique de l'optométrie et de l'ophtalmologie. Si dévoué que puisse se montrer un chef de clinique, si zélés que puissent être internes et externes, ils suffisent à peine à assurer le service des consultations et des pansements.

Jusqu'ici, la Faculté de Bordeaux est la seule où il ait été annexé, au cours clinique d'ophtalmologie, un cours théorique confié, comme on le sait, à notre distingué collègue, M. le professeur agrégé Lagrange, qui a résumé cet enseignement dans son excellent « Précis des maladies des yeux ».

D'ailleurs, aussi longtemps que la durée des études médicales n'aura pas été prolongée et le stage rendu obligatoire, l'enseignement des maladies des yeux se trouvera forcément réduit à sa plus simple expression. Si l'on excepte un petit noyau d'élèves et de jeunes médecins qui restent groupés autour du maître, les autres quittent nos écoles, ayant à peine un vague aperçu de ce qu'ils devraient savoir et cette remarque s'applique à bien d'autres parties des sciences médicales, et non des moins importantes.

Je me suis efforcé cependant, autant que je l'ai pu, de faire marcher de front, à ma clinique, l'enseignement des différentes branches de l'ophtalmologie et j'ai eu la bonne fortune d'y former des élèves qui ont pris goût à ces études d'optométrie et d'ophtalmologie sans lesquelles on ne peut prétendre à devenir un praticien en pleine possession de son art.

Plusieurs d'entre eux sont devenus des ophtalmologistes distingués : de ce nombre est M. le docteur Camille Fromaget, l'un des auteurs de ce livre, qui longtemps fut mon interne et mon chef de clinique.

Son collaborateur, M. le docteur Bichelonne, et lui auront rendu, j'en suis certain, un service signalé aux étudiants et aux médecins en mettant, entre leurs mains, un manuel vraiment pratique dans lequel ils trouveront exposés, clairement et succinctement, mais cependant avec tous les détails suffisants, ce qu'il est maintenant nécessaire que tout médecin sache des fonctions visuelles et de leurs anomalies.

Avec les complications croissantes de notre organisation sociale et les conflits qui en résultent, avec les lois sur les accidents du travail, l'invalidité, les responsabilités patronales, tout ce qui touche à la vision a pris une importance considérable et il n'est pas de praticien qui ne soit appelé à résoudre, parfois sans le secours d'un spécialiste, les questions, délicates entre toutes, relatives à l'acuité visuelle, aux amblyopies, à la réduction de la capacité professionnelle. Journellement les médecins sont consultés sur le choix des verres de lunettes, des conserves teintées, sur l'hygiène oculaire. Le manuel des docteurs Fromaget et Bichelonne sera pour eux un excellent guide.

L'ouvrage se termine par un chapitre relatif aux conditions d'aptitude visuelle requises pour l'armée, la marine, les grandes écoles, les administrations. Dans un chapitre antérieur, les auteurs ont traité d'une manière complète cette question, qui devient chaque jour plus ardue, des simulations possibles, particulièrement dans l'armée et à la suite des accidents du travail. On trouvera exposés clairement tous les moyens susceptibles d'être employés pour déjouer les simulateurs.

Professeur BADAL.

INTRODUCTION

Si les « Précis d'ophtalmologie » abondent, il n'en est pas de même des ouvrages qui s'occupent uniquement de déterminer la valeur visuelle des yeux et le fonctionnement de ces organes. C'est pourtant une partie des plus importantes de l'ophtalmologie bien souvent négligée à cause de son aridité. Elle intéresse au plus haut point les médecins de la guerre, de la marine, des colonies, des chemins de fer et tous ceux qui s'adonnent à l'étude de l'ophtalmologie.

En dehors de la pathologie oculaire ordinaire, qui attire plus particulièrement le médecin en général, il importe d'étudier l'œil au point de vue physique et physiologique et de connaître les causes optiques capables de modifier ou d'altérer la vision.

Ces notions physiques et physiologiques de la

fonction visuelle sont le plus souvent ébauchées ou omises dans les précis élémentaires, elles sont disséminées dans les « Traités » plus importants que, seuls, les ophtalmologistes de profession possèdent.

C'est pour combler cette lacune que nous avons pensé qu'il était utile de condenser dans un seul volume les éléments indispensables pour arriver à se rendre compte de la valeur visuelle de l'œil.

La plus grande partie des chapitres s'occupera donc du fonctionnement de l'œil au point de vue optique.

Après avoir étudié ce qu'il faut entendre par acuité visuelle et la façon de la mesurer, nous exposerons l'étude du champ visuel, de la perception des couleurs, des mouvements des yeux et de la vision binoculaire.

Nous serons amenés ainsi à considérer la marche des rayons lumineux à travers l'appareil dioptrique, c'est-à-dire à exposer les notions de la Réfraction oculaire.

Cette partie extrêmement importante qui comprend l'étude des yeux normaux et anormaux (emmétropes et amétropes) a été expliquée aussi complètement et aussi simplement que possible.

Toutes les méthodes subjectives et objectives pratiques qui permettent de déterminer la valeur dioptrique des yeux ont été décrites sans avoir recours aux formules mathématiques capables d'éloigner le praticien. Nous les avons remplacées par des démonstrations géométriques élémentaires qui parlent aux yeux les moins observateurs.

L'étude de la réfraction statique a été complétée par celle de la réfraction dynamique ou accommodation. Enfin, nous avons terminé l'étude de la réfraction par l'étude clinique des trois amétropies : la myopie, l'hypéropie et l'astigmie.

Nous avons surtout insisté sur un côté souvent négligé : le traitement des anomalies de la vision, ne craignant pas de nous attarder dans les petits détails pour mériter la dénomination de « Précis clinique ».

Comme, dans toutes ces questions, il faut toujours s'assurer de la bonne foi du sujet et contrôler ses dires, nous avons consacré un chapitre important à la Simulation.

Le lecteur trouvera dans un dernier chapitre tous les règlements qui sont actuellement en vigueur pour le service militaire, pour l'admission dans les Ecoles et les différentes administrations.

Nous avons le ferme espoir que ce manuel rendra des services nombreux à tous ceux qui veulent s'adonner à l'étude de l'ophtalmologie, à tous les médecins de la guerre, de la marine et des colonies, qui sont journellement obligés de résoudre des questions parfois épineuses sur la valeur visuelle des yeux. Les nombreux dessins qui accompagnent le texte et qui sont tous de la plus grande simplicité leur permettront facilement de se familiariser avec ces questions qui, malgré leur importance, semblent tout d'abord un peu ardues et dénuées d'intérêt.

Nous sommes très reconnaissants à notre excellent maître, M. le professeur Badal, d'avoir bien voulu s'intéresser à notre travail et de lui avoir accordé l'appui de sa haute autorité universellement appréciée.

Nous remercions tous ceux qui ont consenti à mettre leurs clichés à notre disposition, en particulier MM. Lüer, Peuchot, Giroux, Arnhold.

Nous adressons enfin l'expression de notre vive gratitude à nos éditeurs, MM. J.-B. Baillière et fils.

Bordeaux, le 30 juin 1910.

PRÉCIS CLINIQUE ET THÉRAPEUTIQUE

DE L'EXAMEN FONCTIONNEL

DE L'ŒIL

CHAPITRE PREMIER

L'ACUITÉ VISUELLE

Définition. — Minimum separabile. — Angle visuel. — Différentes façons de mesurer l'acuité visuelle : Test-types constants et distances variables; Test-types variables et distance constante. — Echelles métriques. — Inconvénients des échelles non décimales et de l'unité adoptée. — Réformes à faire dans la mesure de l'acuité visuelle. — Manière de mesurer les différentes acuités. — Acuité visuelle des amétropes. — Variation des images rétiniennes chez les amétropes corrigés. — Détermination de l'acuité visuelle chez les illettrés. — Variations de l'acuité visuelle : 1° avec l'éclairement; 2° avec le diamètre pupillaire; 3° avec l'âge. — Acuité visuelle professionnelle.

Définition. — Mensuration. — Bien qu'il soit difficile de donner une définition inattaquable de l'acuité visuelle, on peut entendre, par là, *le degré de puissance que possède l'œil de distinguer nettement des formes simples séparées par un certain intervalle* (Chauvel).

C'est là ce que Giraud-Teulon a bien dénommé « *la faculté isolatrice* de la rétine » ; ce serait encore mieux peut-être de généraliser et de dire qu'elle est *la faculté isolatrice de l'appareil visuel*, car la rétine est uniquement un écran sensible qui recueille les images des corps extérieurs.

La grandeur de l'image rétinienne est un élément qui peut nous permettre de mesurer l'acuité visuelle.

L'angle visuel est l'angle sous lequel nous voyons un objet. Il est formé par les deux droites qui partent des extrémités de l'objet AB pour se croiser au centre optique de l'œil K (fig. 1).

L'angle visuel AKB = A'KB' se nomme l'angle

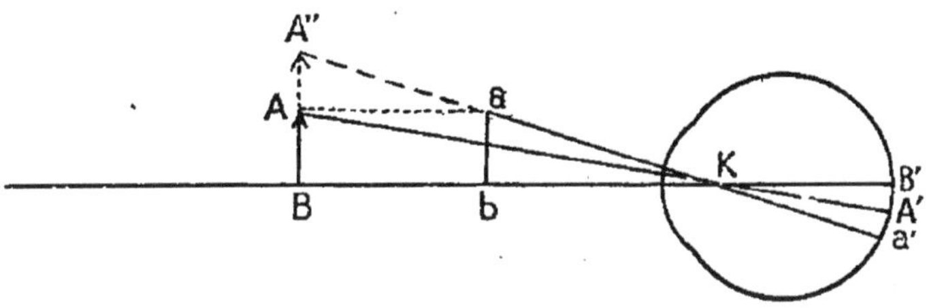

Fig. 1. — Angle visuel.

rétinien. La figure 1 montre facilement que pour un même objet *l'angle visuel* est en raison inverse de la distance et que, pour une même distance, il est en raison directe de la grandeur de l'objet.

On a ainsi pu définir l'acuité visuelle :

Elle est l'inverse du plus petit angle sous lequel l'œil peut reconnaître la forme des objets.

Plus cet angle est petit, plus la faculté isolatrice de l'appareil visuel est grande.

Ce plus petit angle correspond non pas à ce qu'on a nommé *le minimum visibile*, mauvaise dénomination, mais au *minimum separabile* (Giraud-Teulon).

Après de nombreuses recherches (Hooke, Giraud-Teulon, Snellen), on a trouvé, ou plutôt admis que cet *angle minimum* était de *une minute*. Nous verrons tout à l'heure que cet angle pris comme unité présente des inconvénients pratiques auxquels il est utile de remédier. En attendant, nous devons le conserver comme l'unité admise.

L'œil doué de cette acuité visuelle doit distinguer nettement les uns des autres des objets de 1/10 de millimètre séparés par des intervalles de 1/10 de millimètre.

On a remarqué que cet angle visuel de l'œil correspondait à une image rétinienne de 0 mm.0043, largeur de l'extrémité d'un cône ou d'un bâtonnet, ce qui semblerait indiquer, au point de vue physiologique, que des objets différents, pour être perçus, doivent impressionner des extrémités sensitives différentes. Si deux corps impressionnent le même élément nerveux, on n'a qu'une seule sensation.

MESURE DE L'ACUITÉ VISUELLE

De ce que nous venons de dire, il résulte que l'acuité visuelle peut se mesurer de *deux façons :*

1° *Par la distance la plus grande* à laquelle un objet de *grandeur constante* est nettement distingué d'objets de même grandeur et séparés par des intervalles égaux à eux-mêmes ;

2° *Par le plus petit objet* que l'œil perçoit nettement à *une distance constante.*

Dans la pratique, on se sert de *caractères typogra-*

phiques qu'on fait lire soit à des *distances variables*, soit à une *distance fixe*.

A. Test-type constant. — Distance variable. — Ce procédé présente l'inconvénient de ne pouvoir être employé dans les salles dont les dimensions ne permettent pas d'éloigner des lettres à 10, 15, 20 mètres.

D'un autre côté, soit qu'on fasse éloigner les caractères typographiques, soit qu'on fasse rapprocher le sujet, on perd un temps parfois précieux, surtout quand il s'agit d'examiner l'acuité d'un grand nombre d'hommes.

Ces observations faites, il permet, avec une précision mathématique, de mesurer l'acuité inférieure ou supérieure à l'unité.

MANIÈRE DE PROCÉDER. — On choisit des caractères typographiques de dimensions connues, telles, par exemple, qu'ils soient vus à 10 mètres, sous un angle de 5 minutes, par un œil normal.

On place l'observé à 10 mètres de l'échelle d'acuité.

1° S'il distingue nettement, l'acuité visuelle est normale, elle est indiquée par la formule :

$$V = \frac{d}{D} = \frac{10}{10} = 1.$$

2° Si on éloigne l'échelle ou qu'on le fasse reculer, et qu'il lise encore à 15 mètres, $V = \frac{15}{10} = 1{,}5$; on peut donc ainsi mesurer des acuités supérieures à la normale.

3° Si le sujet ne distingue pas les lettres, on le fait alors rapprocher peu à peu et dès qu'il perçoit, on mesure la distance qui le sépare de l'échelle. Supposons que cette distance soit de 5 mètres : l'acuité visuelle sera $V = \frac{5}{10} = \frac{1}{2}$.

Au lieu de choisir des caractères vus dans des conditions normales à 10 mètres, on peut choisir des caractères vus à 5 mètres et on a besoin d'un espace moins considérable.

En ayant soin de marquer avec un décamètre les distances sur le sol ou le parquet, cette méthode peut devenir plus rapide. Ce procédé était employé par Maurel dans ses recherches pour l'acuité nécessaire à certaines professions maritimes.

Il employait des caractères visibles à 10 mètres et plaçait le sujet à 12 mètres. Les lettres étaient groupées dans cinq lignes.

Une blanche sur fond noir, une noire sur fond blanc, trois autres, rouge, bleue, verte, sur fond blanc.

Un double décamètre, ou ligne de sonde, indiquait les distances. On prélevait l'acuité d'après la formule $V = \frac{d}{D}$ pour chaque ligne et la moyenne entre les résultats donnait l'*acuité moyenne*.

Ainsi que l'a déjà fait remarquer Barthélemy, on n'a pas à s'occuper de l'acuité chromatique et les mensurations ainsi obtenues *sont défectueuses*.

Celui-ci prend simplement le test-caractère de de Wecker visible à 10 mètres, et place le sujet à 15 mètres ; on a ainsi, entre 15 et 10 mètres, la mesure des acuités supérieures à 1 et, au-dessous de 10 mètres, celles qui sont inférieures à l'unité.

Nous verrons comment on peut éviter, pour les acuités excellentes, d'avoir recours à cette méthode :

(voir page 9); moins facile à employer que la suivante, elle est surtout moins rapide.

Donc l'acuité visuelle (V) est donnée par une fraction dont le numérateur est la distance qui sépare l'observé de l'échelle (d) et le dénominateur la distance (D) à laquelle elle est lue par un œil d'acuité normale; ce qui peut se présenter ainsi $V = \frac{d}{D}$.

B. Test-types variables. — Distance constante. — Bien que le procédé ci-dessus ne demande qu'une seule dimension de caractères et simplifie le bagage optométrique, il n'est pas le plus usité.

Ordinairement, on se sert d'*échelles optométriques* ou *échelles d'acuité* qui sont constituées par des lettres de grandeur variables qui permettent de les placer à des distances constantes et fixes.

Dans les échelles ordinaires (Snellen, de Wecker, etc.), la ligne la plus inférieure renferme des lettres qui doivent être *vues à 5 mètres sous un angle de 5'*. La hauteur de ces lettres est de 7 mm. 1/4. Les caractères ont des traits dont l'épaisseur est le cinquième de la hauteur. Chaque trait est donc vu sous l'angle minimum de 1'.

Depuis Snellen, on se sert de lettres majuscules qui sont inscrites dans des carrés vus sous un angle de 5', les carrés sont divisés en 25 petits carrés égaux ; de cette manière, chaque trait a la largeur d'un des carrés et est perçu sous un angle de 1' pour la distance indiquée (fig. 2).

Les caractères de la ligne inférieure portent à côté ou au-dessous d'eux le chiffre 5 ; cela veut dire qu'à 5 mètres ces lettres sont vues sous l'angle de 5' *ou qu'à 5 mètres cette dernière ligne est vue par un œil d'acuité normale* V = 1.

Au-dessus d'elle, et de dimensions croissantes, sont 6 ou 7 lignes de lettres qui sont vues sous un angle de 5' à 10 mètres, 15, 20, 30, 40, 50 mètres.

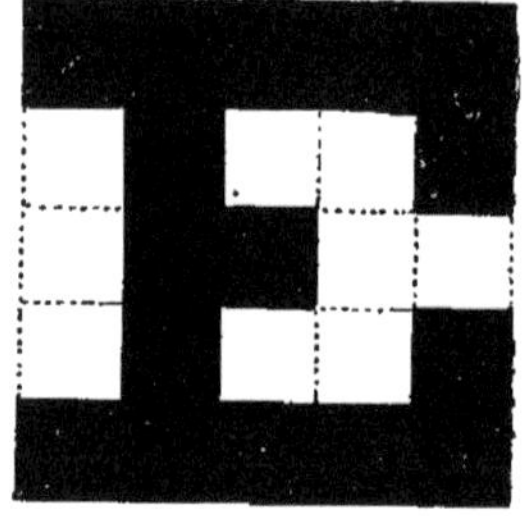

Fig. 2. — Construction d'une lettre pour une échelle d'acuité.

Si nous appliquons la formule $V = \frac{d}{D}$ nous trouvons :

V = 1, 2/3, 1/2, 1/3, 1/4, 1/6, 1/8, 1/10.

Il est aisé de comprendre qu'un œil qui voit à 5 mètres des caractères qui devraient être vus à 20 mètres a une acuité de 1/4.

L'*acuité visuelle* est donnée par *une fraction dont le numérateur est la distance du sujet à l'échelle* (d) et *le dénominateur la distance D à laquelle la lettre doit être vue par un œil d'acuité normale* (V = 1).

On voit par cela *qu'en ne faisant pas varier la distance et* en prenant celle pour laquelle l'échelle a été construite, on obtient rapidement la mesure de l'acuité visuelle.

De sorte qu'en face de chaque ligne de caractères on pourra indiquer immédiatement l'acuité visuelle pour 5 mètres, sans avoir à poser sa fraction.

50 m.	B N..............................	1/10
40 m.	E R..............................	1/8
30 m.	N C D..............................	1/6
20 m.	P R E H..............................	1/4
15 m.	L C B D T..............................	1/3
10 m.	E P D C B U..............................	1/2
7,50	B L R T V P E..............................	2/3
5 m.	T C N D Z P E O F..............	1

Le numérateur étant constant, le dénominateur est indiqué rapidement par le sujet.

On n'a pas à le faire avancer, ni à mesurer la distance (*d*) qui le sépare de l'échelle, comme dans le premier procédé.

Grâce à ce moyen, on a immédiatement, sans calcul, l'acuité cherchée.

Tel qui lit seulement la première ligne a une acuité de 1/10 ; tel qui lit la 4e, 5e a une acuité de 1/4, 1/3, etc.

Certaines échelles sont faites pour 6 mètres. On s'arrange de façon à ce que les caractères soient vus à des distances qui sont des multiples de 6, comme dans les échelles de 5 mètres on emploie des multiples de 5.

Les échelles, pour être utilement employées, doivent être gravées en caractères très noirs, très nets et suivant les dimensions voulues (7 mm. 1/4, 15 mm. 1/2, etc. jusqu'à 72 mm. 1/2) pour les distances (5 m., 10 m., etc. jusqu'à 50 m.); la largeur des traits doit être le cinquième de la hauteur.

Les caractères ne doivent pas être trop nombreux et ne doivent pas former de noms qui permettent souvent de deviner, sans que la netteté des images soit absolue. Il faut aussi que les intervalles qui les séparent soient égaux à la dimension des lettres ; nous avons pu nous assurer combien les résultats sont différents et erronés quand on emploie des échelles où les lettres sont plus ou moins rapprochées ; on obtient ainsi des acuités beaucoup plus élevées ou beaucoup plus faibles.

La plupart des échelles employées présentent des fractions de dénominateurs différents 1/8, 1/6, 1/10, et rendent les comparaisons difficiles pour les différentes acuités.

Il serait temps qu'on ne se servît plus que des *échelles décimales*, d'après les modèles Monoyer, Parinaud, Nicati, Sulzer.

Les mensurations allant de 0,1 à 1, de 1/10 en 1/10 sont rationnelles et de suite comparables entre elles.

Nous avons adopté l'échelle décimale comprenant es acuités de 1/10 à 1,5, de façon à pouvoir mesurer les acuités *supérieures* à l'unité. Les tableaux de Monoyer sont peu commodes parce qu'ils débutent par les acuités les plus élevées ; il faut que *l'échelle métrique clinique* débute par les unités les plus basses et s'élève progressivement vers les supérieures. (Voir fig. 3.)

0, 1 ; 0, 15 ; 0, 2 ; 0, 3 ; 0, 4 ; 0, 5 ; 0, 6 ; 0, 7 ; 0,8 ; 1 ; 1,25 ; 1,50.

Echelle métrique décimale

PERMETTANT DE MESURER

DES ACUITÉS SUPÉRIEURES ET INFÉRIEURES A L'UNITÉ.

$$V = \frac{5.}{D}$$

Hauteur des lettres.	Largeur des traits.		
73 mm.	14 mm. 6	B................ D = 50 m.	0,1
48 mm.	9 mm. 6	D E............ D = 33 m.	0,15
37 mm.	7 mm. 5	C P H.......... D = 25 m.	0,2
24 mm. 22	4 mm. 8	R N O L........ D = 16, 6	0,3

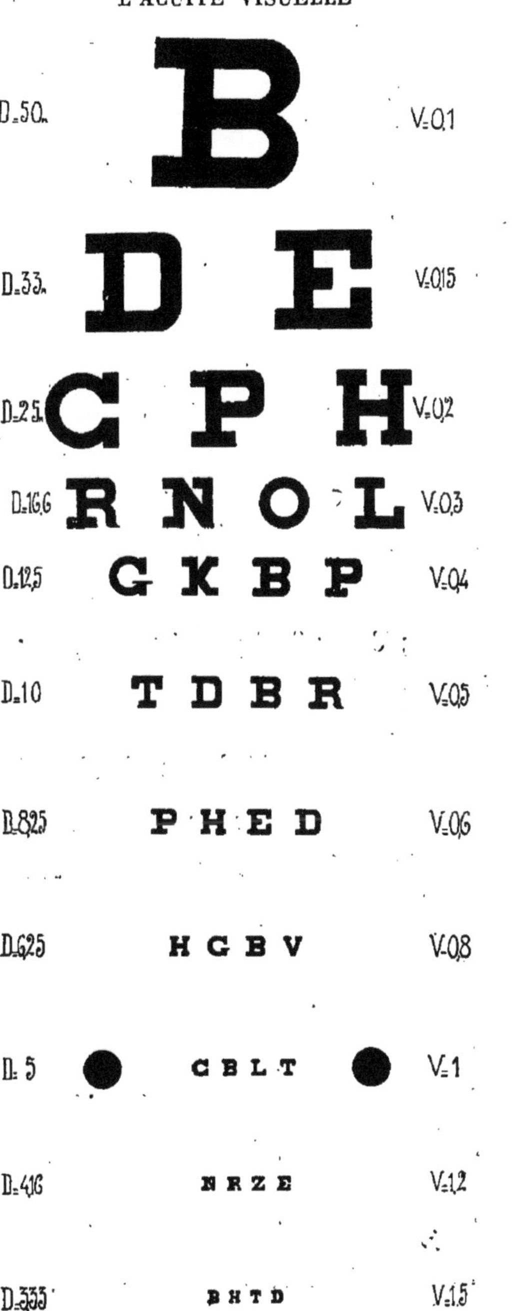

Fig. 3. — Echelle métrique décimale du Dr Fromaget.

18 mm. 2	3 mm. 60	G K B P....... D = 12 m. 5	0,4
15 mm. 3	3 mm. 00	T D B R....... D = 10 m.	0,5
12 mm. 2	2 mm. 4	P H E D....... D = 8,25	0,6
9 mm. 5	1 mm. 9	H G B V......... D = 6, 25	0,8
7 mm. 3	1 mm. 46	C B L T....... D = 5 m.	1
6 mm. 25	1 mm. 25	N R Z E....... D = 4,16	1,2
5 mm. 4	1 mm. 08	B H T D........ D = 3, 33	1,5

Il nous paraît inutile *en pratique* de mesurer les acuités supérieures à 1, 50.

Inconvénients de l'acuité adoptée. — Sulzer frappé de ce défaut de l'unité adoptée qui nous oblige à nous servir constamment de fractions pour les acuités supérieures ou inférieures à la normale a proposé de prendre, comme *unité*, une *acuité faible* et d'exprimer les acuités visuelles supérieures par des multiples de cette acuité, c'est-à-dire *des nombres entiers*.

Il a proposé de choisir, pour cela, le test objet qui couvre l'étendue de la macula. Il prend, comme unité, *l'angle visuel sous lequel est vue cette lettre*. Puis, se basant sur la division du 1/4 de cercle en 100 grades au lieu de 90°, il exprime *en grades* la nouvelle unité. Cela serait ainsi en concordance avec le système métrique.

D'après lui, on devrait prendre comme unité *l'angle visuel de 1 grade*.

Le grade équivaut à 54 minutes. Les optotypes ordinaires sont faits pour un angle de 5'.

Par conséquent, l'acuité de Sulzer correspond à 5/54, environ 1/10 de l'acuité de Snellen.

Le 1/10 de l'acuité actuelle est représenté par un angle de 50' et la lettre mesure 73 mm.5.

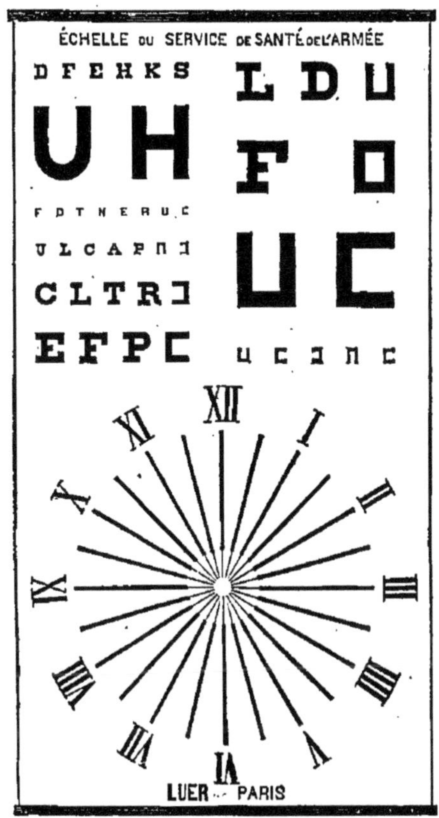

Fig. 4. — Echelle optométrique du Service de Santé de l'armée.

La nouvelle unité représenterait un angle de 54' et la lettre mesurerait un carré de 78 mm. 15 de côté.

En adoptant cette nouvelle façon, les acuités supérieures à 1/10 seraient indiquées non plus par des fractions, mais par des chiffres entiers 1, 2, 3, 4, 5, etc... Le système se rattacherait au système métrique. Pour ne pas toucher au système actuel et pour éviter d'avoir recours aux fractions, Landolt propose de *prendre comme unité l'angle visuel de 10'*; de la sorte, rien ne serait changé dans nos échelles. L'acuité de 0, 1 deviendrait 1 et celle de 1 deviendrait 10.

De toutes façons, il y a des réformes demandées de tous côtés et sur lesquelles tout le monde est d'accord : *suppression des fractions, adoption du système métrique décimal et d'une unité d'acuité plus faible.*

Echelle métrique

ACUITÉS EXPRIMÉES EN GRADES.

Hauteur des lettres.				Acuités Snellen.
78,54	B	1	Grade	0,10
39,27	D E	2	—	0,12
26,18	C P H	3	—	0,14
19,64	R N O L	4	—	0,18
15,71	G K B P	5	—	0,23
13,09	T D R B	6	—	0,30
11,22	P H E D	7	—	0,37
9,82	H G B V	8	—	0,46
8,73	C B L T	9	—	0,55
7,84	N R Z E	10	—	0,74
7,14	B H T D	11	+	0,93
6,54	L C P B	12	—	1,19

La croix indique la ligne de **11** grades qui correspond à peu près à l'acuité actuelle = **1** ou V = 11 Grades = Opts.

Après le rapport remarquable de Sulzer (1904), la Société Française d'Ophtalmologie adopta les conclusions suivantes :

1° L'acuité visuelle est déterminée par le *minimum separabile*, c'est-à-dire par le plus petit angle sous lequel deux points, ou deux lignes, noirs sur fond blanc, peuvent encore être distingués comme étant séparés ;

2° L'épaisseur de ces lignes doit être égale à l'espace qui les sépare ;

3° L'acuité visuelle est définie par *l'inverse de l'angle du minimum separabile*, selon la progression indiquée plus bas ;

4° L'unité de la mesure de l'acuité est représentée par un angle assez grand pour que les degrés que l'on rencontre ordinairement dans la pratique ophtalmologique s'expriment en chiffres entiers ;

5° La graduation de la série progresse selon le facteur 1259 ; la base physiologique de ce chiffre repose sur la dégression de l'acuité visuelle du centre à la périphérie de la région maculaire étudiée récemment par M. Sulzer ;

6° Les acuités visuelles inférieures à l'unité pourront être exprimées en dixièmes de l'unité ;

7° L'angle visuel unité sera de $\frac{1}{5}$ grade = 0,20 =

= 10' 48", soit V = 0,0926 du système actuel.

Les optotypes doivent être construits de façon à réaliser le mieux possible le principe du minimum separabile ;

8° Pour dénommer *l'unité d'acuité* visuelle, on se servira du mot « Opt ».

Ces conclusions bien qu'adoptées ont de nouveau été débattues à Lucerne et actuellement la question est pendante. Nous trouvons l'unité excellente et nous donnons une échelle construite avec cette unité nouvelle. Pour les acuités inférieures à 1 Opt, on fera rapprocher le sujet de l'échelle et, suivant qu'il lira à 4 m. 5, 4 m., 3m.50, 3 m., etc., il aura une acuité de 0, 9 ; 0, 8 ; 0, 7 ; 0, 6 ; etc. (voir page 13).

En attendant que nous soyons dotés d'une échelle internationale unique, il y a intérêt à utiliser les échelles décimales qui rendent facile la transformation en grades des acuités exprimées en degrés, ainsi que le montre notre deuxième échelle.

Au Congrès International de Naples (2-7 avril 1909), on a proposé comme échelle universelle un tableau présentant des chiffres arabes et l'anneau brisé de Landolt. Les échelons du tableau optométrique se suivent de 0, 1 à V = 2, en une progression arithmétique.

L'adoption de cette échelle ne modifiera pas sensiblement les choses et les échelles décimales composées de lettres nous semblent encore ce qu'il y a de préférable.

Manière de mesurer l'acuité visuelle

L'échelle typographique sera placée à la hauteur d'un homme, de 1 m. 50 à 2 mètres, suspendue ou accolée à un soutien vertical. On choisira un excellent éclairage, en évitant la lumière solaire directe ; comme lumière artificielle, le gaz, l'électricité, l'acétylène pourront être employés, après qu'on se sera assuré par soi-même du bon dispositif de l'éclairage, qui ne doit jamais influencer les yeux de l'observé.

Celui-ci tournera le dos à la lumière, ou se mettra à l'abri de ses rayons directs ; il se tiendra droit, la face tournée vers l'échelle.

On mesurera séparément l'acuité des deux yeux. Pour cela, on fera masquer un œil, non pas avec la main, qui quelquefois comprime le globe, ni avec les doigts à travers les fentes desquels l'observé pourrait voir, mais avec un morceau de carton, une carte de visite appliquée au devant de l'orbite et sur la racine du nez.

On s'assurera que le sujet ouvre les yeux et ne cligne pas. Le sujet qui cligne réalise avec ses paupières une fente sténopéique et améliore son acuité visuelle, en diminuant les cercles de diffusion.

Si le sujet lit la 7e ligne, on notera V = 0,6. On masquera l'autre œil et on mesurera l'autre côté ; supposons qu'il ne lise que la 3e, on aura V = 0, 2.

On transcrira ce résultat de la façon suivante :

O.D V = 0,6

O.G V = 0,2. *C'est l'acuité monoculaire.*

On fera lire enfin le sujet les deux yeux ouverts et la *dernière ligne lue indiquera l'acuité binoculaire.*

Souvent cette acuité binoculaire est un peu supérieure à la monoculaire. Ainsi deux yeux ayant 1/2 chacun, donnent, par leur concours réciproque, une acuité de 2/3. Ces résultats seront ainsi consignés.

V. O. D. = 1/2; V. O. G. = 1/2; V. O. D. G. = 2/3.
O. D. V. = 1/2; O. G. V. = 1/2; O. D. G. V. = 2/3.

Acuités supérieures à 1 ou inférieures à 1/10. — Les échelles optométriques ordinaires permettent de mesurer les acuités visuelles de 1 à 1/10. C'est largement suffisant pour l'examen des conseils de révision ou de réforme. Mais, en oculistique, pour arriver à une mensuration exacte de l'acuité, pour suivre l'évolution d'une affection des membranes profondes, du nerf optique, et se rendre compte de l'amélioration ou de l'aggravation, on a parfois besoin de mesurer ces acuités plus exactement. Comment s'y prendra-t-on ?

Pour les acuités inférieures à 1/10, on emploiera la première méthode de détermination. On fera avancer le malade jusqu'à ce qu'il voie la première lettre de l'échelle et son acuité sera indiquée par la formule $V = \frac{d}{D}$.

Si la distance qui le sépare du test-type est 1 m., 2 m., 3 m., son acuité sera de 1/50, 2/50, 4/50, soit 1/50 1/25, 1/12.

Lorsque la vision est trop affaiblie (1/50), on se borne à faire remuer les doigts en priant le malade de compter et on note la distance où ils sont perçus. Dans les cas pires, on explore la sensibilité rétinienne avec une lumière qu'on découvre ou masque alternativement en priant le malade d'indiquer le moment où la lumière paraît et disparaît. On dit alors qu'il perçoit ou non la lumière.

Pour les acuités supérieures à 1, on fera reculer l'observé tant qu'il verra distinctement la dernière ligne de l'échelle.

S'il la voit à 6 m., 8 m., 10 m., son acuité sera 6/5, 8/5, 10/5 soit 1,2 ; 1,9 ; 2.

Pour éviter de faire reculer le malade, ce qui supposerait que l'on a à sa disposition une salle très spacieuse, il est préférable d'avoir des échelles d'acuité qui, au lieu de s'arrêter comme celles employées à la ligne ordinaire correspondant à l'acuité V = 1, possèdent au-dessous des lettres de plus en plus petites, de façon à mesurer les acuités égales même à 2.

Pareille échelle a été construite par notre ami Bordier qui, aux lignes ordinaires, a ajouté 9 autres lignes, dont les dimensions des lettres sont en hauteur, 6 mm. 81, 6 mm. 25, 5 mm. 75, 5 mm. 35, 5 mm.4, 4 mm. 17, 3 mm. 75, 3 mm. 12.

De cette manière, le sujet étant placé à 5 m., les acuités visuelles sont de 1, 1 ; 1, 2 ; 1, 3 ; 1, 4 ; 1,5 ; 1, 6 ; 1, 8 ; 2 et 2, 4.

Ajouter 9 lignes est peut-être beaucoup, et, comme les acuités supérieures à 1, 5 sont de véritables anomalies, on peut se contenter, comme nous l'avons fait, de deux lignes correspondant à des acuités de 1, 2 ; 1, 5.

Cela permet de classer les yeux d'après l'excellence de leur vue sur des bases scientifiques et d'arriver à un diagnostic exact des amétropies par la méthode de Donders.

C'est l'évidence de ce fait constaté par tous les oculistes, qui avait donné à Maurel, Barthélémy, l'idée d'avoir recours aux procédés de mensuration dont nous avons parlé.

L'acuité visuelle des jeunes soldats, dit ce dernier, mesurée avec les échelles de de Wecker ou de Snellen est souvent supérieure à 1 et, sans prétendre imposer aux corps d'élite, chasseurs, tirailleurs, éclaireurs, une acuité de 1, 5, comme le propose Rech, ou aux artilleurs une acuité de 2, on pourrait, sans crainte d'apporter un obstacle au recrutement, leur demander au moins V = 1 et même un peu plus.

Il y aurait donc intérêt, *surtout pour la marine et certains corps, de mesurer les acuités supérieures à* 1.

Le procédé que nous recommandons en utilisant notre échelle ou les échelles déjà existantes, auxquelles il faut ajouter deux lignes de plus, permet d'arriver à ce résultat sans faire déplacer le sujet ; c'est évidemment l'idéal au point de vue de l'exactitude et de la rapidité.

Le Méhauté préconise pour la mesure de l'acuité visuelle l'emploi de *son disque optométrique* (fig. 5).

Ce disque répond à trois indications :

1° Assurer un éclairage invariable et suffisant ;

2° Empêcher la supercherie ;

3° Etre toujours prêt à fonctionner.

L'auteur utilise l'éclairage par transparence qui permet de faire ressortir les optotypes avec une grande netteté sur un fond uniformément blanc. Les échelles employées ordinairement peuvent permettre la supercherie. Il est possible de se les procurer et de les connaître à fond, de façon à tromper le médecin au moment de l'examen. Le disque optométrique met à l'abri de toute tromperie ; grâce à un dispositif spécial, on ne peut voir qu'une seule lettre à la fois. Le candidat ne possède plus de point de repère. Enfin l'appareil, fonctionnant à la lumière artificielle, peut être utilisé à n'importe quelle heure.

Ce disque construit spécialement pour la marine

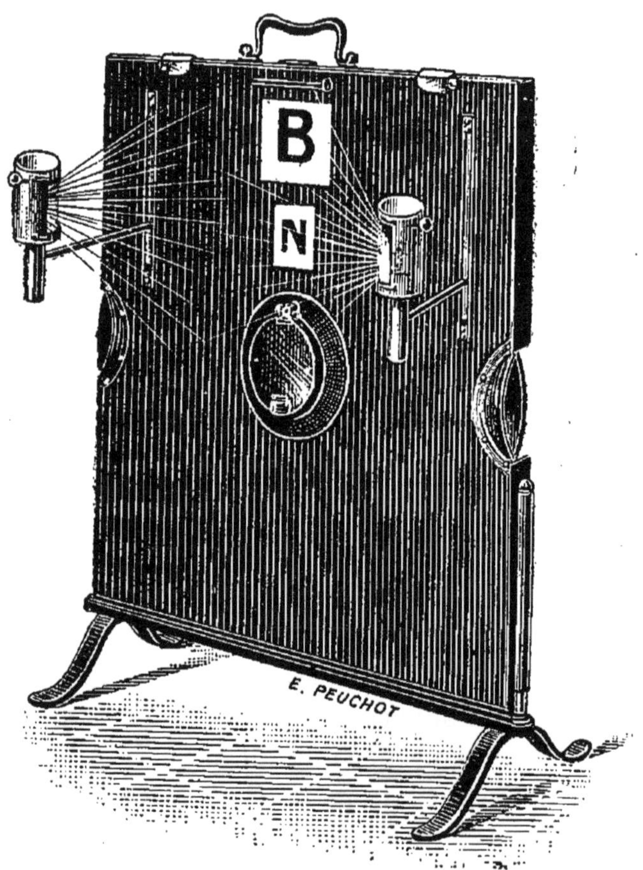

Fig. 5.— Disque chromo-optométrique du Dr Le Méhauté.

comprend des lettres correspondant aux acuités de 1/5, 1/4, 1/3, 2/5, 1/2, 3/5, 2/3, 3/4, 4/5, 1, 1,25, 1,50.

Acuité avec ou sans correction. Amétropies. — Toutes les fois que l'acuité visuelle est inférieure à 1, on doit se demander s'il ne s'agit pas d'amétropie.

L'acuité visuelle obtenue sans verres correcteurs est *l'acuité brute, sans correction.*

Cette *acuité de loin* peut être en opposition avec *l'acuité mesurée de près.* Tel myope qui a de loin V, 1/10 (dès que la myopie dépasse 2 D.) a de près, à son remotum, une acuité parfois supérieure à l'emmétrope.

Les astigmates n'ont de bonnes acuités ni de loin, ni de près ; il en est de même des hypéropes élevés. Ces malades, en clignant, en rapprochant les objets, y voient mieux ; il ne faudrait pas les confondre avec des myopes.

Cette mesure de *l'acuité visuelle brute* de loin suffit dans certains cas pour *le recrutement où le port des verres est absolument interdit* (marine, engagés, cavaliers) ; pour d'autres cas, au contraire, si on n'admet pas la correction de l'astigmie, on tolère celle de la myopie et de l'hypéropie jusqu'à un certain degré.

Un excellent moyen de savoir si l'amblyopie d'un sujet est réelle consiste à mettre devant l'œil un *trou sténopéique.* Ce trou, supprimant tous les rayons périphériques qui sont plus ou moins réfractés, ne laisse arriver sur la rétine que les rayons centraux qui forment une image rétinienne beaucoup plus nette, sans cercles de diffusion.

Si la *vision* d'un sujet est *améliorée par le trou sténopéique*, c'est qu'*il est atteint d'une amétropie.* La vision des malades atteints d'une lésion oculaire n'est nullement améliorée par lui. Voilà donc un moyen rapide de se renseigner sur l'existence d'une amétropie. Pour savoir quelle elle est, on procédera comme nous l'indiquons plus loin. (Voir : Procédé de Donders.)

De telle sorte que toutes les fois que *l'acuité visuelle* ne sera pas normale et sera améliorée par le trou sténopéique, on cherchera, en commençant par les numéros moins élevés : *le verre concave le plus faible et le verre convexe le plus fort qui donneront la meilleure acuité.*

Mais il ne faut pas oublier *que ce procédé rapide ne donne que l'acuité visuelle.* On ne peut en déduire, *sans faire parfois des erreurs grossières, la nature ou le degré de l'amétropie.*

Supposez qu'un sujet qui a une acuité de 1/2 ait, grâce à un verre concave de 1 D, une acuité de 1, je ne puis en conclure, comme nous le verrons plus tard, qu'il a une myopie de 1 D., sans être arrivé à ce résultat par d'autres moyens. Il pourrait n'avoir que de la myopie factice, correctrice ou surcorrectrice d'une amétropie.

En dehors de la question de l'acuité au point de vue militaire, il faut retenir que *l'acuité visuelle des amétropes est celle qu'on trouve au loin lorsque l'amétropie a été corrigée.*

Donc *l'acuité d'un myope, d'un hypérope ou d'un astigmate ne doit être évaluée que lorsque, par des verres sphériques et cylindriques, on a transformé l'œil amétrope en œil emmétrope.*

Il faut ici faire remarquer, comme l'indique à juste titre Badal, que l'acuité ainsi obtenue n'est pas celle qu'avait l'œil dépourvu de lentilles correctrices.

Car, en plaçant, au foyer antérieur, *une lentille correctrice* de l'amétropie on change *la grandeur des images rétiniennes,* en diminuant ou augmentant l'angle visuel.

On ne conserve donc pas à ces yeux les dimensions des images rétiniennes qu'ils devraient avoir sans le verre correcteur.

Les images rétiniennes d'un même objet placé à la même distance sont inégales suivant la réfraction. Ainsi que le montre le schéma de la figure 6 les images rétiniennes de l'hypérope, de l'emmétrope, du myope vont en croissant.

Les verres correcteurs placés au foyer antérieur ont

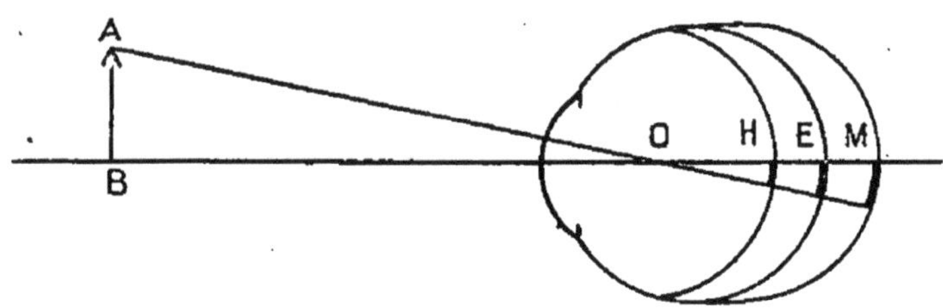

Fig. 6. — Les images rétiniennes d'un même objet sont inégales suivant la réfraction H < E < M.

pour résultat de rendre toutes ces images égales. L'acuité accusée par les amétropes corrigés n'est donc pas l'acuité *vraie*, c'est l'acuité *apparente*.

On peut cependant, ainsi que l'ont montré Badal et Bordier, mesurer cette acuité visuelle vraie en conservant l'angle constant, au moyen de l'optomètre de Badal. (Voir page 180).

Lorsqu'au contraire l'amétropie est corrigée par les procédés ordinaires, les images rétiniennes sont égales, mais l'angle sous lequel un même objet est vu varie. C'est la façon ordinaire de mesurer l'acuité dans les examens cliniques.

Les verres correcteurs placés au foyer F rendent les images rétiniennes égales (fig. 7).

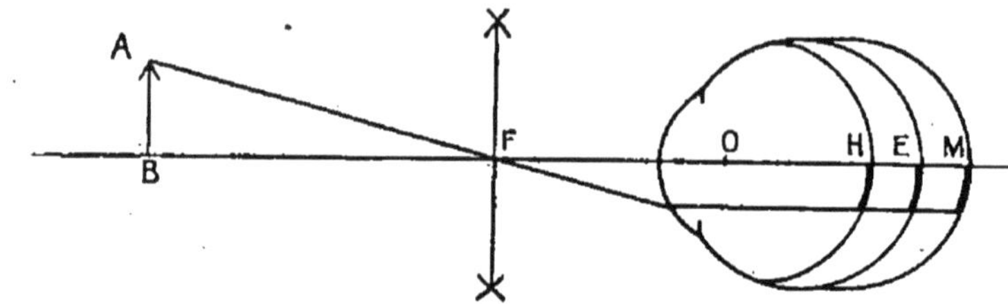

Fig. 7. — Les verres correcteurs placés au foyer antérieur rendent les images rétiniennes égales (acuité apparente).

L'optomètre de Badal permet la correction de l'amétropie, en conservant les dimensions respectives des images rétiniennes, il donne l'acuité *vraie* (fig. 8).

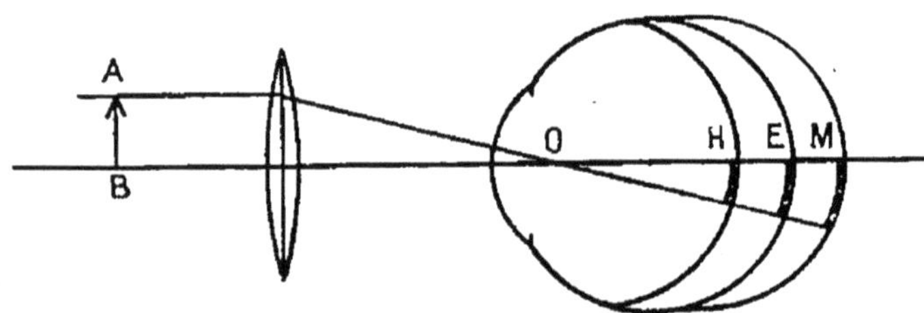

Fig. 8. — L'optomètre de Badal permet de mesurer l'acuité vraie, en conservant les grandeurs respectives des images rétiniennes.

Détermination de l'acuité visuelle chez les illettrés. — On se sert d'échelles qui renferment des figures faciles à percevoir : un carré incomplet dont il manque un côté, tantôt dans un sens, tantôt dans l'autre, que le malade est prié d'indiquer.

Landolt a imaginé un moyen plus simple et plus exact. Il consiste à faire examiner à 5 mètres plusieurs anneaux qui présentent chacun une lacune (fig. 9).

Pour mesurer l'acuité visuelle, on demande simplément à la personne examinée d'indiquer dans quelle direction se trouve la lacune des anneaux.

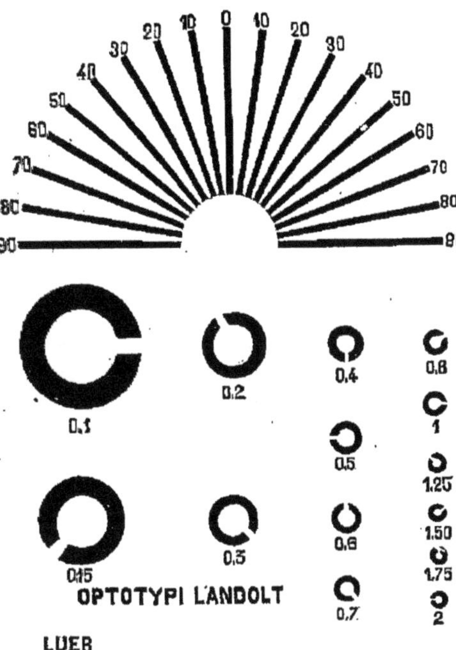

Fig. 9. — Echelle d'optotypes du Dr Landolt.

Si l'acuité est inférieure à 0,1, on rapproche le carton jusqu'à ce qu'elle indique la lacune dans l'anneau 0,1; suivant qu'il y a 1, 2, 3, 4 mètres, les acuités ainsi mesurées sont de 0,02; 0,04; 0,06 ; 0,08.

Pour contrôler les réponses de la personne examinée, on varie la position du carton.

Ce petit carton de Landolt est bien moins encombrant que les tableaux pour illettrés de de Wecker, de Barthélemy, qui renferment des E, des barres, des C ou des O dont le malade doit figurer la représentation avec ses doigts.

D'ailleurs le nombre des illettrés diminue et on rencontre encore peu de gens ne connaissant pas l'alphabet.

Pour avoir une *mesure plus exacte de l'acuité des*

illettrés, on fera bien d'avoir recours aux cercles couverts de hachures préconisés par Sulzer. Les dimensions des traits blancs et des traits noirs sont exactement calculées sur le principe du minimum separabile et le sujet peut indiquer très rapidement si les disques qu'on lui montre sont rayés ou à teinte grise uniforme. Ces disques ont de plus l'avantage, en raison de l'orientation variée de leurs traits, de permettre de déceler l'astigmie. (Voir fig. 10.)

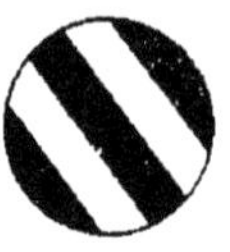   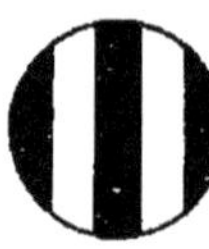 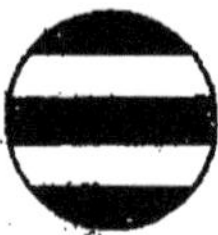

Fig. 10. — Cercles couverts de hachures de Sulzer.

Variations de l'acuité visuelle.— A. Influence de l'éclairement ; B. Du diamètre pupillaire ; C. De l'âge. — A. — Tout le monde sait que nous voyons d'autant mieux les objets qu'ils sont mieux éclairés. Quand l'éclairement, et *non l'éclairage*, comme le fait remarquer justement Bordier, diminue, nous y voyons de moins en moins ; quand il disparaît, nous ne distinguons plus rien.

Klein, qui est un de ceux qui a le mieux étudié la question, s'est servi d'intensités lumineuses diverses, de 0,4 à 10.000 bougies.

Sur un œil emmétrope, avec le numéro 2 de Snellen (en pieds), il a trouvé que l'acuité 1 exigeait une distance de 65 cent. ; pour l'œil normal, il a obtenu les résultats suivants :

ÉCLAIREMENT								
0,4	1	5	20	50	100	500	1000	10000
DISTANCE DE L'ŒIL A L'ÉCHELLE								
39	57	73	88	93	103	107	113	114

L'acuité normale est obtenue par un éclairement compris entre 1 et 5 bougies et l'acuité 2, correspondant à 1m. 30, est loin d'être obtenue avec 100.000 bougies.

Sous (de Bordeaux) a constaté lui aussi que l'acuité visuelle pour le faible éclairement va plus vite que l'éclairement.

De ses recherches et de celles de Rosch, il semble résulter que l'acuité visuelle varie proportionnellement au logarithme de l'éclairement.

En pratique, il est inutile de rechercher un éclairement trop intense. Il faut et il suffit que la dernière ligne de l'échelle soit vue à 5 mètres sans difficulté par un œil normal. Avant de commencer l'examen, l'observateur s'en assurera par lui-même.

B. — La pupille exerce une influence considérable sur la vision parce qu'elle tient sous sa dépendance les cercles de diffusion. Ces cercles de diffusion croissent avec le diamètre de la pupille.

Badal est le premier à avoir étudié théoriquement cette question. Bordier a fait des expériences très intéressantes, qui lui ont permis de construire une courbe qui montre que :

L'acuité visuelle d'un œil emmétrope au repos varie en raison inverse de la pupille.

Ce sont les cercles de diffusion qui gênent les amétropes pour voir au loin ; si la pupille devenait punctiforme et supprimait tous les rayons périphériques et les cercles de diffusion, leur acuité croîtrait. C'est ce phénomène que réalise le *trou d'épingle*, le *trou sténo-*

péique à travers lequel *l'acuité des amétropes est subitement améliorée.*

Dans les conditions ordinaires, il suffira d'employer le même dispositif, le même éclairage pour tous les objets, de façon à ce que la pupille ait les mêmes dimensions dans tous les cas.

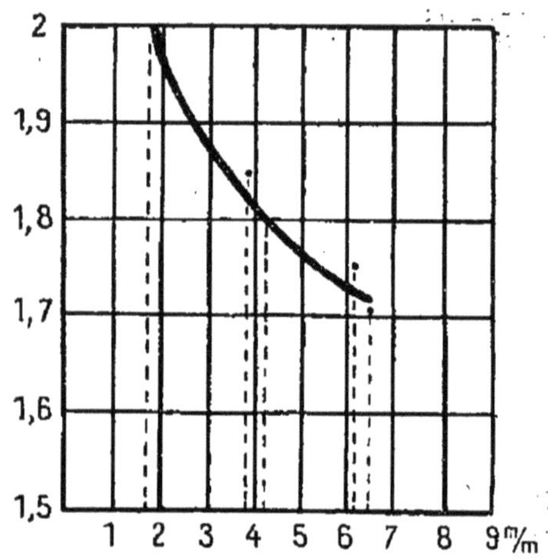

Fig. 11 — Courbe montrant les variations de l'acuité visuelle suivant le diamètre pupillaire. (d'après Bordier).

C. — La variation de l'acuité visuelle avec l'âge est encore une chose admise par tout le monde. Elle l'est même beaucoup trop facilement. Certains vieillards, dont la vue baisse, se contentent d'invoquer cette loi de la nature quand ils devraient avoir recours aux lumières d'un médecin.

Combien de médecins même disent à leurs vieux clients : votre vue baisse, c'est l'âge.

On admet en effet que l'acuité visuelle est *maxima* dans les premiers moments de la vie, et qu'elle va en déclinant régulièrement.

La courbe qui représente cette variation a été dressée par de Haan.

Bordier, en faisant des recherches, fut frappé d'un fait qu'il se hâta de vérifier. Tandis qu'un adulte de 18 à 20 ans lisait la dernière ligne d'une échelle de Snellen à 8 ou 10 mètres, les enfants de 6 à 8 ans étaient obligés de se rapprocher à 5 ou 6 mètres pour la voir.

Bordier et Fromaget examinèrent alors un grand nombre d'enfants des écoles communales de Bordeaux, l'un mesurant exactement l'acuité visuelle, l'autre la réfraction. En voici les résultats :

AGES DES SUJETS	EMMÉTROPES 0/0	HYPÉROPES 0/0	MYOPES 0/0	ACUITÉ visuelle monoculaire moyenne
GARÇONS				
6 à 7	0	100	0	1,14
7 à 8	11,7	88,2	0	1,18
8 à 9	33,3	66,6	0	1,28
9 à 10	14,6	83,3	0	1,3
10 à 11	38,4	61,5	0	1,32
11 à 12	28,5	71,4	0	1,4
12 à 13	57,1	42,8	0	1,52
13 à 14	42,8	57,1	0	1,62
14 à 15	35,2	64,7	0	1,7
15 à 16	63,6	27,2	0	1,665
16 à 17	64,2	28,5	7,1	1,68
17 à 20	68,9	13,7	17,3	
FILLES				
8 à 9	21,5	78,5	0	1,14
9 à 10	20	73,3	6,6	1,2
10 à 11	25	75	0	1,25
11 à 12	20	80	0	1,34
12 à 13	41,6	50	8,3	1,44
13 à 14	20	80	0	1,4
14 à 15	57,8	42,1	0	1,36

Nos recherches montrent que l'opinion classique est fausse en partie.

L'acuité visuelle ne va pas en décroissant de la naissance à la vieillesse.

Elle augmente, au contraire, depuis la naissance jusqu'à la puberté, pour décroître ensuite jusqu'à la vieillesse.

La courbe tracée par Bordier le montre fort bien (fig. 12). C'est en effet au moment où le corps est

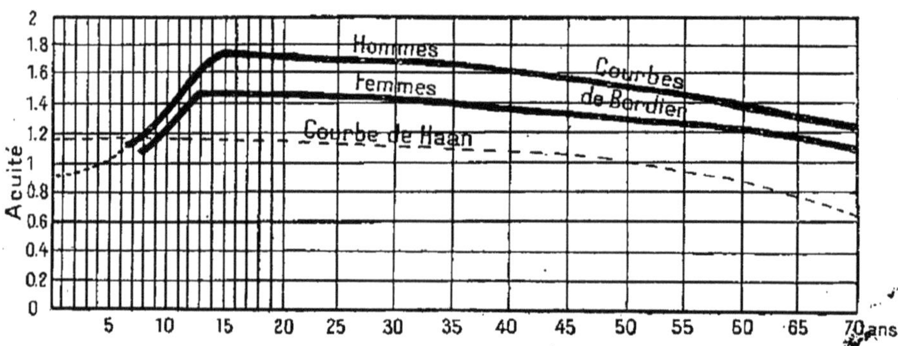

Fig. 12. — Variations de l'acuité visuelle avec l'âge.

développé, où tous les organes sont arrivés à leur état de perfection, que l'acuité est maxima.

Il est donc naturel que l'œil de l'enfant, organe encore en voie d'accroissement, n'ait pas une acuité parfaite comme l'organe parachevé.

Acuité visuelle professionnelle. — Pour le service militaire, on doit s'occuper de l'acuité visuelle centrale physiologique qui est celle que nous avons envisagée ; mais les médecins civils, depuis la loi sur les accidents du travail, sont appelés à se prononcer très souvent sur l'état d'infériorité dans lequel se trouve le blessé pour l'exercice de sa profession.

De nombreux travaux et des constatations journalières montrent que, pour l'exercice de nombreuses professions, il n'est pas besoin de l'acuité visuelle normale.

Dans ces cas particulièrement délicats, il faudra envisager non pas seulement l'acuité physiologique, mais surtout l'*acuité* visuelle professionnelle, c'est-à-dire *le degré d'acuité physiologique nécessaire pour l'exercice d'un métier déterminé.*

La limite supérieure de l'acuité professionnelle pour la plupart des professions est au-dessous de la nor-

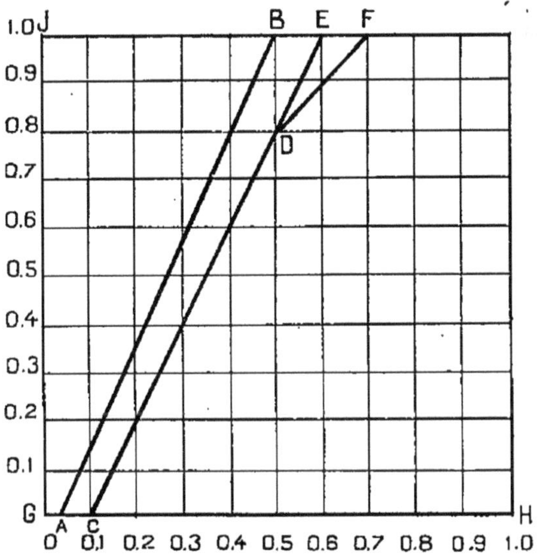

Fig. 13. — Acuité visuelle professionnelle et acuité visuelle physiologique (d'après Grœnouw).

A, B Métiers qui nécessitent une acuité ordinaire ; — C. E. Métiers qui nécessitent une acuité supérieure ; — C. D. F. Professions visuelles.

male. La limite inférieure est au contraire plus élevée, car au-dessous de 0,1 et même de 0,2, toute profession devient impossible.

Tout individu ayant une acuité de 0,1 et au-dessous peut être considéré, socialement et professionnellement, comme aveugle.

Il suffit de jeter un coup d'œil sur le tracé d'acuité de Groenouw (fig. 13).

Le tracé montre que l'acuité visuelle professionnelle considérée comme normale pour l'exercice de la plupart des métiers n'est pas supérieure à 0,5. Les professions qui réclament de très bonnes acuités sont exercées par des gens d'acuité 0,6 et 0,7.

L'expert devra tenir compte de cette acuité professionnelle dans les conclusions de son rapport. Mais il ne peut y avoir de déterminations générales : chaque cas doit être examiné avec soin et l'acuité visuelle physiologique servira toujours de base pour établir le dommage causé. Mais ce sont là des questions qui sortent un peu de notre cadre et qui sont fort bien étudiées dans les précis de médecine légale.

CHAPITRE II

EXAMEN DU CHAMP VISUEL

Définition et importance. — Champ visuel simple normal. — Différents moyens de mensuration : Procédé digital ; Campimétrie ; Périmétrie. — Notation du champ visuel. Champ visuel monoculaire normal et champs visuels pathologiques. Rétrécissements du champ visuel. — Scotomes. — Tache de Mariotte. — Scotomes positifs et négatifs. — Scotomes centraux, annulaires, périphériques.

Champ visuel binoculaire. — Hémiopie. — Hémianopsie latérale homonyme. — Hémianopsie homonyme double. — Hémianopsie latérale hétéronyme temporale et nasale. — Hémianopsie verticale supérieure et inférieure.

On entend par champ visuel, l'étendue de l'espace qui peut être vue par *l'œil restant dans une position fixe ;* c'est le champ de la *vision périphérique* par opposition à la *vision centrale* que nous venons d'étudier, *rétinienne* par opposition à la vision *maculaire*, ou *indirecte* par opposition à la vision *directe*.

Si la vision directe ou maculaire est indispensable pour la perception nette des objets, la vision indirecte ou rétinienne nous est très utile : elle nous permet de nous diriger même sur un terrain accidenté, même au milieu d'obstacles, sans chute ni heurt, sans tourner constamment les yeux ou la tête : bien que la vision avec les parties périphériques de la rétine donne de sensations moins nettes que celles de la vision centrale elle est indispensable ; sans elle, nous serions dans la situation de personnes qui placeraient devant chacun de leurs yeux un long tube ; elles seraient incapables de se conduire seules. Les parties périphériques de la rétine sont d'ailleurs plus sensibles que la fovea à la perception du mouvement et à celle des éclairages de peu d'intensité. Grâce à ces particularités, la perception rétinienne nous sert de gardien, d'avertisseur contre les obstacles, les dangers : elle est notre *flanc-garde* contre les injures éventuelles de la vie extérieure.

Le champ visuel peut être monoculaire ou binoculaire ; il peut être étudié pour la lumière blanche (champ visuel simple) ou pour les couleurs (champ visuel chromatique). Ce dernier sera exposé dans le chapitre de la chromatopsie. Nous allons porter d'abord notre attention sur le champ visuel simple monoculaire.

Nous envisagerons successivement le champ visuel simple normal et le champ visuel pathologique.

CHAMP VISUEL SIMPLE NORMAL

Le champ visuel normal peut être influencé par des facteurs divers, comme par exemple l'intensité de l'éclairage, le plus ou moins d'éducation de la sensibilité rétinienne ou l'idiosyncrasie de cette même sensibilité, variable selon les sujets, les saillies péri-orbitaires : nez, sourcils, orbite; le diamètre pupillaire ne joue pas un très grand rôle sur 'étendue de l'espace embrassé par l'œil.

L'étude du champ visuel simple normal comporte l'exposé des moyens de mensuration, puis de notation des mesures obtenues, enfin l'indication des limites moyennes.

Moyens de mensuration. — Ils sont au nombre de 3 :

1° Le procédé digital ;

2° La campimétrie ;

3° La périmétrie.

1° Procédé digital. — Dénommé ainsi par Truc et Valude, il est très simple, très approximatif seulement, mais peut cependant rendre des services quand on veut opérer rapidement, sommairement, en dehors de toute instrumentation, au lit du malade, au conseil de révision, etc.

Le sujet regarde, fixement, une main de l'examinateur placée devant lui à 0, 25 cent. environ. L'autre main, agitée, est amenée dans les quatre directions, à droite, à gauche, en haut, en bas, de la périphérie vers le centre et l'examiné indique le moment où il voit cette main, *sans la regarder*.

Il est possible de faire mieux ; l'observateur, fermant un œil, se place, en face de l'œil à examiner, à une petite distance du patient qui fixe l'œil ouvert de l'observateur. Ce dernier fait mouvoir sa main, comme il a été dit plus haut, l'observé signale le moment où il aperçoit cette main en mouvement. Le médecin se sert ainsi de sa vision propre pour contrôler le champ visuel de son sujet.

Chavasse et Toubert font asseoir l'observateur et l'observé vis-à-vis l'un de l'autre, à 0 m. 50, fermant l'un l'œil droit, l'autre l'œil gauche et fixant tous deux le bout de l'index d'une main de l'observateur placée à égale distance des deux yeux. L'observateur agite son autre main et un œil normal voit, dans ces conditions, la main en dehors jusqu'à la longueur du bras, et dans les autres directions, au moins jusqu'à sa demi-longueur.

2° **Campimétrie.** — Le champ visuel affecte la forme d'un cône dont le sommet est à l'œil et dont la base est d'autant plus étendue qu'elle est plus éloignée de cet œil; coupons ce cône par un plan sur lequel nous tracerons les limites de l'aire perçue, nous limiterons ainsi une figure qui sera la représentation du champ visuel : c'est le principe de la campimétrie; mais la base du cône étant d'autant plus étendue qu'elle est plus éloignée de l'œil, il est nécessaire, pour avoir des résultats comparables, d'opérer toujours à la même distance et de connaître, tout d'abord, les dimensions offertes, pour une distance égale, par le champ visuel d'un œil normal.

Campimètre de de Wecker. — Le campimètre le plus ordinairement utilisé en clinique, celui de de Wecker, est construit d'après ces données. C'est un tableau noir muni au centre d'une croix blanche (point de fixation) et d'un appui sur lequel l'observé place son menton, de façon que l'œil en examen se trouve à la même hauteur que le point de fixation (fig. 14).

De la croix blanche partent des rayons en tous sens. Le sujet, avec l'œil en expérience, l'autre étant couvert, fixe la croix. De la périphérie au centre, et sur tous les rayons successivement, on fait arriver un objet blanc, un petit bâton de craie par exemple, ou mieux une petite sphère blanche fixée à l'extrémité d'une tige noire. Le sujet annonce le moment où il aperçoit l'objet d'épreuve; on note le point sur le rayon suivi.

En réunissant par une ligne les divers points obtenus, on a une figure courbe qui est *la représentation en centimètres du champ visuel.*

Il est nécessaire, pour comparer les champs visuels obtenus, que l'œil du sujet soit toujours placé à la même distance de l'écran ; dans le campimètre de de Wecker, cette distance est de 0 m. 16 cent.

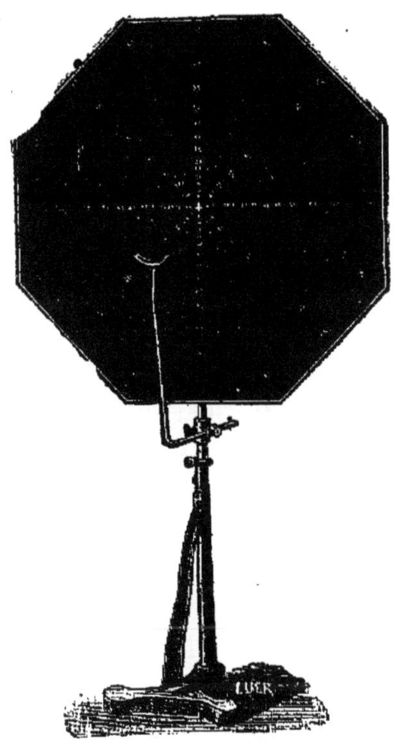

Fig. 14. — Campimètre du Dr de Wecker.

Cette méthode est loin d'être exempte d'objections. La principale est la cause d'erreur qui provient de l'impossibilité où l'on est de projeter une surface courbe, comme la rétine, sur une surface plane : la surface courbe projetée sur un plan s'élargit et s'étale sur une surface de plus en plus considérable, à mesure que l'on va vers la périphérie.

La figure 15, empruntée à Fuchs, fait bien voir qu'à des distances égales sur la rétine correspondant des distances inégales dans le dessin du champ visuel. Ainsi, sur cette figure, les distances *ma* et *bc* sont égales sur la rétine, correspondant chacune à un angle de 10°. Dans le champ visuel projeté sur un tableau TT, le second espace rétinien représente un espace plusieurs fois plus grand que le premier. Il en

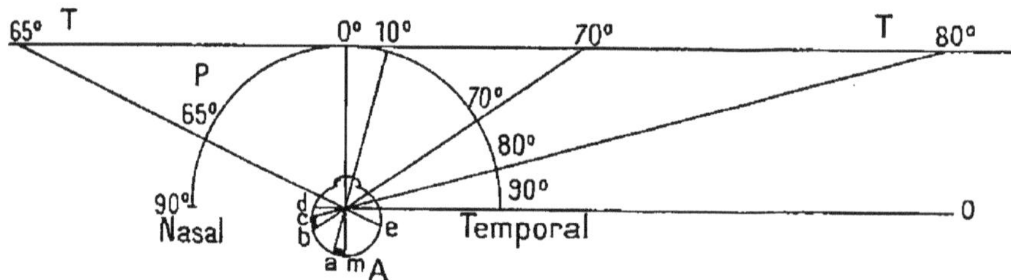

Fig. 15. — Schéma montrant les défauts de la mensuration campimétrique du champ visuel (d'après Fuchs).

résulte qu'une région de la rétine d'une grandeur déterminée, devenue insensible, se manifestera comme une lacune plus ou moins grande, et avec des différences énormes, selon qu'elle sera plus ou moins éloignée du centre ; de là des erreurs.

De plus le champ visuel normal ne peut tout entier trouver place sur une représentation plane. Du côté externe, il s'étend en effet jusqu'à 90°, même souvent au-delà. La limite externe du champ visuel ne peut donc être inscrite sur l'écran.

Cependant, le campimètre a, dans certains cas, des avantages ; nous y reviendrons après avoir exposé le principe et le mode d'emploi des périmètres.

3° **Périmétrie.** — Dans la périmétrie, au lieu de faire la projection de la rétine sur un plan, on la fait sur la surface creuse d'une sphère, au centre de laquelle on a le soin de placer l'œil en expérience. On n'exprime plus l'étendue du champ visuel en centimètres, mais en degrés ; il y aura, dans ces conditions, similitude entre la courbe tracée sur la calotte sphérique et la partie sensible du fond de l'œil; à des étendues rétiniennes égales correspondront des étendues égales du tracé.

Le premier instrument construit sur ce principe

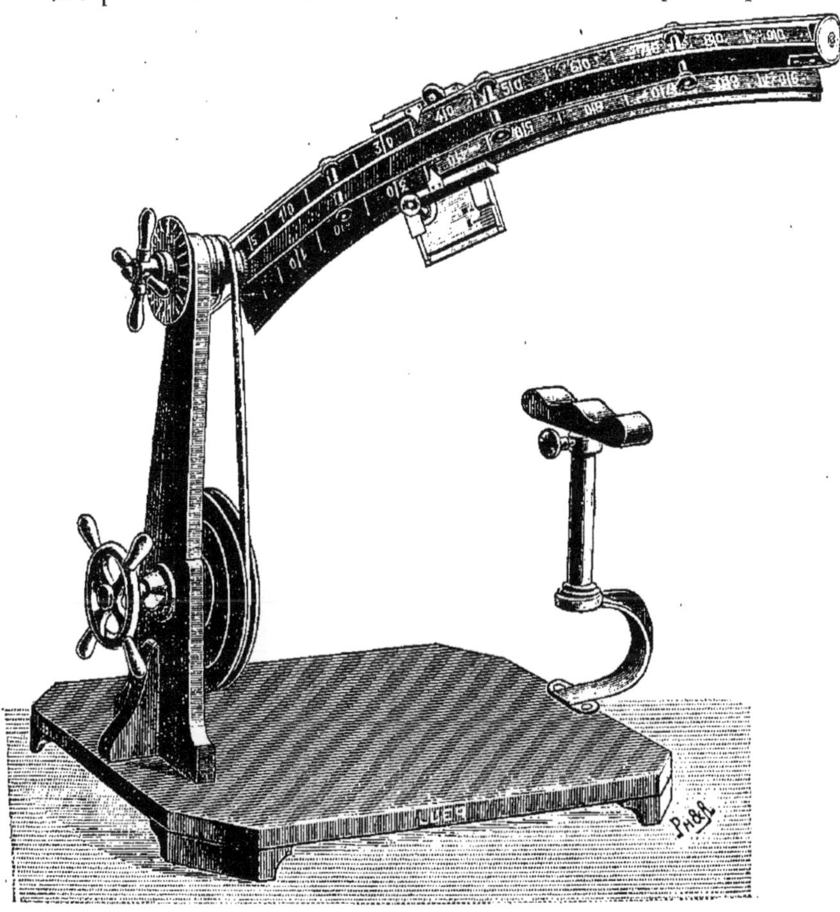

Fig. 16. — Périmètre du Professeur De Lapersonne.

l'a été par Aubert; il a été introduit dans la pratique par Foerster, qui lui a donné le nom de *périmètre*. De nombreux modèles existent; les plus communément utilisés sont ceux de Foerster, de Landolt, de Maurice

Perrin, de de Lapersonne (fig. 16) ; le périmètre construit par Badal est très portatif.

Périmètre de Landolt. — Le périmètre de Landolt, qui a le mérite d'une simplicité extrême (fig. 17), est

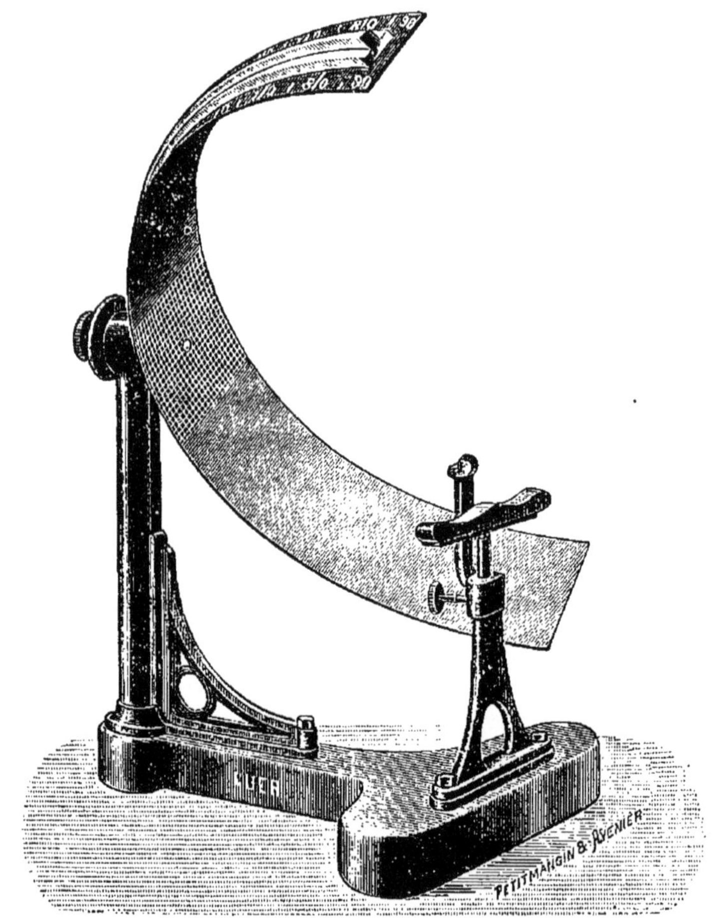

Fig. 17. — Périmètre du Dr Landolt.

formé par un arc métallique, gradué de 0° à 90°, de 5 en 5 degrés, fixé en sonmilieu sur une colonne par un pivot autour duquel il peut tourner ; sa rotation engendre ainsi une demi-sphère. La position est indiquée par une aiguille qui se meut avec lui sur un cadran situé à la face postérieure de l'appareil. Au milieu de l'arc, au zéro, se trouve un petit disque blanc. Un curseur métallique peut glisser sur l'arc du centre à la périphérie, ou inversement; il est susceptible de recevoir des carrés de papier blanc ou coloré.

Un petit appui, mobile verticalement, que l'on peut élever ou abaisser, sert à soutenir le menton de l'observé ; ce support est pourvu d'une tige destinée à maintenir l'œil examiné au centre de l'arc.

L'autre œil doit être fermé ou, mieux, recouvert ; l'appareil placé en pleine lumière, largement éclairé. L'observateur se tient derrière lui. Il a placé d'abord l'arc dans le méridien horizontal, par exemple. L'œil en examen fixe très exactement le zéro ; le curseur, muni du disque blanc, étant préalablement amené à une extrémité de l'arc, on approche lentement ce curseur du centre, jusqu'au moment où le carré blanc est aperçu par le sujet; on note alors sur l'arc le nombre de degrés correspondant. On répète la même expérience pour l'autre branche de l'arc : on a ainsi déterminé l'étendue du champ visuel sur le méridien horizontal.

La même manœuvre est répétée pour le méridien vertical, puis pour les méridiens obliques intermédiaires : on a ainsi déterminé l'étendue du champ visuel dans les différentes directions.

En munissant le curseur de carrés de papier de différentes couleurs, on mesure l'étendue du champ visuel coloré.

Le périmètre a l'avantage de permettre de surveiller l'œil du sujet; il a l'inconvénient de mettre en action l'accommodation de l'observé, en l'obligeant à fixer un point peu éloigné ; la pupille ainsi resserrée ne permet pas l'exploration de l'équateur rétinien.

Aussi Carter a-t-il fait percer le sommet du périmètre, de manière à permettre à l'œil en expérience de regarder un point de fixation éloigné et de relâcher, partant, son accommodation.

PÉRIMÈTRE DE BADAL. — Dans cet esprit, le périmè-

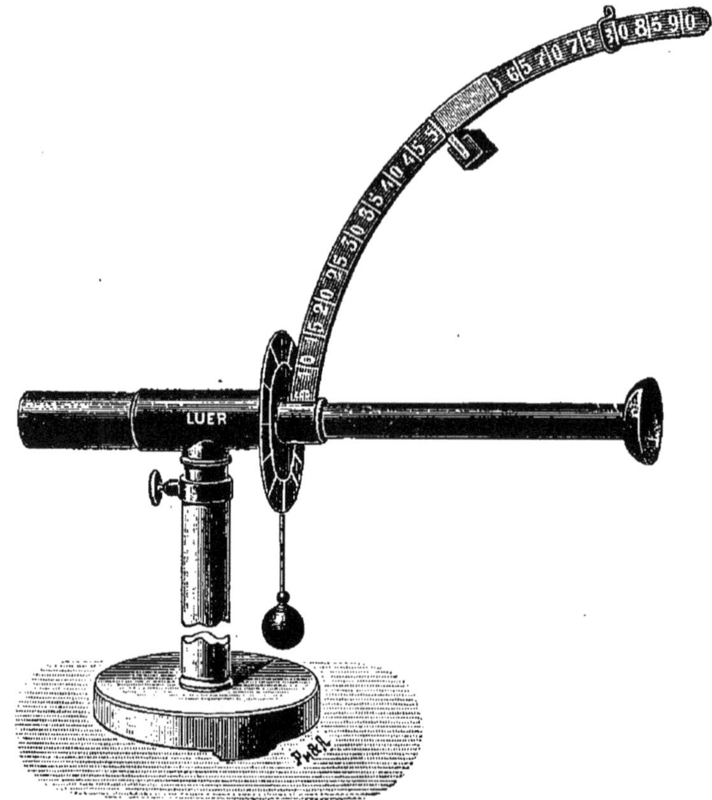

Fig. 18. — Périmètre du Pr Badal.

tre de Badal est un instrument très léger, démontable, facile à loger dans une boîte (fig. 18).

Il se compose d'un tube de cuivre de 12 millimètres de diamètre, de 14 cent. de longueur, muni, à une de ses extrémités libres, d'une cupule servant à recevoir l'œil en observation, et, à l'autre extrémité, d'un quart de cercle gradué de 5° en 5°, placé de champ sur le tube; celui-ci, dans sa partie qui regarde l'arc, est ouvert par une fente longitudinale suffisante pour que la vision périphérique s'exerce librement dans cette direction, assez étroite pour masquer les objets voisins pouvant éveiller l'attention du sujet.

Derrière l'arc, perpendiculairement au tube, est un disque mobile sur lequel sont tracés les méridiens de 15° en 15° ; un fil de plomb maintient ce disque fixe pendant la rotation de l'arc et du tube.

Ce dernier se prolonge, au delà du disque, par un tube plus large permettant à l'observé de fixer un objet éloigné, sans mettre par conséquent son accommodation en jeu.

Sur l'arc gradué, glisse un cube d'ivoire dont les 4 faces, blanche, rouge, verte et violette, peuvent être successivement offertes au regard.

L'œil étant en place dans la cupule et regardant au loin à travers le tube longitudinal, on fait glisser le cube d'ivoire le long de l'arc, de la périphérie vers le centre, dans le méridien vertical d'abord, puis successivement dans les autres méridiens.

Cet appareil a l'inconvénient de soustraire à l'observation de l'examinateur l'œil de l'examiné. Le périmètre de Bagot semble éviter cet inconvénient.

Procédé de Bastier. — Comme moyen de fortune, donnant seulement des résultats approximatifs, on peut rappeler le procédé de Bastier.

Chavasse et Toubert le décrivent ainsi : « Deux fils noirs de 0 m. 60 sont fixés par une extrémité sur le centre d'un demi-cercle gradué, comme, par exemple, le rapporteur d'une boîte de compas, que le sujet tient tout près et au-dessous de l'œil exploré. A l'extrémité libre de l'un des fils est une petite tige avec un index blanc qui sert de point de fixation. A l'extrémité de l'autre fil est fixé l'index mobile qui sert à faire la périmétrie. On relève, sur le demi-cercle, l'angle formé par le fil à la limite du méridien exploré. »

Campimètre de Piton. — Le campimètre de Piton, utilisé dans la marine, est basé sur le même principe. Son auteur l'expose en ces termes dans son livre (1) : « Il consiste essentiellement en une tige métallique placée au centre d'un tableau sur lequel elle se meut dans tous les sens. Cette tige, dont la longueur peut varier, porte à son extrémité libre un rapporteur divisé en 90°, pouvant s'appliquer sur le tableau.

« On détermine, comme avec le campimètre de de Wecker, les 4 points nasal, temporal, supérieur et inférieur du champ visuel et les points obliques principaux.

« Pour calculer les angles du champ visuel, notre campimètre sera rabattu sur le tableau dans une direction perpendiculaire à la ligne qui va du centre du tableau au point du champ visuel dont on veut déterminer l'angle. Il suffira de réunir le centre du rapporteur à ce point, par un fil, pour obtenir l'angle cherché, dont on lira la mesure sur le rapporteur.

« Supposons que nous ayons trouvé un angle nasal de 35°, on sait que la moyenne du champ visuel du côté nasal est de 60°. Le champ visuel nasal sera donc rétréci de 60 — 35 = 25°.

(1) Piton, *Manuel pratique de l'examen de la vision.*

« On agira de même pour les autres angles principaux du champ visuel.

« Pour rechercher les scotomes, on promènera à la surface du tableau des bâtons de craie, en dedans de la ligne qui circonscrit le champ visuel. Si l'œil cesse, à un moment donné, d'apercevoir la craie, on aura déterminé la place d'un scotome. »

Le périmètre de Jocqs est très portatif.

Dans les cas d'opacité des milieux de l'œil (troubles du vitré, cataractes, etc.), on peut explorer le champ visuel au périmètre, en faisant fixer un point brillant, une petite ampoule lumineuse sur l'arc du périmètre, de la périphérie, au centre. Plus simplement, on pourrait employer une bougie que l'on ferait progresser le long de l'arc, mais le rayonnement de la lumière donnerait moins de précision à l'expertise.

PROCÉDÉ MASSELON. — On peut encore, dans les mêmes cas d'opacité des milieux de l'œil, utiliser le procédé préconisé par Masselon : recommander au patient de diriger l'œil en observation vers sa main tenue devant lui, et, en promenant autour de celle-ci, à une distance d'un mètre environ, une bougie que l'on couvre et découvre alternativement, faire indiquer le moment précis où la clarté apparaît ou disparaît. On aura ainsi une indication approximative; se souvenir que si la partie inférieure de la rétine est privée de sensibilité, par exemple, la bougie ne sera pas perçue lorsqu'elle sera tenue en haut; de même pour les autres méridiens.

Notation du champ visuel. — Pour transcrire les données périmétriques, on suppose que les divers méridiens, suivant lesquels ont été faites les mensurations, sont reproduits, étalés, sur un plan (feuille de papier, par exemple) de telle sorte que des distances égales, sur un méridien quelconque, correspondent à un nombre égal de degrés. On note le point extrême de visibilité trouvé sur chacun des méridiens interrogé, puis on réunit tous les points obtenus par une ligne brisée, ou mieux par une courbe continue ; cette courbe est le tracé du champ visuel (fig. 19 et 20).

Bien que ce procédé ne soit pas parfait, puisqu'il est impossible, géométriquement, de projeter sur un plan la calotte sphérique engendrée dans sa rotation par l'arc du périmètre, il donne cependant, en pratique, des résultats satisfaisants Il ne s'agit d'ailleurs, dans ces mensurations, que de comparaisons : il suffit de comparer des tracés obtenus par des moyens identiques pour acquérir des données relatives suffisantes.

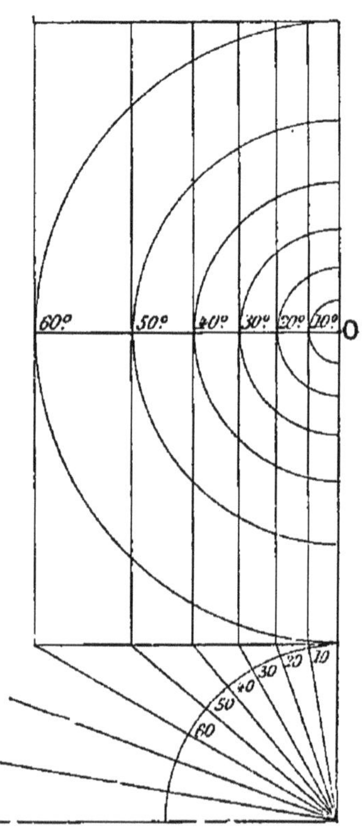

Fig. 19. — Transformation des mesures périmétriques en mesures campimétriques.

La nécessité, où l'on est, dans l'utilisation du périmètre, de changer l'inclinaison de l'arc, à chacun des méridiens à explorer, puis de noter chaque fois le résultat sur le schéma, rend la détermination du champ visuel *assez longue*. Cet inconvénient existe particulièrement quand il s'agit de fixer les limites d'un champ visuel réduit dans son étendue, de forme très irrégulière ; il faut alors multiplier les différentes positions de l'arc pour pouvoir obtenir les divers points de passage de cette périphérie tourmentée, car le curseur indicateur ne peut se mouvoir que suivant la seule direction des rayons.

Les difficultés seront encore plus ardues quand il s'agira de dessiner exactement les lacunes ou scotomes, de forme plus ou moins irrégulière, qui peuvent exister dans le champ visuel ; l'examen, par la multiplication des positions de l'arc périmétrique, sera long et fatigant pour un sujet dont le pouvoir oculaire est le plus souvent diminué.

Ces difficultés n'existent pas avec le campimètre dont l'index peut se déplacer dans toutes les directions, facilement et avec rapidité. Aussi, de Wecker et Masselon, pour faire disparaître les inconvénients de l'examen campimétrique signalés plus haut, ont-ils établi empiriquement des tableaux qui permettent de transformer aisément un tracé campimétrique en tracé périmétrique et réciproquement.

Il est bon d'être éclectique ; le campimètre, dont l'emploi est plus rapide, ne fournit des données exactes que dans les parties centrales du champ visuel. On pourra l'utiliser encore dans la détermination des scotomes. Mais, pour apprécier une diminution modérée de la vision périphérique, la mise en œuvre du périmètre est indispensable.

Limites moyennes du champ visuel normal. — Nous avons dit plus haut déjà sous quelles influences pouvait varier l'étendue du champ visuel : intensité de l'éclairage, saillies périorbitaires, diamètre pupillaire, etc. Comme la rétine, dans le segment antérieur de l'œil, s'étend plus du côté interne que du côté externe, le champ visuel sera étendu davantage en dehors. De plus, comme le remarque Landolt, l'éducation de la rétine est plus perfectionnée en dedans qu'en dehors, car nous nous orientons à gauche, avec la partie interne de la rétine gauche, de même à droite, la partie externe est moins éduquée, donc moins sensible.

Les saillies du nez et du bord supérieur de l'orbite jouent également un rôle important dans la délimitation du champ visuel et le réduiront dans les rayons horizontal interne, oblique inféro-interne et vertical supérieur. C'est pourquoi Masselon conseille, pour annihiler cette action des parties avoisinant l'œil, de donner, pour chacune des 4 directions principales, une position convenable à la tête du patient, tandis que son œil fixe toujours le zéro du périmètre. Pour éviter trop de déplacements successifs, il suffit, au lieu de placer la tête de l'observé exactement en face de l'instrument, de faire tourner la face quelque peu en dedans; on obvie ainsi, dans une certaine mesure, à la réduction de la partie interne du champ visuel.

Le champ visuel normal n'est donc pas circulaire, mais affecte plutôt la forme d'un ovale régulier, à grand axe oblique en bas et en dehors, à base externe élargie, plus étendue en dehors (fig. 20).

Les limites moyennes du champ visuel simple varient un peu selon les différents auteurs :

	Lagrange —	Chavasse et Toubert	Truc et Valude	Masselon. —
En haut........	55°	55°	55°	50°
En dehors......	90° et un peu plus	90°	87°	75°
En bas.........	72°	65°	72°	65°
En dedans......	60°	60°	62°	60°

Les données de Masselon sont des minima, également adoptés, comme tels, par Truc et Valude, au-dessous desquels un champ visuel peut être tenu pour pathologique.

Champ visuel simple pathologique. — C'est par

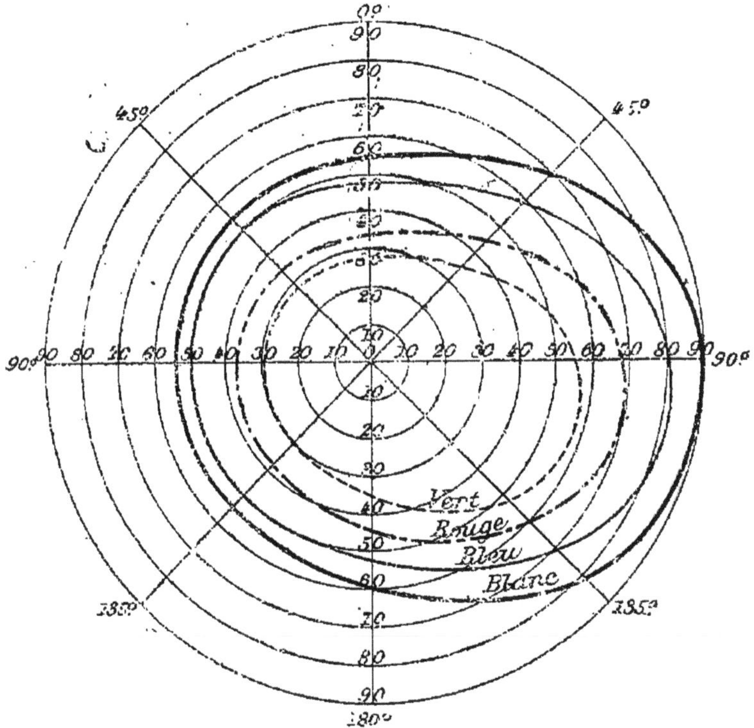

Fig. 20. — Limites du champ visuel normal.

une diminution dans son étendue que se traduisent les altérations pathologiques du champ visuel. Cette diminution peut se manifester soit à la périphérie, sur toute l'étendue ou sur une partie seulement de celle-ci : *rétrécissement du champ visuel ;* soit par des lacunes dans l'aire du champ visuel : *scotomes*.

Rétrécissement du champ visuel. — Ce rétrécissement peut être régulier ou irrégulier.

Régulier, il peut être concentrique, les limites en

étant partout également rapprochées du centre, ou non concentrique.

On rencontre surtout le rétrécissement *régulier* dans les affections du nerf optique, dans la rétinite pigmentaire, dans l'hystérie (fig. 21).

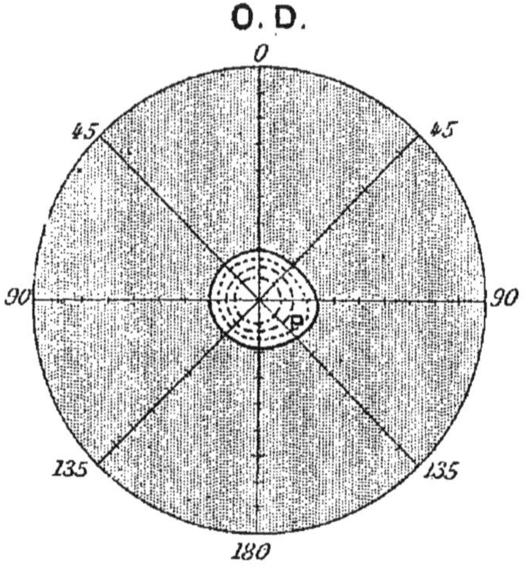

Fig. 21.—Rétrécissement concentrique dans la rétinite pigmentaire.
— blanc, ... bleu, - - - rouge ——— vert.

Dans les maladies neuroptiques on doit surtout, comme nous le verrons au chapitre de la Chromatopsie, porter son attention sur les limites relatives du champ visuel simple et du champ visuel des couleurs : la gravité du pronostic est fonction du degré de la disproportion entre l'étendue de ces champs divers.

Dans la papillite inflammatoire, on trouve fréquemment un rétrécissement considérable du champ visuel; dans la papillite par stase, surtout au début, le rétrécissement est minime ; plus tard, quand l'atrophie se développe, le champ se rétrécit concentriquement.

Les atrophies papillaires consécutives aux rétinites, névrites, papillites nous donnent un rétrécissement plus ou moins considérable du champ visuel : on reconnaîtra, par des examens successifs montrant que le champ visuel est immuable, que l'évolution du processus causal de l'atrophie est enrayée.

L'atrophie grise, d'origine spinale, rétrécit peu, en thèse générale, le champ visuel pour le blanc; il en va autrement de *l'atrophie blanche* (de cause cérébrale) et de l'atrophie essentielle, congénitale : le rétrécissement y progresse avec l'atrophie et se fait d'une façon irrégulièrement concentrique (fig. 22 et 23).

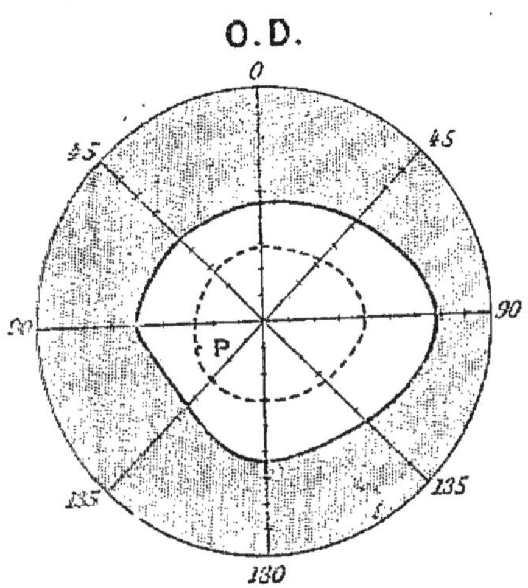

Fig. 22. — Champ visuel dans l'atrophie tabétique.
—Champ visuel du blanc; ----du bleu. La vision du vert et du rouge n'existe plus.

Dans la *rétinite pigmentaire*, au début, le champ visuel peut n'être que faiblement amoindri ; mais quand la dégénérescence a progressé, il peut être réduit à un petit disque de quelques degrés de rayon : le seul aspect d'un tel champ visuel suffit à faire porter le diagnostic de l'affection causale (fig. 21).

Dans l'hystérie, il existe, le plus souvent, un rétrécissement régulier très marqué du champ visuel pour le blanc, sans préjudice des désordres qui règnent dans celui des couleurs. Fréquemment, le champ pour le blanc est plus diminué que celui d'une couleur ou de plusieurs d'entre elles.

N oublions pas que, chez les hystériques particulièrement, la fatigue se manifeste très vite dans l'examen du champ visuel, ce qui peut donner naissance à des résultats erronés ou contradictoires ; le rétrécissement concentrique peut s'accentuer brusquement si l'expertise se prolonge (champ visuel oscillant) ; on doit tenir compte de ces données dans la névrose hystérique ; l'état général (anémie, faiblesse générale, convalescence de maladies graves) peut aussi donner naissance aux mêmes phénomènes.

Le rétrécissement *régulier, non concentrique*, s'observe principalement dans le *glaucome* (fig. 24) ; aux

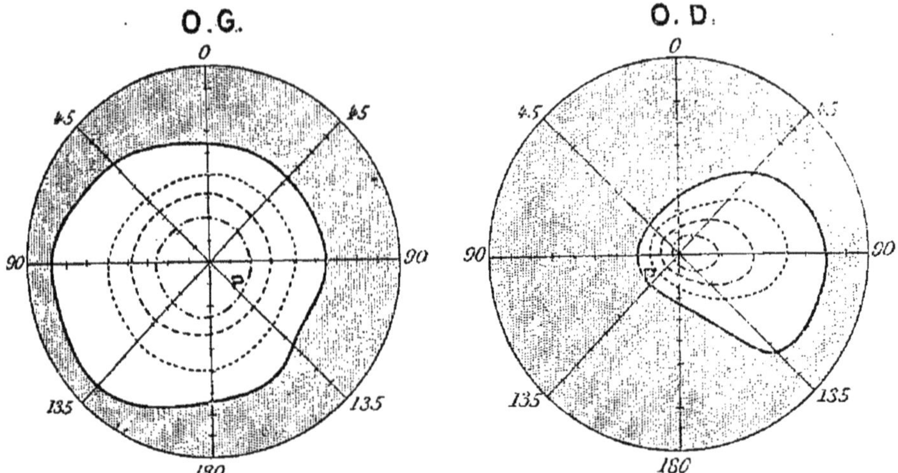

Fig. 23.— Champ visuel dans l'atrophie blanche.
—blanc, ... bleu, – – – – rouge, - - - — - — vert.

Fig. 24. — Champ visuel dans le glaucome chronique.

premiers stades de l'affection, la diminution d'étendue porte sur le côté interne ou nasal, puis sur les limites supérieures et inférieures, le côté externe ou temporal conservant son étendue normale. Plus tard, quand la vision directe est perdue, la limite interne finit par passer *en dehors du point central*, et le champ visuel en vient à n'être plus qu'une aire très restreinte située en dehors.

Le champ visuel *irrégulier* (en secteurs angulaires, segments, échancrures pénétrantes, etc.) se rencontre surtout dans les maladies de la choroïde ou de la rétine (colobome choroïdien, décollement rétinien, embolie, thrombose, rupture d'une branche des vaisseaux rétiniens).

Il est facile de concevoir qu'à un colobome choroïdien corresponde une lacune dans le champ visuel, lacune dont l'étendue sera fonction de l'étendue de la malformation choroïdienne.

Dans le *décollement rétinien*, la mesure du champ visuel permet de reconnaître quelles sont les parties de la rétine détachées et de suivre les progrès de l'affection. Les décollements étant surtout situés, au bout d'un certain temps, à la partie inférieure, c'est le plus souvent la moitié inférieure du champ visuel qui persiste, la portion supérieure seule de la rétine ayant conservé sa sensibilité. Mais il va sans dire que la lacune du champ visuel pourra occuper toutes les positions possibles, correspondant, après croisement, à la localisation du décollement rétinien.

Il en est de même pour l'embolie d'une des branches de l'artère centrale de la rétine ; la cécité n'atteint que la partie irriguée par le vaisseau obstrué et se manifeste sous forme d'une lacune dans le champ visuel, sous forme de secteur à cause de la distribution de la branche artérielle nourricière.

Dans l'atrophie du nerf optique, on peut aussi rencontrer le rétrécissement sectoral. Des hémorragies rétiniennes en flammèches assez vastes, en flaques, peuvent donner des échancrures, des encoches, des irrégularités dans le champ visuel périphérique.

Certains auteurs, et l'Ecole italienne de Lombroso

en particulier, ont pensé trouver, dans les modifications du champ visuel, des stigmates de dégénérescence chez les criminels-nés.

C'est ainsi que, dans une série de recherches, Ottolenghi rencontre, particulièrement chez les délinquants-nés, moins fréquemment chez les épileptiques, une irrégularité constante dans la périphérie du champ : la ligne de délimitation est irrégulière, avec des encoches plus ou moins prononcées suivant les divers secteurs.

Mme Tarnowsky, sur des criminelles russes, trouve le champ visuel amoindri.

Bien que Gaudibert, à Aniane, n'ait pas trouvé de modifications chez les jeunes détenus de la colonie, Mlle Gofschneider, chez les femmes de la maison centrale de Montpellier, a rencontré fréquemment des rétrécissements périphériques du champ visuel. Chez un nombre notable de détenus, récidivistes, de la prison militaire présentant même certains stigmates, sur le crâne et la face, de « l'homme criminel » de Lombroso, Bichelonne n'a pu déduire, de l'expertise du champ visuel, aucune conclusion ferme en faveur de l'existence de modifications spéciales aux délinquants.

De nouvelles recherches seraient nécessaires pour préciser définitivement la réalité de ces stigmates visuels.

Scotomes. — Le scotome est, nous l'avons dit, un manque, *une lacune*, en forme d'ilôt, dans l'étendue du champ visuel.

Il existe, dans l'œil, un *scotome physiologique* (la tache de Mariotte ou punctum cœcum) et des *scotomes pathologiques.*

Scotome physiologique. — Ce scotome correspond

à la papille optique, donc au point où le nerf optique pénètre dans l'œil. Comme la papille se trouve en dedans et un peu en haut de la macula, le scotome se localise, sur le champ visuel, en dehors (15° à 20°) et un peu en bas (3°) du point de fixation. *La tache de Mariotte* a une étendue moyenne de 6°. Ces données valent pour l'emmétrope ; chez l'hypérope, la tache est un peu plus en dehors, chez le myope, un peu plus en dedans que chez l'emmétrope. On recherche facilement la tache de Mariotte au tableau noir ou au campimètre : en promenant un index blanc de la périphérie vers le centre, après l'exploration de plusieurs méridiens voisins, on dessine la tache exactement.

Dans les hauts degrés de myopie, comportant un staphylome postérieur considérable, la tache aveugle est plus étendue.

Scotomes pathologiques. — Ils peuvent être *complets* ou *incomplets*, *absolus* ou *relatifs*, selon que l'objet disparaît complètement ou s'y voile seulement à un degré plus ou moins accusé.

LE SCOTOME POSITIF est celui où la lacune visuelle est projetée extérieurement par le malade sous la forme d'une tache noire (mouche). Il est *fixe*, immuable, suivant les mouvements du globe, quand il est la conséquence d'opacités cristalliniennes ou de lésions choriorétiniennes ou rétiniennes. Il est *mobile* quand il est produit par des opacités siégeant dans le vitré.

Le scotome positif est facilement perçu par le sujet fixant une feuille de papier blanc faiblement éclairée.

LE SCOTOME NÉGATIF est le résultat de l'absence de toute perception dans une ou plusieurs parties du champ visuel.

Les scotomes peuvent enfin être distingués, d'après leur siège, en :

Scotomes *centraux*, *annulaires* (autour du point de fixation), *périphériques* ou *excentriques*.

Pour rechercher les scotomes, on peut employer le périmètre, mais son utilisation sera longue pour mener à la représentation exacte de l'étendue et de la forme de la lacune visuelle.

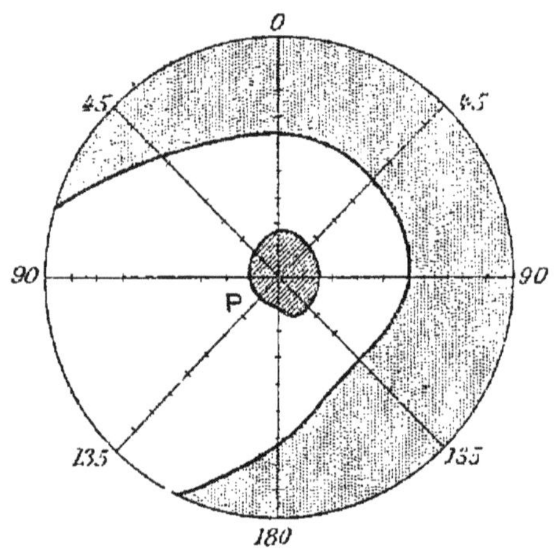

Fig. 25. — Scotome central. Lésion de la macula ou du faisceau maculaire du nerf optique.

L'emploi du tableau noir ou du campimètre est plus aisé; si le scotome est peu étendu, il y aura avantage, comme l'indique Masselon, à faire usage d'un petit rectangle de carton blanc de 2 à 3 mm. de large sur 1 cent. 1/2 de long fixé au bout d'une tige noircie.

Les scotomes centraux sont gênants pour la vision directe (acuité visuelle) ; on les rencontre dans les altérations du pôle postérieur de l'œil (hémorragies maculaires, chorio-rétinite myopique, chorio-rétinite syphilitique) : il y a alors à l'ophtalmoscope des lésions visibles dans la région maculaire. Quand l'ophtalmoscope ne décèle pas de lésion, celle-ci siège dans le nerf optique. Le scotome central est fréquent dans la périnévrite que Leber appelle atrophie héréditaire des nerfs optiques (fig. 25).

Le scotome annulaire ou zonulaire (fig. 26), péri-

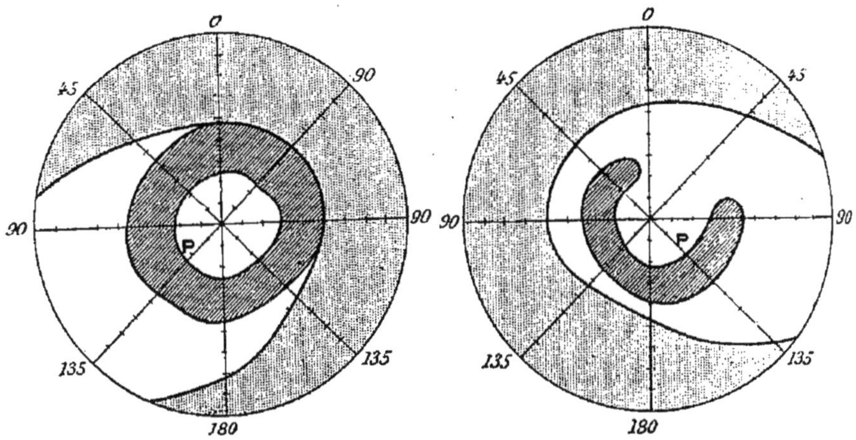

Fig. 26. — Scotome annulaire.

Fig. 27. — Scotome en croissant.

central de Chavasse et Toubert, est une lacune en forme de bande entourant le point de fixation; c'est l'anneau de Saturne autour de la planète ; on peut le constater dans la rétinite pigmentaire et les diverses formes de chorio-rétinites spécifiques chroniques. Les scotomes excentriques périphériques peuvent passer inaperçus du sujet et être une découverte de l'examen campimétrique. Ils peuvent, si paracentraux, troubler la lecture, quand ils siègent dans la moitié droite, gêner la vision du commencement des lignes, s'ils sont localisés dans la moitié gauche. Placés plus loin encore du centre, et nombreux, ils ne sont pas un obstacle à la vision directe, mais perturbent la vision indirecte et, partant, l'orientation. Quand les scotomes périphériques sont très nombreux, « le champ visuel prend la forme d'un tamis » (Fuchs).

On les trouve surtout dans la choroïdite disséminée, particulièrement quand la rétine a été envahie par les lésions choroïdiennes. Des hémorragies rétiniennes, des décollements rétiniens limités peuvent aussi occasionner des scotomes excentriques.

CHAMP VISUEL BINOCULAIRE

Chez les vertébrés inférieurs (poissons, reptiles), chez ceux même d'une organisation supérieure, comme la plupart des oiseaux et des mammifères, les yeux sont placés latéralement, sur les côtés de la tête, de sorte que l'animal a deux champs visuels bien distincts : un œil, le droit, par exemple, n'apercevra que les objets situés à droite. La vision binoculaire n'existe pas.

Chez d'autres animaux, au contraire, dont beaucoup paraissent d'un degré plus élevé dans l'échelle des êtres, le chien, le chat par exemple, les yeux prennent une position antérieure plus accusée. Les champs visuels des deux yeux ont une portion commune de chaque côté de la ligne médiane : la vision binoculaire est réalisée.

Elle l'est au plus haut degré chez l'homme, dont les deux yeux s'ouvrent dans le plan frontal : les champs visuels, chez lui, empiètent l'un sur l'autre dans la majeure part de leur étendue : le champ visuel binoculaire est à son maximum. Nous définirons, avec Chavasse et Toubert, le champ visuel binoculaire ou total « toute la portion de l'espace dont on peut recevoir une impression lumineuse, les deux yeux étant ouverts et le regard fixe ». Il comprend une portion centrale, commune aux deux yeux, et deux portions temporales, distinctes pour chaque œil. D'après les mêmes auteurs, il mesure 180° environ, dont 50° de chaque côté du point de fixation pour la portion commune.

On peut mesurer au périmètre le champ visuel binoculaire : le sujet, pendant l'épreuve, doit fixer le 0 avec les deux yeux.

A l'étude du champ visuel binoculaire se rattache celle des modifications pathologiques de ce champ, c'est-à-dire les phénomènes d'hémianopsie ou d'hémiopie.

Ces deux termes désignent tous deux le trouble fonctionnel qui résulte de la suppression de l'une des moitiés, interne ou externe dans le sens horizontal, ou supérieure et inférieure dans le sens vertical, du champ visuel.

L'hémiopie, que l'on pourrait appeler, en employant un terme étymologiquement incorrect, *hémi-vision*, envisage la moitié du champ visuel sensible; l'*hémianopsie*, ou incorrectement mais plus clairement, *hémi-cécité*, envisage la moitié défaillante.

Pour comprendre les phénomènes d'hémiopie, il faut rappeler, en quelques mots, la situation anatomique spéciale de l'appareil de conduction nerveuse allant de la rétine aux centres visuels.

Le schéma (fig. 28), renouvelé de Fuchs, expose clairement ces particularités de structure.

Soit GG′ le champ visuel binoculaire formé de deux parties, l'une droite G′ à droite du point de fixation F, l'autre G à gauche. Les lignes de vision V et V′, partant de F, vont à la fossette centrale de chaque œil en ff' divisant chaque rétine en deux moitiés droite r et r_1, et gauche l et l_1, correspondant respectivement à la moitié gauche G et à la moitié droite G′ du champ visuel binoculaire (la vision étant toujours croisée).

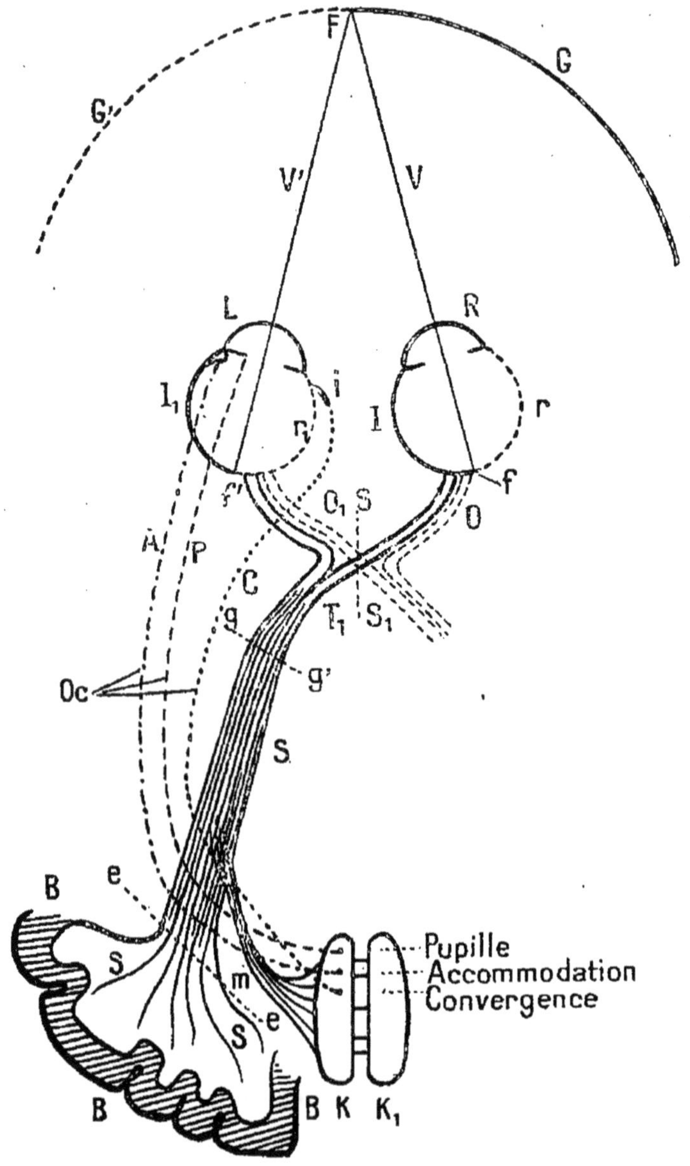

Fig. 28. — Schéma montrant le trajet des fibres optiques (d'après Fuchs).

De la moitié droite de chaque rétine (figurée en pointillé), partent des fibres qui vont se réunir dans la bandelette optique droite T; de la moitié gauche, des fibres qui vont se réunir dans la bandelette optique gauche T_1. Chaque bandelette optique est donc formée d'un faisceau de fibres venues directement de l'œil du même côté et d'un autre faisceau d'autres fibres venues directement, après croisement, du côté opposé. Au niveau du chiasma, il n'y a eu, on le voit, qu'une semi-décussation.

Chaque bandelette optique, après le chiasma, se dirige en arrière, contourne le pédoncule cérébral, se rend aux centres optiques sous-corticaux : corps genouillé externe, tubercule quadrijumeau antérieur, couche optique, puis les fibres se répandent dans le cerveau. Deux faisceaux sont importants : l'un (*m*) va au noyau de l'oculomoteur commun, l'autre diverge jusqu'à l'écorce cérébrale (SS) en B.

Les fibres du faisceau m *m* commandent aux mouvements pupillaires, à l'accommodation et à la convergence; celles du faisceau SS donnent la sensibilité visuelle; elles vont dans la région voisine de la scissure calcarine (Henschen).

Chaque bandelette optique contenant des fibres appartenant aux deux yeux, celle de gauche, par exemple, des fibres directes de la moitié gauche de la rétine de l'œil gauche et des fibres croisées de la moitié gauche de la rétine de l'œil droit, il en résulte que cette bandelette gauche conduit les impressions des deux moitiés gauches des deux rétines, correspondant aux deux moitiés droites du champ visuel. Chaque lobe occipital gauche, par exemple, recevra les fibres directes de la moitié gauche ou temporale de la rétine de l'œil gauche et les fibres croisées de la moitié gauche ou nasale de la rétine de l'œil droit.

Le cerveau gauche verra, en conséquence, par la moitié gauche de la rétine de l'œil gauche et la moitié gauche de la rétine de l'œil droit, ce qui se trouve à *notre droite* dans le champ visuel (la vision est toujours croisée).

De même que pour les nerfs de sensibilité générale, c'est donc le cerveau gauche qui commande à la vision à droite, et inversement ; si donc ce cerveau gauche ou les voies de transmission qui en émanent sont lésés, c'est la moitié du champ visuel droit qui disparaîtra de notre perception.

Forts de ces réminiscences anatomiques, nous pouvons comprendre les phénomènes d'hémianopsie; celle-ci peut être soit *horizontale*, soit *verticale ; horizontale*, elle peut être *homonyme*, ou *hétéronyme ; verticale*, on peut la constater *supérieure ou inférieure.*

L'hémianopsie horizontale ou latérale homonyme est celle où les deux moitiés latérales de même nom de la rétine sont aveugles (moitiés droites ou moitiés gauches).

L'hémianopsie horizontale ou latérale hétéronyme est celle où sont aveugles deux moitiés de la rétine de nom opposé (par exemple la moitié droite de la rétine de l'œil gauche, la moitié gauche de la rétine de l'œil droit).

L'hémianopsie verticale supérieure est celle où les deux moitiés supérieures de chaque rétine sont privées de vision ; *l'hémianopsie est verticale inférieure*, si ce sont les deux moitiés inférieures.

Hémianopsie latérale homonyme. — *L'hémianopsie latérale homonyme* est la plus fréquente ; elle peut être latérale droite ou latérale gauche, selon que ce sont les moitiés droites ou les moitiés gauches du champ visuel qui sont supprimées.

Reportons-nous à notre schéma. Supposons une lésion, siégeant en *gg'* sur la bandelette, en *ee'* sur les radiations des fibres allant à l'écorce cérébrale, en *m* sur le faisceau allant au noyau de l'O. M. C.

La lésion en *gg'* supprimera la vision dans les moitiés des deux rétines innervées par la bandelette T^1, (hémianopsie homonyme latérale droite) ; elle abolira en même temps le réflexe lumineux de la pupille quand on éclairera la moitié gauche des deux rétines.

Une lésion en *ee'* donnera encore une hémianopsie latérale droite, mais respectera le réflexe lumineux pupillaire (réaction pupillaire de Wernicke). Une lésion en *m* abolira la convergence et la contraction pupillaire qui lui est associée.

Dans l'hémianopsie homonyme, le malade perçoit seulement une partie des objets qu'il fixe ; une moitié est absente. Cette suppression d'une partie de la vision est souvent assez bien tolérée ; cependant l'hémianopsie homonyme latérale droite trouble plus la lecture et l'écriture que la gauche ; cette dernière rend difficile le passage d'une ligne à l'autre.

La gêne accusée par le patient est souvent peu marquée d'abord parce que, en thèse générale, la ligne de séparation entre la partie sensible et la partie insensible du champ visuel ne passe pas exactement par le méridien vertical, mais respecte le point de fixation et le laisse dans la partie voyante (fig. 29).

De plus, le patient, par des mouvements appropriés de la tête, arrive à faire donner à cette partie encore voyante de son champ visuel le maximum de rendement utile.

A l'examen périmétrique, on détermine exactement les limites du champ visuel de chaque œil et l'étendue de l'hémianopsie.

L'examen de notre schéma nous a permis de localiser, en partie au moins, les lésions causales de l'hémianopsie latérale homonyme. Si la lésion a aboli en même temps et la vision nasale d'un œil, et la

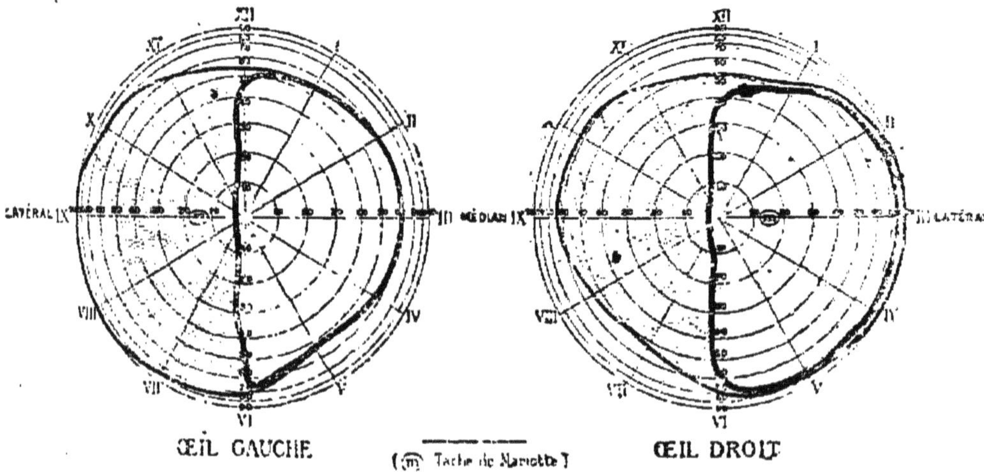

Fig. 29. — Hémianopsie homonyme.

vision temporale de l'autre, et encore la réaction pupillaire de Wernicke, c'est qu'elle a son siège sur la bandelette, au-dessus du tubercule quadrijumeau, puisque le faisceau des fibres pupillaires se détache au niveau de celui-ci.

Si la lésion a respecté le réflexe pupillaire, elle doit siéger en arrière ou mieux au-dessus de ce tubercule, dans le cerveau supérieur. On voit là toute l'importance de la réaction pupillaire de Wernicke.

Le diagnostic peut être poussé plus loin.

Si la lésion siège sur une bandelette, elle se complique volontiers de paralysie des muscles de l'œil ou du facial, ou de l'hypoglosse, paralysie siégeant du même côté que la lésion de la bandelette, donc du côté opposé au trouble du champ visuel. La marche de l'affection, causée le plus souvent par une tumeur de la base ou du lobe temporal, est fréquemment progressive. Elle peut, en descendant, gagner le chiasma, produire des troubles dans l'acuité visuelle, causer de la névrite optique.

Si la lésion atteint le corps genouillé externe, la couche optique (partie postérieure ou pulvinar), il y a souvent hémiplégie motrice, hémianesthésie (la lésion intéresserait alors la capsule interne et la partie postérieure de celle-ci, si l'hémianesthésie est isolée) : on peut observer aussi des troubles choréiformes, de l'athétose.

Dans l'hémianopsie d'origine corticale, les fibres étant dissociées par leur divergence, la cécité au niveau du scotome visuel n'est pas complète, quelques fibres ont été sauvées. Les malades n'ont pas toujours conscience de leur cécité. Il y a assez souvent en même temps des phénomènes d'hémiplégie motrice, de l'alexie, de l'agraphie; la cécité verbale accompagne l'hémianopsie droite (lésion du cerveau gauche). Il peut exister des troubles psychiques.

Hémianopsie homonyme en secteurs : Scotomes symétriques. — Il peut aussi arriver que l'étendue de l'espace où la vision est abolie n'est plus la moitié du champ visuel, mais un secteur plus ou moins grand ; cette lacune importante manque de chaque côté et c'est pour cela qu'on a donné à cette variété d'hémianopsie le nom de *scotomes symétriques* ou *hémianopsie en secteurs* (fig. 30 et 31).

Cette variété de champ visuel est due presque toujours à une lésion corticale ou des radiations optiques;

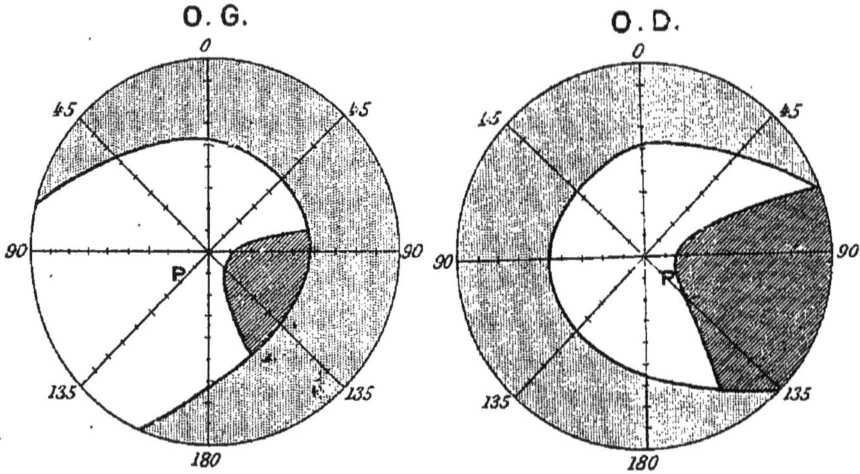

Fig. 30 et 31. — Scotomes symétriques.

plus bas, les fibres optiques ne sont pas assez dissociées pour arriver à cette forme assez rare.

L'hémianopsie homonyme double ou cécité corticale résulte de la production d'une hémianopsie homonyme droite ou gauche, complétée, plus ou moins longtemps après, par une hémianopsie homonyme de l'autre côté. Cette double hémianopsie est rare; elle est presque toujours consécutive à des altérations bilatérales des lobes occipitaux où on rencontre des foyers de ramollissement.

Hémianopsie latérale hétéronyme. — Si nous nous reportons à notre schéma, nous verrons que si nous divisons le chiasma par une coupe sagittale selon SS' en une moitié gauche et une moitié droite, les fibres entrecroisées seront détruites et la sensibilité des deux moitiés internes des deux rétines est perdue ; la sensibilité nasale étant abolie, la partie correspondante du champ visuel, c'est-à-dire la partie temporale, n'est plus perçue : c'est *l'hémianopsie hétéronyme temporale ou bitemporale*, la plus fréquente.

Nous dirons donc qu'il y a hémianopsie hétéronyme quand la vision du champ visuel est supprimée sur la moitié droite d'un œil et sur la moitié gauche de l'autre œil (fig. 32).

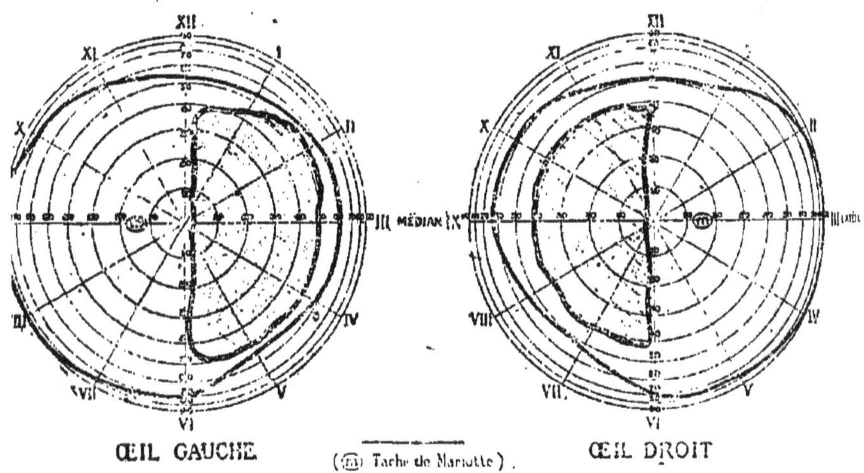

Fig. 32. — Hémianopsie hétéronyme.

L'hémianopsie nasale ou binasale peut exister, mais elle est rare.

Hémianopsie hétéronyme temporale. — Nous avons dit que l'hémianopsie hétéronyme temporale, la plus communément observée, se montrait, dans les lésions siégeant au milieu du chiasma ; elle peut être engendrée aussi par des localisations pathologiques siégeant dans l'angle antérieur ou l'angle postérieur de ce chiasma; là encore il n'y a que des fibres entrecroisées.

Les cas types de l'hémianopsie temporale sont rares; la ligne de démarcation entre les parties voyante et aveugle du champ visuel sont moins nettes que dans l'hémi-cécité homonyme. Au début, il peut n'exister qu'un scotome latéral; le trouble s'accentue progressivement, parfois avec des alternances d'amélioration et d'aggravation successives. L'évolution terminale vers l'amblyopie est fréquente. Souvent on constate en même temps de l'anosmie, de l'atrophie optique, de la paralysie faciale. Ce sont les altérations évoluant à la base du crâne ou sur la couche inférieure du chiasma qui donnent naissance à l'hémianopsie hétéronyme: tumeurs et lésions de la selle turcique, affections du sinus caverneux, des sinus frontaux, sphénoïdaux, syphilis, et, le plus fréquemment, *l'hypertrophie de la glande pinéale* (acromégalie).

Les lésions qui atteignent plus particulièrement l'angle postérieur du chiasma donnent, en même temps que l'hémianopsie temporale, un scotome central, car les fibres du faisceau papillo-maculaire sont aussi atteintes.

Hémianopsie hétéronyme nasale. — C'est celle où, les deux moitiés temporales des rétines étant insensibles, la moitié nasale des deux champs visuels fait défaut. Elle est exceptionnelle; notre schéma fait voir que, pour sa production, il faudrait une lésion symétrique des deux angles latéraux du chiasma, occurrence malaisément réalisable. Il s'agit plutôt, en l'espèce, de scotomes irréguliers que d'une véritable hémianopsie hétéronyme.

Hémianopsie verticale, supérieure ou infé-

rieure. — On en a publié quelques cas, très rares ; ce sont plutôt des scotomes consécutifs à une névrite périphérique (Truc). La pathogénie en est très obscure; lésions des corps genouillés externes, de la scissure calcarine ?

Ottolenghi a décrit, chez les délinquants-nés, une limitation du champ visuel dans la moitié inférieure à droite et dans la moitié supérieure à gauche ; on a donc une hémianopsie partielle inférieure à droite, supérieure à gauche ; en somme, une véritable hémianopsie verticale hétéronyme partielle. La cause en serait, chez ces anormaux, dans des imperfections de structure, soit des éléments récepteurs rétiniens, soit des éléments percepteurs corticaux. Mlle Vera Gofschneider a rencontré, rarement il est vrai, cette hémianopsie partielle, mais elle l'a trouvée supérieure à gauche, contrairement à Ottolenghi.

Nous allons étudier le champ visuel des couleurs dans le chapitre suivant qui traite « de la perception des couleurs ».

CHAPITRE III

EXAMEN DE LA PERCEPTION DES COULEURS

Couleurs simples. Couleurs composées. Couleurs complémentaires. Sens chromatique. — Ses troubles. Influences modificatrices. — Examen de la chromatopsie. — *Examen de la chromatopsie centrale.* — Acuité chromatique. Echelles chromatiques. — Disque de Maxwell. — Dyschromatopsie. Achromatopsie. Daltonisme : Anérythropsie et achloropsie. — Examen clinique du sens des couleurs. — Méthode de Holmgreen. — Echiquier de Badal. Chromatomètre Chibret, Izarn et Collardeau. — Recherche des scotomes centraux. Scotomètre d'Antonelli, de Fromaget. Chromatoscope de Le Méhauté. — *Examen du champ visuel coloré; de la chromatopsie périphérique.* — Champ visuel normal. Champs visuels pathologiques. Scotomes périphériques. Rétrécissements. Champ visuel des hystériques.

Couleurs simples; couleurs composées; couleurs complémentaires.

Il est inutile de définir ce que l'on entend par couleur d'un corps, ou d'exposer les hypothèses plus ou moins séduisantes émises pour en expliquer la nature : le faire, ce serait sortir de notre cadre. Disons seulement que la lumière, qui a une longueur d'onde déterminée, constitue une *couleur simple*, que les combinaisons de lumières de longueurs d'ondes différentes donnent naissance à des *couleurs composées* ou de *mélange*.

L'expérience de la décomposition de la lumière blanche par le prisme (spectre solaire) est trop connue pour que nous fassions plus que la rappeler : les couleurs spectrales sont des couleurs simples et pures, et ce sont celles qui devraient toujours être utilisées dans l'examen de la perception colorée.

Mais, dans la pratique, il en va autrement et les matières colorantes des papiers, des étoffes, etc..., ne sont que des couleurs de mélange : de telles couleurs, vues à travers un spectroscope, se décomposent en une foule de couleurs plus ou moins voisines de la couleur pure spectrale correspondante qui reste immuable.

Quand un faisceau complexe de radiations lumineuses tombe sur un corps, celui-ci peut ou bien absorber toutes ces radiations ou bien les diffuser toutes, ou enfin absorber certaines d'entre elles et diffuser les autres.

Le premier cas est exceptionnel, théorique plus que réel : le corps supposé absorbant toutes les radiations incidentes ne sera pas perçu ou ne le sera que s'il est placé devant un autre corps n'absorbant pas toutes ces radiations : le corps sera vu par vision négative (Bordier).

Si, au contraire, toutes les radiations incidentes sont réfléchies, le corps renvoie à l'œil de la lumière n'ayant subi aucun changement et la couleur du corps est celle ou à peu près celle du faisceau lumineux.

Si, enfin, un certain nombre de radiations sont absorbées, là où les autres étant diffusées, la couleur du corps sera celle de cette ou de ces dernières ou celle de la résultante de leur mélange : si une autre espèce est réfléchie, la couleur du corps ne sera pas changée, qu'il reçoive cette espèce de radiation seule ou un faisceau complexe contenant ces mêmes radiations.

Si la lumière incidente est simple, mais si elle n'est pas diffusée par le corps, celui-ci paraîtra sombre à l'observateur : c'est ainsi qu'un corps qui paraît rouge à la lumière du jour, parce qu'il diffuse la lumière rouge, paraîtra noir si l'on ne projette sur lui que de la lumière jaune.

La sensation colorée que nous donne un corps est donc chose variable, dépendant et de la propriété qu'il possède de réfléchir telle ou telle espèce de radiations colorées et aussi de la qualité même de ces dernières. Il faut donc, quand on définit la couleur d'un corps, indiquer la nature de la lumière incidente. Par convention, la couleur des corps est celle qui correspond à la lumière blanche.

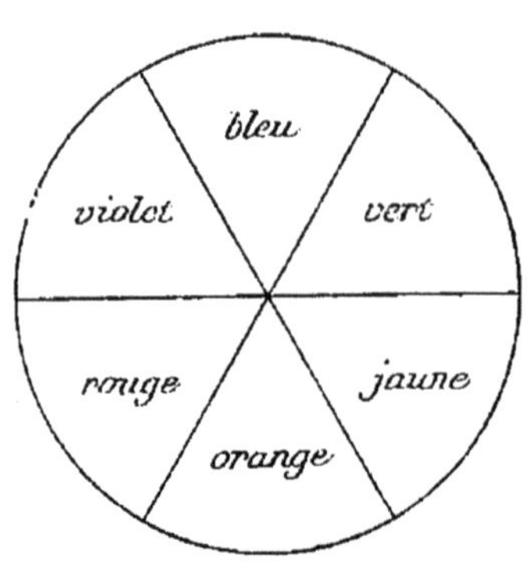

Fig. 33. — Schéma des couleurs complémentaires (d'après Truc et Valude).

On appelle *couleurs complémentaires* celles qui, par leur mélange, donnent le blanc ; le rouge est complémentaire du vert, le jaune du violet, le bleu de l'orangé.

Le schéma de la figure 33, emprunté à Truc et

Valude, figure très simplement, en secteurs opposés par le sommet, les couleurs complémentaires.

Quand, après avoir fixé longuement une surface colorée, on regarde tout de suite un fond blanc, on voit apparaître sur ce fond les couleurs complémentaires de la première. En fixant par exemple du jaune, on verra du violet, en regardant ensuite un fond blanc. L'hypothèse de la fatigue des éléments rétiniens donne l'explication de ce fait.

Ces préliminaires étant posés, il nous faut définir la chromatopsie et ses troubles.

Sens chromatique. Ses troubles. Influences modificatrices.

La chromatopsie, sens chromatique, sensibilité chromatique, est la perception visuelle des couleurs. Elle est centrale ou périphérique, plus ou moins développée selon les sujets (acuité chromatique).

Les troubles de la chromatopsie peuvent consister soit dans une insuffisance de la perception colorée (*dyschromatopsie*), soit dans une absence de la perception de toutes les couleurs ou de certaines d'entre elles seulement (cécité pour les couleurs, *achromatopsie* partielle ou totale).

1. **La dyschromatopsie** est l'insuffisance de la perception colorée : la distinction des couleurs est difficilement réalisée par les dyschromatopes qui ne les reconnaissent qu'après un examen prolongé ou quand elles sont très vives.

2. **L'achromatopsie totale**, absence complète de perception colorée, est celle dans laquelle les sujets ne voient que des différences de clarté.

3. L'achromatopsie **partielle** est celle dans laquelle les sujets ne distinguent pas certaines couleurs fondamentales.

Circonstances qui modifient la sensibilité chromatique. — Nous avons déjà dit que la *qualité de la lumière* incidente joue un rôle important dans l'appréciation des couleurs. Il en est de même de *la quantité de lumière :* l'intensité des couleurs diminue quand diminue l'éclairage et la perception est, de ce fait, altérée : c'est d'abord le violet qui disparaît, quand s'atténue la lumière, puis successivement, le vert, le jaune, le rouge et le bleu.

La *couleur du fond* exerce aussi une influence considérable ; la couleur est surtout bien nettement perçue sur un fond complémentaire : un fond noir et surtout un fond vert font bien ressortir la couleur rouge, le bleu est bien vu sur un fond gris.

L'habitude, l'exercice de certaines professions, l'éducation de l'œil facilitent et accroissent même la perception des couleurs, la distinction des nuances, la faculté d'exprimer les diverses teintes, les tons variés. *La femme* présente, à ce point de vue, une supériorité marquée sur l'homme (Deneffe) ; *l'éducation* peut modifier la sensibilité chromatique (Kroll, Brailey, Holmgreen).

Examen de la chromatopsie.

L'examen de la chromatopsie doit porter :

1° Sur la chromatopsie centrale, maculaire ;

2° Sur la chromatopsie périphérique, rétinienne.

1° CHROMATOPSIE CENTRALE

Nous supposerons d'abord que le sujet reconnaît

toutes les couleurs; si nous voulons préciser jusqu'à quelle limite il est capable de reconnaître une couleur donnée, nous apprécierons son *acuité chromatique.*

Mais notre examiné ne reconnaît pas toutes les couleurs, son sens chromatique est anormal : il s'agit d'apprécier le trouble constaté ; c'est l'étude de la *dyschromatopsie* et de *l'achromatopsie*, totale ou partielle, l'examen clinique du *sens chromatique.*

*A. **Acuité chromatique.***— Comme pour la mesure de l'acuité visuelle, on compare la distance à laquelle l'observé voit un corps coloré de dimensions données, à celle où ce même corps est vu normalement ; on compare l'acuité chromatique de l'observé à l'acuité chromatique moyenne. Mais l'examen consiste à apprécier des surfaces et non plus des lignes, comme pour l'acuité visuelle.

La notation peut se faire dans les mêmes conditions que pour celle-ci : désignons par la lettre C, comme Truc et Valude, l'acuité chromatique. Si le sujet voit dans les conditions normales C = 1 ; ne voit-il qu'à une distance deux fois moindre, l'acuité est 4 fois plus faible (il s'agit de surfaces) C = 1/4.

D'après Dor, on doit reconnaître à 5 mètres un index rond de papier rouge de 5 mm. de diamètre, vert de 2 mm., jaune de 2 mm. 5, bleu de 8 mm. Pour Weber, les index jaunes et bleus doivent avoir 5 mm.

L'examen de l'acuité chromatique peut être fait rapidement, en faisant nommer par l'observé la couleur que lui présente l'observateur : l'observé ne saura pas désigner une couleur pour laquelle sa perception est affaiblie au-dessous d'une certaine limite.

On peut, pour mesurer l'acuité chromatique, faire voir à l'examiné une couleur d'une intensité constante sur des surfaces de grandeur décroissante, ou bien des surfaces égales revêtues de couleurs d'intensité de moins en moins vive.

Échelle optométrique de Parinaud. — L'échelle de Parinaud est construite sur ce dernier principe, des rectangles colorés sur fond noir ont tous une surface égale, mais le premier est presque blanc, si légère ment teinté qu'à une distance de 1 mètre un œil normal distingue avec peine le ton de la couleur. Ce ton s'affirme progressivement dans les rectangles suivants. Le sujet en examen étant placé à un mètre, son acuité chromatique est déterminée par le numéro d'ordre du rectangle dont il distingue la couleur à cette distance.

Échelle de de Wecker et Masselon. — Elle est constituée par des carrés colorés de grandeurs différentes sur fond noir.

Ces échelles permettent de déterminer rapidement si la sensibilité chromatique d'un malade est normale ou anormale, et, par divers examens successifs, si son acuité se maintient, ou s'affaiblit, ou s'améliore. Les méthodes de Donders, Weber, Wolffberg, etc., servent aussi à la détermination quantitative du sens chromatique. Ils emploient comme objets d'épreuves des petits cercles de papiers colorés, collés sur un fond noir.

Disque rotatif de Maxwell. — C'est un cercle recouvert de papier blanc; on place sur le disque un secteur de papier coloré, en imprimant un mouvement rapide de rotation au disque ; on mélange la couleur au blanc. On cherche alors, par tâtonnement, le plus petit secteur coloré qui peut être reconnu.

Landolt estime que l'acuité chromatique est normale si le secteur coloré ne dépasse pas 18° pour le rouge, 8° pour le vert clair, 26° pour le bleu sur un disque blanc.

Le chromatophotomètre de Chibret, Izarn et Collardeau peut mesurer encore l'acuité chromatique et apprécier la dyschromatopsie.

Dyschromatopsie. — L'affaiblissement de l'acuité chromatique constitue la *dyschromatopsie :* c'est la cécité incomplète pour une ou plusieurs couleurs. Cette altération peut être congénitale ; elle est souvent liée alors à un manque d'éducation, à une simple torpeur fonctionnelle (Truc et Valude). Les constatations de Brailey et de Holmgreen dans les écoles en sont la preuve : la dyschromatopsie s'atténue dans les classes les plus élevées. La dyschromatopsie est le plus souvent acquise : elle s'accompagne presque toujours d'autres troubles visuels. Elle peut tenir à des lésions cérébrales, optiques ou rétiniennes. Les maladies du nerf optique (atrophie en particulier), l'hystérie, l'épilepsie, les traumatismes crâniens (contusions du crâne, de l'œil, commotion cérébrale Favre), *les intoxications, particulièrement par l'alcool et le tabac*, en sont les causes les plus fréquentes.

Dans la dyschromatopsie acquise, le sujet, par comparaison avec son état antérieur, se rend compte du trouble de sa vision ; de plus, les couleurs disparaissent, en thèse générale, graduellement et dans un ordre fixe : le vert s'affaiblit d'abord, puis le rouge, enfin le bleu. La dyschromatopsie acquise peut donc être utile pour le diagnostic : un trouble de la vision causé par des obstacles dioptriques ne touche pas au sens chromatique ; dès que celui-ci est perturbé, on peut conclure à une atteinte pathologique de l'appareil sensoriel.

Achromatopsie. — Daltonisme. — Dans l'achromatopsie, le sujet est, nous l'avons dit, aveugle pour un certain nombre de couleurs : achromatopsie partielle, ou pour toutes : achromatopsie totale.

Cette dernière est extrêmement rare ; aucune couleur n'est reconnue : tout est gris sur fond gris, comme dans une gravure ou une photographie ; l'*achromatopsie totale* est souvent liée à de l'amblyopie et à du nystagmus. Elle peut se développer au cours des maladies cérébrales ou dans la névrite optique.

Dans l'achromatopsie partielle, il ne manque qu'une ou plusieurs couleurs fondamentales. La couleur qui manque le plus souvent est le rouge, *anérythropsie*. On l'appelle aussi *daltonisme*, du nom du physicien anglais Dalton qui était affligé de cette anomalie visuelle : on sait que, pour lui, comme pour les daltoniens types, les cerises ne paraissent jamais mûres. Examinée au spectroscope, la vision de ce sujet montre une sensibilité faible de la rétine pour les rayons rouges. La partie rouge du spectre paraît sombre et celui-ci plus court qu'à l'ordinaire.

Chez d'autres sujets, c'est la partie verte du spectre qui paraît sombre, la partie rouge ayant sa longueur normale, c'est la cécité pour le vert ou *achloropsie*.

Le daltonisme peut être acquis, mais il est congénital dans la grande majorité des cas : l'expression même de daltonisme est réservée plus spécialement à la cécité congénitale pour les couleurs. La cécité pour le rouge et celle pour le vert sont les plus communément observées : les deux couleurs perçues dans le spectre répondent, par leur situation, au jaune et au bleu, entre lesquels se place une zone neutre, grisâtre. La cécité pour le violet est exceptionnelle. Le daltonisme congénital atteint environ 4 % de la population mâle. Nagel a trouvé, sur un régiment de 1.420 hommes, 53 achromatopes partiels, dont 30 pour le vert et 23 pour le rouge. La cécité partielle, pour les couleurs est plus rare chez la femme qui, constamment occupée d'objets colorés pour la toilette, a plus fortement éduqué le sens chromatique (Fuchs).

B. Examen clinique du sens chromatique. — Cet examen est très important, car, dans l'armée, la marine, les chemins de fer, etc., la visibilité des couleurs, pour les signaux, joue un rôle considérable. Il faut non seulement distinguer les couleurs, spécialement le rouge et le vert, les plus communément utilisées, mais encore les distinguer vite, sous peine d'erreurs qui peuvent conduire à des catastrophes.

Or, l'examen des daltoniens est délicat, il exige beaucoup de précaution et de patience. Tel examiné ne reconnaît pas, au premier abord, une couleur qu'il distingue après un examen plus attentif. Tel autre, au contraire, anérythrope ou achlorope, aura appris à différencier le rouge du vert, ou inversement, par les différences d'intensité lumineuse que présentent pour lui ces deux couleurs, vues également incolores, et à les désigner par leurs noms : de sorte qu'il pourra surprendre la bonne foi de l'expert. Le diagnostic du daltonisme reposera donc autant sur les erreurs que l'examiné *évite* en comparant longtemps et soigneusement une teinte rouge à une teinte verte que sur les erreurs qu'il *commet*.

Beaucoup de daltoniens ignorent leur anomalie visuelle et croient voir comme les autres : ils perçoivent des différences de clarté et non des différences de coloration, mais ils perçoivent une différence qui leur suffit. C'est au moment où l'intensité de la clarté de la couleur qu'il perçoit, le vert par exemple, diminue et où le vert ne paraît pas plus clair que le rouge, qui est vu sombre, que le patient est privé de son unique moyen de reconnaître les couleurs, c'est-à-dire de la différence de clarté.

La plupart des moyens mis en pratique pour déceler l'achromatopsie partielle reposent sur l'emploi des couleurs de confusion.

Nagel, qui est aveugle pour le vert, déclare qu'il n'a été mis en défaut que par un assortiment original de laines suédoises tel qu'il est établi par Holmgreen. C'est la méthode la plus simple et la plus usitée, c'est celle que nous décrirons en rappelant ensuite brièvement l'échiquier de Badal et le chromatophotomètre de Chibret, Izarn et Collardeau.

Les tables de Pflüger (lecture à travers un papier de soie de lettres grises imprimées sur un fond pourpre), les tables pseudo-isochromatiques de Stilling (lettres colorées sur fond gris) exposent à des erreurs.

Méthode de Holmgreen. — Elle consiste dans l'emploi d'une collection d'écheveaux de laine, de couleurs variées, de nuances et de teintes graduées, claires et foncées. On dispose ces écheveaux sur une table bien éclairée. Puis on présente au sujet, sans le nommer, un échantillon *vert clair*, par exemple, et on l'invite à grouper autour de lui tous les écheveaux de *teintes semblables* : l'anérythrope choisira des échantillons gris, bruns, ou roses, ou oranges.

On présente un échantillon de couleur pourpre : l'anérythrope, ne voyant pas le rouge qui entre dans sa composition, groupe autour de celui-ci des écheveaux violets et bleus. S'il est achlorope, il y joint des nuances gris verdâtre, vertes, grises, mais claires.

Si l'on présente un écheveau rouge, l'anérythrope en rapprochera des écheveaux verts, ou bruns plus foncés que le rouge; l'achlorope prend des nuances plus claires que le rouge.

Le daltonien réunit, en résumé, des écheveaux disparates; s'il les rejette, après comparaison soigneuse, on peut soupçonner le daltonisme. Certains aveugles incomplets pour les couleurs, habiles ou exercés, peuvent réussir l'épreuve, car ils reconnaissent les couleurs des laines, d'après leur clarté. Il suffit alors, pour les mettre en défaut, d'atténuer l'intensité de l'éclairage: les différences de clarté sont alors moins sensibles et la confusion peut se faire.

Les procédés de Daae, de Mauthner sont inférieurs à celui des laines de Holmgreen.

ECHIQUIER DE BADAL. — Il consiste dans une planchette percée de 21 trous circulaires de 2 centimètres 1/2 de diamètre dans lesquels peuvent se placer de petits cylindres de buis qui débordent légèrement la planchette. Ces cylindres présentent à leur face supérieure une dépression qui reçoit un disque de papier coloré. Il n'y a que 20 cylindres colorés; l'un des trous est vide.

Au-dessus de chacun d'eux est collée, sur une bande de papier blanc, une petite rondelle du papier qui garnit l'extrémité de l'un des cylindres.

Voici comment on procède à l'examen du sujet:

1° L'expert désigne tel ou tel disque coloré à l'examiné, en demandant quelle est sa couleur; l'examiné doit répondre exactement.

2° L'expert nomme certaines couleurs que le sujet doit désigner. En général, ces deux épreuves sont suffisantes, si le sujet a répondu correctement, pour faire conclure à une chromatopsie normale. Cependant certains sujets peuvent désigner une couleur qu'on leur nomme ou nommer une couleur qu'on leur désigne sans la voir comme l'œil normal. On doit pousser plus loin l'expérience.

3° Tous les cylindres sont changés de place, toutes les couleurs mêlées sans ordre ; un cylindre quelconque est placé dans l'ouverture libre. Le sujet doit alors, dans l'ouverture devenue vacante, placer le cylindre dont la couleur est celle indiquée par la petite rondelle qui surmonte cette ouverture. Une autre ouverture devient vacante, on y place le cylindre correspondant et ainsi de suite jusqu'à occupation de toutes les cases.

Chromatophotomètre de Chibret, Izarn et Collardeau. — Il est peu employé dans la pratique : c'est cependant un excellent appareil.

Très ingénieusement construit, il est fondé sur le fait que l'on peut, par polarisation chromatique, obtenir simultanément deux images tangentes et de couleurs toujours complémentaires (fig. 34).

Il se compose essentiellement d'un tube de cuivre à trois segments pourvus, le premier d'un nicol polarisateur (objectif), le moyen d'une lame de quartz taillée parallèlement à son axe, le dernier d'un analyseur biréfringent (oculaire) ; la partie qui correspond au polarisateur est fixe, celle qui correspond à l'analyseur est mobile autour de l'axe du tube.

Des repères permettent toujours de placer les diverses parties de l'appareil dans une position telle que les deux images sont blanches. Alors, à l'aide d'un dispositif approprié, on incline la lame autour de son axe optique (l'inclinaison peut être mesurée sur un limbe gradué fixé sur les côtés du tube) ; selon les

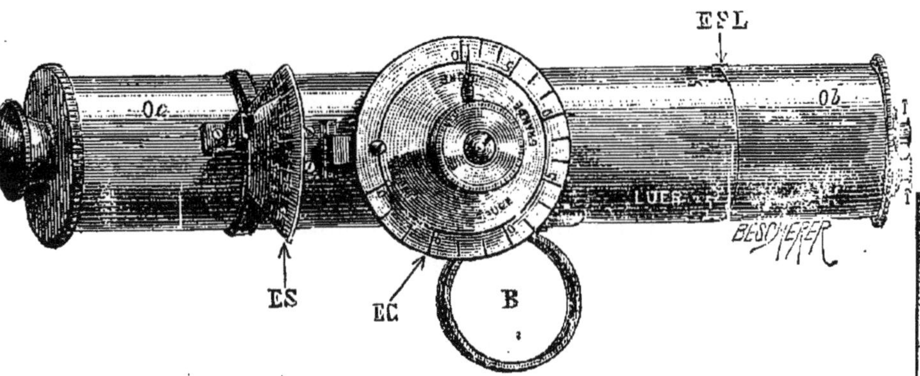

Fig. 34. — Chromatophotomètre du Dr Chibret.

diverses inclinaisons données, la teinte de chaque image passe par toute la gamme des couleurs, celles-ci restant toujours complémentaires.

On peut alors les laver plus ou moins de blanc en tournant plus ou moins l'analyseur jusqu'à substituer complètement le blanc aux couleurs données.

En manœuvrant la lame, on se rend compte si le sujet confond ou discerne les couleurs complémentaires : en manœuvrant l'analyseur, on voit jusqu'à quel point de saturation la confusion se produit. Le polarisateur permet de modifier l'intensité lumineuse de chacune des couleurs complémentaires séparément; il faut ainsi éviter que le sujet n'accuse des différences dues, non à la couleur, mais à l'intensité lumineuse.

Pour un sujet normal, quels que soient cette dernière et le degré de saturation, les deux images circulaires tangentes sont toujours vues différentes. Le dyschromatope ou l'achromatope commet des erreurs.

Une instruction détaillée, due à Chibret, accompagne chaque appareil et en facilite le maniement utile.

Nagel, qui est un dichromate typique, aveugle pour le vert, nous l'avons dit, a remarqué que le daltonien confond le rouge et le jaune lorsque leur intensité lumineuse est affaiblie : aussi a-t-il fait construire une lanterne à verres colorés permettant de présenter à l'examiné un champ rouge et un champ jaune éclairés par transparence au moyen d'un bec Auer et dont on fait varier l'intensité lumineuse par l'interposition d'un verre dépoli. Dans le même ordre d'idées, nous pourrons utiliser le chromatomètre de Le Méhauté que nous décrirons plus loin.

Pratiquement, l'épreuve des écheveaux d'Holmgreen est suffisante : elle nous a toujours réussi pour déceler les troubles de la chromatopsie.

Ceux-ci, fréquents, nous avons dit, peuvent être très importants, surtout pour les soldats du Génie (télégraphistes, pontonniers) et plus encore les marins et les employés de chemin de fer. Le rouge et le vert sont les deux couleurs les plus fréquemment utilisées pour les signaux : il faut non seulement les distinguer nettement, mais les distinguer rapidement. Le daltonien pourra être capable de faire le départ entre les deux couleurs, dans un cabinet, quand rien ne presse ; il ne sera pas capable de voir vite : il faut donc, pour la marine et les chemins de fer, éliminer tous ceux qui hésitent sur le choix des couleurs.

De même que le son n'est plus perçu quand il est produit par un nombre de vibrations supérieur à un certain chiffre ou inférieur à un autre par seconde, la couleur n'est plus visible quand l'intensité de la lumière est trop intense ou est, au contraire, au-dessous d'un certain degré. Tout paraît blanchâtre par exemple à la lumière aveuglante d'un éclair (Broca). Aussi, pourrait-on, semble-t-il, adopter avec avantage la motion de Sulzer qui voudrait que l'on adoptât les signaux faisant appel au sens des formes à la place des signaux colorés.

Scotomes centraux. — A la question de la chromatopsie centrale, se rattache celle capitale des scotomes centraux. Leur recherche est d'une importance extrême, surtout pour ceux dont nous avons déjà parlé, qui, par leur profession (marins, employés de chemin de fer), doivent agir d'après des signaux lointains.

Cette recherche est très importante d'abord parce que le scotome central peut n'être que relatif, c'est-à-dire que l'œil peut encore distinguer les contours des objets, grâce à la différence de clarté, alors qu'il n'en peut plus reconnaître la couleur, ou qu'il ne peut plus discerner certaines couleurs seulement, car ces dernières disparaissent communément dans un ordre fixe.

Cette recherche doit compléter l'épreuve d'Holmgreen, car tel sujet a pu reconnaître un écheveau de laine qui ne pourra distinguer une couleur si elle est vue sous un diamètre insuffisant.

Les scotomes centraux colorés se rencontrent le plus souvent dans les amblyopies toxiques (nicotine, alcool, sulfure de carbone) ; on peut les observer dans le diabète, mais plus particulièrement chez les diabétiques fumeurs. Dans ce genre d'achromatopsie, les couleurs disparaissent en général dans un ordre fixe, nous l'avons dit, le vert en premier lieu, puis le rouge; le bleu persiste ou est perdu le dernier et très longtemps après. La cécité pour le vert doit être recherchée la première.

Le scotome central affecte généralement la forme d'un ovale allant de la macula à la tache de Mariotte. Au début, le blanc est encore reconnu : il n'y a aucune lacune dans le champ visuel. Emploie-t-on du vert, la couleur n'est pas reconnue ou l'est très mal. Plus tard, l'objet lui-même n'est pas discerné : le scotome est devenu absolu.

Les scotomes centraux peuvent se déceler au trou sténopéique ou au périmètre : on peut employer aussi, pour ce faire, l'instrument de Chibret, Izarn et Collardeau.

Le meilleur procédé consiste à montrer à travers des *orifices de plus en plus petits des surfaces colorées* ou *des verres colorés vus par transparence.*

Scotomètre d'Antonelli (fig. 35). — C'est un instrument très simple qui permet d'avoir la dimension du scotome. Le diaphragme-iris avec indication automatique du diamètre d'ouverture sur une échelle millimétrique est très simple. Il va d'un millimètre à dix.

Quand on n'a pas de scotomètre d'Antonelli, on peut construire, comme nous l'avons fait, un scotomètre composé d'une série d'ouvertures de 1 à 10 millimètres laissant voir à travers les surfaces colorées. On mesure à une certaine distance quel est le diamètre sous lequel les couleurs sont perçues (Scotomètre Fromaget).

Pour les employés de chemins de fer, les signaux verts (ralentissement) et rouges (arrêt) doivent être reconnus sans hésitation, ce qui nécessite une acuité chromatique maculaire parfaite.

Les grands signaux rectangulaires ont 1 m. 42 sur 1 mètre ; les disques ont 1 m. 20 de diamètre et doi-

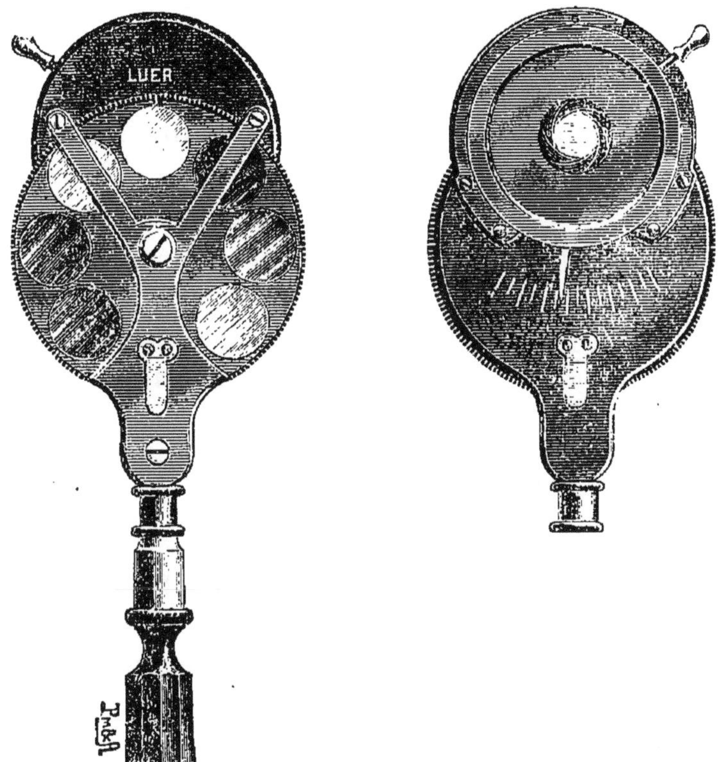

Fig. 35. — Scotomètre d'Antonelli.

vent être vus à une distance minimum de 300 mètres.

En divisant 1 m. 20 par 300, on obtient 0, 004 millimètres, ce qui représente le diamètre à un mètre du cône lumineux partant du disque pour aboutir à la pupille. A 5 mètres, le disque lumineux devrait avoir : 5 × 0,004 = 0,02 (Sauvineau).

Mais, *pendant la nuit*, la surface lumineuse n'est

plus que de *0 m. 20 :* le diamètre devrait avoir, à 5 mètres, 3 mm. 3.

Mais ce n'est là qu'un minimum et, si l'on tient compte qu'il faut pouvoir les distinguer à 500 mètres, on conclura, avec *Sauvineau*, que le diaphragme à travers lequel sont vues les couleurs devrait mesurer 2 millimètres à 5 mètres.

Pour être apte à distinguer les signaux de chemin de fer, il suffirait de reconnaître à cinq mètres les couleurs à travers un *diaphragme de 2 mm. de diamètre*.

Ce n'est pas trop demander et nous avons pu nous convaincre que les couleurs sont nettement distinguées à 5 mètres sous un diamètre de *1 millimètre*.

Nous croyons donc qu'on *pourrait exiger cette acuité chromatique qui serait l'acuité très normale :* C = 1.

Lorsque le diamètre qui permet de distinguer une couleur serait de 2, 3, 4, 5, 6, 7, 8 millimètres, les acuités correspondantes seraient de 9/10, 8/10, 7/10, 6/10, 5/10, 4/10, 3/10, etc.

Cette question est capitale pour la marine et elle a été étudiée avec soin par Le Méhauté qui a construit un chromatoscope très ingénieux qui permet à la fois de déceler :

1° *Les scotomes centraux ;*

2° *Le daltonisme.*

Le CHROMATOSCOPE est un petit appareil qui permet d'explorer le sens de la vision des couleurs, à l'aide de verres colorés éclairés par transparence. (Voir fig. 36.)

Cet appareil a pour objet de mettre l'examiné dans des conditions aussi rapprochées que possible de celles où cette faculté aura plus tard à s'exercer.

A ce but, répond la première épreuve ou *épreuve des trois feux* (Le Méhauté).

A. — ÉPREUVE DES TROIS FEUX. — Dans la marine, les seules couleurs employées pour les signaux de nuit sont le rouge, le vert et le blanc. La source lumineuse

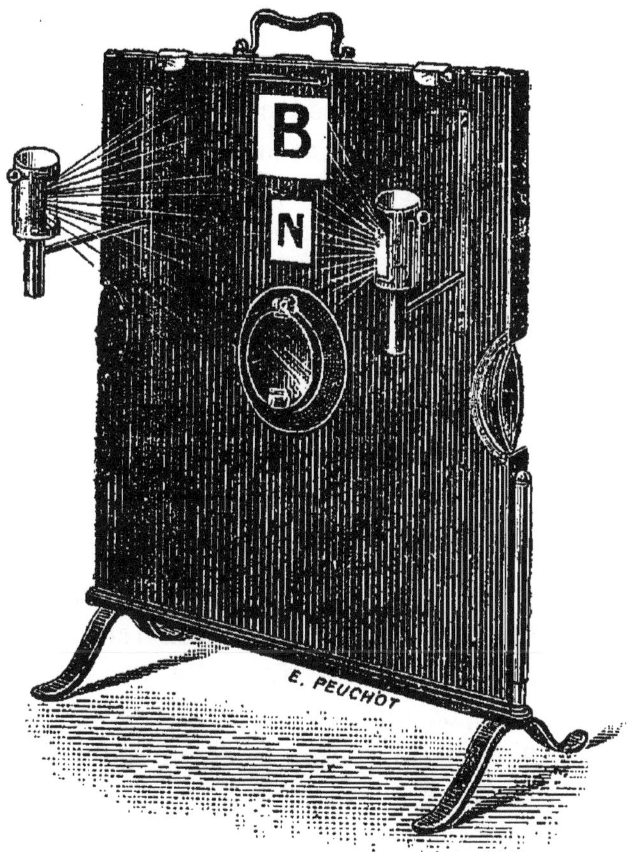

Fig. 36. — Chromatoscope de Le Méhauté.

est généralement une lampe électrique d'intensité variable suivant les différents cas. L'intensité de l'éclairage variable est encore accrue par l'emploi de réflecteurs. Les radiations lumineuses émanées de la source sont différenciées par leur passage à travers des verres colorés pour le rouge et le vert, à travers un verre incolore pour le blanc.

En temps de paix, les signaux de nuit sont faits à l'aide de la colonne Allaire, qui porte des feux cylindriques divisés en deux parties superposées, l'une rouge et l'autre blanche.

En temps de guerre, le commandant d'une force navale peut prescrire d'éteindre tous les feux apparents, s'il juge que leur présence peut renseigner l'ennemi sur l'importance de l'escadre et sur sa position. Dans ces circonstances, chaque navire doit tenir le contact en se tenant rigoureusement dans le mince secteur éclairé du fanal de poupe qui reste seul allumé. Les ordres de l'amiral sont transmis par des signaux colorés, à faible secteur, que chaque bâtiment transmet par des signaux colorés à son tour au navire qui le suit. Si la clarté du fanal de poupe peut elle-même compromettre la sécurité de l'escadre, ce feu même peut être éteint, et le contact est alors assuré par des bouées lumineuses.

En temps de guerre également, on peut avoir à faire, la nuit, des signaux spéciaux (confidentiels) dont la portée est la même que celle des feux de la colonne Allaire. La distinction de ces feux est d'une importance si capitale que toute erreur pourrait amener une catastrophe ou un épouvantable malheur.

En tout temps, dans les circonstances habituelles de la navigation, les navires à vapeur portent trois feux de route (blanc, rouge et vert) et les navires à voiles deux feux seulement (rouge et vert).

Le feu blanc, d'après les règlements internationaux, doit avoir une portée lumineuse de *5 milles* au moins et les deux autres feux, rouge et vert, une portée de *deux milles* seulement.

Dans la marine de guerre française, les dimensions

et la portée de ces divers feux sont parfaitement réglées et uniformes. Le feu blanc mesure 0 m. 150 de hauteur sur 0 m. 250 de diamètre et est éclairé par une lampe électrique de 20 bougies. Les feux vert et rouge ont des dimensions identiques (H = 0,146 ; L = 0,243) et sont éclairés par des lampes de 50 bougies (feu vert) et de 30 bougies (feu rouge). La variabilité de l'éclairage a pour but de donner à ces trois feux, dont les radiations sont plus ou moins facilement absorbées par l'atmosphère, une portée égale. Il est d'observation constante que tout homme qui a une vue normale peut reconnaître et différencier ces feux à une distance minima de 6 milles marins, soit 10.800 mètres, si le temps est clair et la nuit noire, sans pluie, ni brouillard, ni neige.

On devrait, à la rigueur, exiger des candidats aux emplois de la marine qui nécessitent la reconnaissance des signaux, une acuité chromatique égale à celle qui serait nécessaire pour voir les feux de route à 6 milles marins. Mais une telle acuité n'est pas indispensable, et, d'autre part, elle n'est pas compatible avec la tolérance qu'on admet pour l'acuité visuelle. Aussi, pour déterminer le minimum d'acuité chromatique qu'on doit exiger des officiers de marine, Le Méhauté s'est-il placé à un autre point de vue. Il s'est demandé à *quelle distance minima l'officier devrait reconnaître les feux de route pour pouvoir éviter, par une manœuvre appropriée, une collision ou un abordage.*

Pour éviter toute catastrophe, il convient d'exiger que les feux soient vus au moins à 2.000 mètres.

Après de nombreuses recherches théoriques et cliniques, il est constant que tout candidat qui reconnaîtra *à 5 mètres* des feux colorés de *six dixièmes de millimètres*, aura une acuité chromatique suffisante, pour reconnaître les feux de route à 2.000 mètres. L'intensité lumineuse qui convient a été expérimentalement déterminée.

Tel est le principe sur lequel s'appuie l'expérience des trois feux : elle met donc le candidat dans des conditions aussi rapprochées que possible de celles de la vie du marin. Mais elle présente un autre avantage de grande importance qui est précisément dû à la petitesse des feux colorés. On sait que le scotome chez ceux qui font abus de l'alcool et du tabac est très fréquent. Dans la marine comme dans les chemins de fer, on est souvent exposé à rencontrer des hommes qui présentent cette altération du sens chromatique. Si le médecin ne la découvre pas, il laisse admettre dans un service de sécurité des hommes qui sont d'autant plus dangereux qu'ils ne connaissent pas eux-mêmes le défaut de vision dont ils sont atteints. A partir d'une certaine distance, plus ou moins grande suivant la largeur du scotome, le sujet ne reconnaîtra plus les signaux.

La gravité d'une telle situation n'a pas échappé à la sagacité des médecins. Mais, nulle part encore, on ne prend de mesures suffisantes pour déceler avec exactitude l'existence d'une altération du sens chromatique si dangereuse pour la sécurité publique. La marine ne prescrit aucune recherche dans ce sens. Les Compagnies de chemins de fer sont également muettes sur le scotome central, à l'exception du P.-L.-M., qui recommande de faire reconnaître aux candidats la couleur d'objets colorés de 4 cent. de diamètre, à une distance de 0 m. 60. Ce procédé est manifestement insuffisant; il ne permet de reconnaître que des lésions déjà avancées.

Avec les feux du chromatoscope, à la distance de 5 mètres, on découvre un scotome maculaire infiniment petit.

Le chromatoscope constitue donc un excellent scotomètre qui, à ce titre, rendra de précieux services pour l'examen de la vision centrale.

B. — Epreuve de confusion. — Dans l'examen du sens chromatique, on doit toujours avoir recours à des épreuves de confusion qui mettent en évidence la viciation qualitative de la faculté chromatique. Une ouverture de 10 millimètres de diamètre découvre successivement une série de disques bicolores, où les trois couleurs des signaux de nuit sont diversement associées. A la distance de trois mètres, le sujet doit nommer exactement les couleurs et leur situation respective. Le voyant normal ne montre aucune hésitation dans cette épreuve; le vicié, au contraire, commet toujours des erreurs grossières.

L'auteur a choisi, pour le vert et le rouge, deux degrés différents de saturation, de telle sorte qu'il peut présenter à l'œil examiné, diversement accouplés, un rouge clair et un rouge foncé, un vert clair et un vert foncé. On sait qu'une couleur a d'autant plus d'éclat lumineux qu'elle est plus saturée. Or, les daltoniens, nous l'avons vu, ne distinguent souvent le rouge du vert que par la différence de leur éclat lumineux : le rouge, par exemple, leur paraît plus sombre que le vert et de deux couleurs rouges, celle qui leur paraît la plus foncée, ils la nomment rouge. Si donc on leur présente en même temps un rouge clair et un vert foncé, ils feront une confusion évidente entre les deux couleurs, et nommeront vert le rouge et rouge le vert foncé. De même, deux rouges ou deux verts de saturation différente seront pris pour du vert et du rouge. Dans le chromatoscope, l'association des trois couleurs a été réglée de telle sorte que l'erreur est toujours manifeste et ne peut être évitée, même si le sujet est prévenu de cet artifice.

Le chromatoscope se compose essentiellement de deux parties : une roue mobile et une pièce fixe.

La roue mobile porte une série de huit orifices de 10 millimètres de diamètre disposés circulairement à sa périphérie. Ces orifices sont garnis de deux verres colorés, exactement juxtaposés suivant le diamètre horizontal. Les seules couleurs utilisées sont le rouge, le vert et le blanc. La roue peut tourner aisément autour de son centre et les crans d'arrêt indiquent, pour chaque disque bicolore, le moment précis où il se trouve en face de la grande ouverture.

La pièce fixe est un disque métallique qui recouvre la roue mobile et est percée de plusieurs orifices. Dans son segment supérieur se trouvent trois petits orifices de 6/10 de millimètre de diamètre; disposés en triangle, immobilisés par un cran d'arrêt, ces trois trous répondent exactement aux trois disques colorés.

Dans le segment inférieur se trouve une ouverture de 10 millimètres de diamètre, située à l'extrémité du diamètre vertical et permettant de découvrir successivement chacun des disques bicolores.

Un dispositif particulier permet de masquer et de découvrir à volonté les trois feux et l'ouverture inférieure.

Mode d'emploi. — On procède d'abord à l'expérience des trois feux. Pour cette épreuve, le candidat est placé à la distance de 5 mètres. On masque alors l'ouverture inférieure du chromatoscope et on fait successivement défiler devant l'œil du sujet les huit séries de feux que comporte l'appareil. Si quelque erreur est commise, elle peut être immédiatement constatée par toutes les personnes qui assistent à l'examen. Si le sujet est atteint de daltonisme, il fera sûrement plusieurs confusions qui mettront en évidence la viciation de sa faculté chromatique. S'il est voyant normal, il nommera tous les feux sans aucune hésitation. On doit toujours indiquer au candidat le sens dans lequel il doit nommer les feux.

On masque ensuite les trois orifices du segment supérieur et on procède à l'épreuve de confusion. On découvre pour cela l'ouverture de 10 millimètres et on fait passer successivement les huit disques bicolores dans un ordre quelconque. Le candidat, pour cette épreuve, doit être placé à 3 mètres de l'appareil. Pour ne pas perdre de temps, on dispose à l'avance une chaise à 5 mètres et une autre chaise à 3 mètres du disque. On invite le candidat à nommer les deux couleurs qui lui sont présentées et à indiquer en même temps leur situation respective. Ici encore les erreurs sont frappantes, si le sujet est vicié, et le daltonisme ne peut échapper à cette épreuve.

2° CHROMATOPSIE PÉRIPHÉRIQUE. — CHAMP VISUEL COLORÉ

Nous venons d'étudier la chromatopsie centrale maculaire : il nous reste à envisager la chromatopsie périphérique rétinienne.

A l'état normal, les couleurs différentes ne sont pas perçues sur une étendue égale dans le champ visuel. Il y a, à cet égard, il est vrai, de grandes variations individuelles et il faut se contenter de moyennes, mais, en thèse générale, la perception du champ visuel coloré se fait d'après un certain ordre et dans des limites approximativement similaires.

On examine le champ visuel chromatique comme le champ visuel simple, mais on fait mouvoir sur le tableau ou sur le périmètre des index colorés. Il est à remarquer que plus les index sont grands, que plus les couleurs dont ils sont armés sont claires et vives, plus facilement et plus loin vers la périphérie ils sont reconnus ; le champ visuel coloré se rapproche alors des limites du champ visuel simple normal.

Le champ visuel coloré est variable selon les différentes couleurs. Le plus restreint est celui du vert, puis vient celui du rouge, celui du jaune est plus étendu, mais moins que le bleu, qui circonscrit tous les autres.

Si l'on fait mouvoir un index carré de 1 à 2 centimètres de côté, de la périphérie vers le centre, les parties les plus extrêmes de la rétine sont achromatopes. L'index est d'abord aperçu comme un objet mobile, puis comme de couleur indécise ; plus près du centre, la couleur se précise et se perçoit nettement.

Voici, d'après Landolt et Schoen, les limites moyennes du champ visuel coloré :

Schoen	Bleu	Rouge	Vert
En haut...........	45°	40°	30° à 35°
En dehors.........	65°	60°	40°
En bas............	60°	50°	35°
En dedans.........	60°	50°	40°

Landolt	Bleu	Rouge	Vert
En haut...........	50°	35°	30°
En dehors.........	80°	70°	55°
En bas............	55°	45°	35°
En dedans	55°	40°	30°

En pratique, l'on n'affirmera qu'il y a rétrécissement du champ visuel chromatique que lorsque ce rétrécissement sera très net.

L'examen du champ visuel coloré est très important en clinique. Presque toutes les affections du fond de l'œil entraînent des troubles périmétriques. Cet examen peut donner des indications utiles pour le diagnostic et dénoncer la menace d'une affection oculaire grave à son début. Souvent le champ visuel pour le blanc n'est pas rétréci lui-même ; l'examen du champ chromatique a donc décelé une diminution de la perception visuelle avant que celle-ci soit sensible pour le blanc.

Le champ visuel coloré peut être régulièrement et concentriquement rétréci et le rétrécissement porter sur toutes les couleurs.

Les atrophies optiques, particulièrement l'atrophie grise ou tabétique, produisent rapidement le rétrécissement pour les couleurs, surtout pour le vert; dans l'atrophie dite blanche, elles sont plus longtemps perçues. Dans la rétinite pigmentaire, le rétrécissement concentrique porte également sur le blanc et les couleurs; il en est de même dans le glaucome.

La façon dont le sens chromatique est altéré nous donne des indications sur le siège des lésions : une diminution de la perception du bleu répond à une lésion des éléments rétiniens récepteurs, les cônes et les bâtonnets (dans la choroïdite, la rétinite, l'héméralopie); une diminution dans la perception du rouge et du vert répond à une altération des éléments conducteurs (dans les affections du nerf optique) (Fuchs).

Dans le décollement rétinien, l'amoindrissement, en forme de secteurs, du champ visuel, est plus accentué pour le rouge. Dans la papillite par stase, le champ visuel, pour les couleurs comme pour le blanc, est peu altéré ou ne l'est qu'au dernier moment. Dans la papillite inflammatoire, au contraire, le champ des couleurs est très rétréci, comme le champ pour le blanc, parfois même il a disparu totalement.

Stocomes périphériques. — Il peut, dans le champ visuel chromatique, se produire des stocomes périphériques.

On en détermine la situation et l'étendue comme pour les stocomes simples, en examinant le champ visuel coloré et en notant à partir de quel point telle couleur n'est plus perçue et, au-delà, le moment où elle est de nouveau distinguée.

L'étude de ces scotomes, qui se rencontrent, le plus souvent, comme les scotomes pour le blanc, dans la choroïdite disséminée, n'offre pas une très grande importance.

Champ visuel des hystériques. — *Le rétrécissement du champ visuel* se rencontre presque constamment, à un haut degré, dans l'hystérie ; il s'y joint en général aussi un désordre complet dans la localisation du blanc et des couleurs (*inversion des couleurs*). Le blanc peut rester à la limite externe, avec cercles de couleurs arrivant jusqu'à lui, mais intervertis ; le rouge plus étendu que le bleu ; parfois le champ du blanc est le plus restreint, le rouge ou le bleu, très rarement le vert, étant à la périphérie. Le rétrécissement pour le bleu est commun ; et quand son champ devient moins étendu que celui du rouge, il constitue un bon stigmate d'hystérie. Le champ visuel coloré chez les hystériques est souvent inégal pour les deux yeux, et les couleurs sont inégalement intéressées. Dans l'amblyopie hystérique, le sens chromatique est très troublé : les couleurs bleue et violette disparaissent, puis le jaune et le vert : le rouge reste le dernier perçu.

Dans l'hystéro-traumatisme, il arrive assez fréquemment que le champ visuel reste normal.

Souvent l'examen du champ visuel chromatique hystérique donne lieu au phénomène signalé par König, par Forster : le champ visuel est plus étendu si le curseur indicateur va de la périphérie au centre que du centre à la périphérie : la fatigue rapide des sujets en examen explique l'extrême variabilité de l'étendue du champ visuel aux différents examens : la sensibilité rétinienne varie comme la sensibilité cutanée.

L'*extrême variabilité du champ visuel chromatique*, comme du champ visuel simple d'ailleurs, est caractéristique de la grande névrose.

La simulation de la dyschromatopsie est peu importante pour l'armée ; dans la marine, elle pourrait être alléguée pour éviter un service fatigant ou périlleux. On découvrira la fraude à l'aide des verres colorés et des couleurs complémentaires (Chavasse et Toubert). Supposons que l'examiné prétende qu'il confond le vert et le rouge : il ne devra plus faire cette confusion, s'il voit ces couleurs par transparence à travers un verre rouge que les rayons verts ne traversent pas : le vert paraîtra plus sombre que le rouge.

CHAPITRE IV

MOUVEMENTS DES YEUX

1° *Champ de regard ou champ de fixation monoculaire.* Détermination subjective : Mesure périmétrique et mesure campimétrique. — Détermination objective du champ de regard.— Etendue normale et champs de regard pathologiques. — Angle α positif, négatif ; manière de le mesurer.

2° *Champ de regard et vision binoculaire.* — Champ de regard binoculaire, manière de le mesurer. — Champ normal et champs pathologiques. — Vision binoculaire et relief. — Stéréoscope. — Convergence et divergence. — Mesure de la convergence et de la divergence. — Mesure par les prismes. — Prisme de Herschel-Landolt.

3° *Strabisme.* Insuffisance musculaire ; manière de la déceler. — Faux strabisme apparent. — Strabisme vrai. — Mensuration des déviations strabiques. — Strabométrie objective et strabométrie subjective. — Deux variétés de strabisme : concomitant et paralytique. — Déviation primitive et déviation secondaire. — Mouvements d'excursion des yeux. — Diplopie monoculaire et diplopie binoculaire. — Manière de la chercher, de l'interpréter et de la noter.

I

CHAMP DE REGARD OU DE FIXATION MONOCULAIRE

Grâce à ses six muscles moteurs, l'œil peut exécuter les mouvements les plus compliqués ; il peut embrasser, parcourir très rapidement une étendue considérable de l'espace. Mais, si les muscles sont lésés, directement ou indirectement, l'étendue d'excursion des mouvements oculaires diminue. L'œil ne peut plus être porté dans les mêmes positions que l'œil normal.

Tout le champ qu'un œil peut embrasser *dans la vision directe avec la macula* se nomme *le champ de regard monoculaire*, qu'il ne faut pas confondre avec le *champ visuel* ou champ *de la vision indirecte*.

Les mouvements des yeux sont représentés par des arcs dont les centres correspondent au centre de rotation. Celui-ci siège environ à 13 mm. 45 en arrière de la cornée (Donders).

Pour mesurer l'étendue de ces mouvements, on peut utiliser le périmètre et le campimètre.

Mesure périmétrique du champ de regard. — On placera sur le curseur de l'arc périmétrique une lettre de dimensions telles qu'elle soit vue facilement à la distance du rayon de l'instrument. L'œil à examiner, placé au centre, fixera d'abord le O et suivra attentivement la lettre qu'on éloigne de plus en plus du centre et il indiquera le moment précis où elle cesse *d'être vue distinctement*. Le degré inscrit sur l'arc indiquera la grandeur de l'arc d'excursion de l'œil dans ce sens. On fera la même mesure dans les principaux méridiens et on transcrira les résultats sur les schémas qui servent pour les champs visuels. On rejoint les différents points par une courbe qui est le tracé du champ de regard monoculaire.

Recherche campimétrique. — Le campimètre substitué au périmètre donne des résultats plus rapides. Il faut tirer la tringle de l'instrument de façon à ce que le malade soit à 32 cent., et, pour lire, on utilise les divisions en tangentes qui correspondent à un rayon d'un pied. (Celles imprimées sur le campimètre correspondent à 16 cent.) Il y a cependant dans cette manière de procéder un inconvénient, c'est que la lettre se déplaçant non plus concentriquement à l'œil, mais sur un plan, s'éloigne de l'œil à mesure qu'elle s'écarte du centre du campimètre. La lisibilité peut donc diminuer de ce fait. En pratique, cela n'a pas grande importance, et, comme le fait se produit pour tous les yeux et qu'on ne juge que par la comparaison, il n'y a pas à s'arrêter à cette objection.

Détermination objective du champ de regard. — Dans ces deux procédés, la mensuration est basée sur les renseignements donnés par le sujet. On peut aussi arriver au même but sans s'occuper de ses sensations. Il suffit de faire regarder le malade aussi loin que possible successivement dans tous les sens, de façon à faire occuper à l'œil les positions extrêmes. Celui-ci étant placé au centre d'un périmètre, on promène sur l'arc périmétrique une bougie jusqu'à ce que son image vienne se placer au milieu de la cornée.

On note alors le degré qui correspond à la position de la bougie.

Etendue normale du champ de regard. — Pour un œil normal, on trouve en général les chiffres suivants, qui ont été donnés par Landolt :

En dehors...........	45°	En dedans...........	45°
En dehors et en bas..	47°	En dedans et en haut.	45°
En bas.	50°	En haut.............	45°
En bas et en dehors..	38°	En haut et en dedans.	47°

De sorte qu'on peut admettre que la ligne visuelle peut décrire un angle de 45° en dehors, en haut, en dedans ; et de 50° en bas. Au delà, la vision directe n'est plus possible ; on ne distingue que grâce aux parties périphériques de la rétine.

Mais toutes les fois *que le champ de regard* sera rétréci, n'atteindra pas ces positions extrêmes, il faudra penser à une impotence musculaire.

Lorsqu'il existe une parésie ou une paralysie des

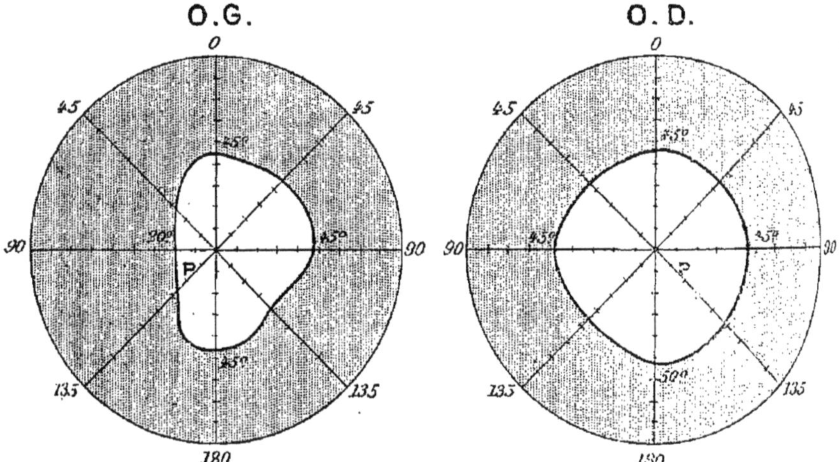

Fig. 37. — Champ de fixation ou du regard dans un cas de paralysie du droit externe gauche.

Fig. 38.— Champ de fixation normal d'un œil droit.

muscles moteurs de l'œil, le champ de regard est diminué dans le sens d'action du muscle paralysé.

Il est rétréci à la partie externe, si c'est une paralysie du droit externe, à la partie interne, si c'est une paralysie du droit interne, etc.

Le tracé renseigne non seulement sur le muscle atteint, mais aussi sur le degré de la paralysie (fig. 37, 38).

Angle α. — Quand on mesure objectiement le champ de regard ou les déviations de l'œil de quelque nature qu'elles soient, et quand on cherche l'image placée au centre de la cornée pour en déduire la situation de la *ligne visuelle*, on fait une légère erreur qui provient de ce que la *ligne visuelle ne passe pas par le centre de la cornée*. L'axe optique, au contraire, passe sensiblement au niveau de ce centre, mais ne touche pas la macula.

Il en résulte que *l'axe optique* qui passe par le pôle

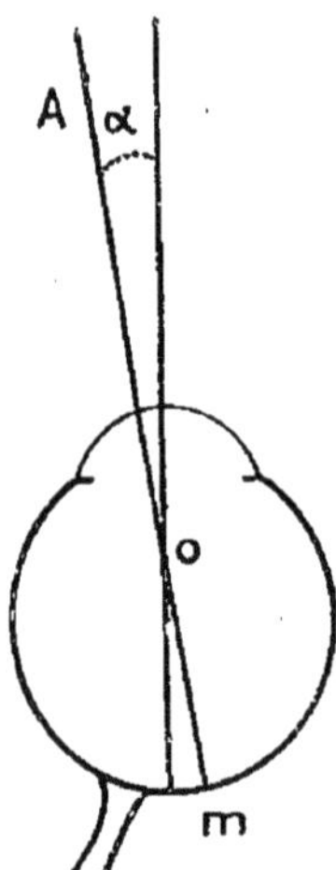

Fig. 39. — Angle α positif.

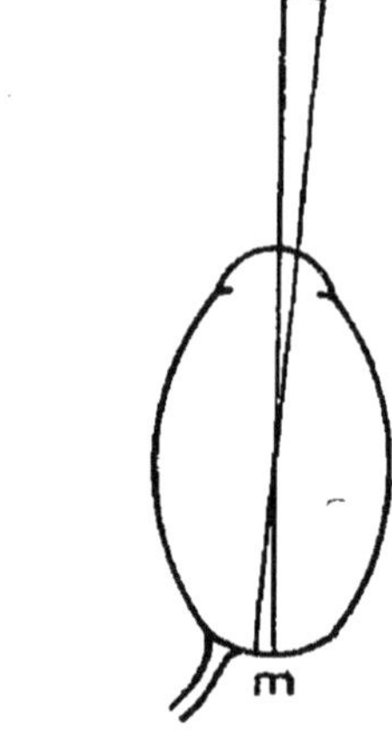

Fig. 40. — Angle α négatif.

postérieur de l'œil, le centre optique et le centre de la cornée fait. avec la *ligne visuelle* qui passe par la macula et le centre optique, un angle plus ou moins important : c'est *l'angle α*. Chez l'emmétrope et l'hypérope, *la ligne visuelle* traverse la cornée en dedans du centre. On dit que l'angle α est *positif* (fig. 39). Chez l'emmétrope, cet angle, de 4 à 5 degrés, atteint parfois 7° à 8° chez l'hypérope.

Il diminue chez les myopes ; il devient *nul* lorsque les deux lignes se confondent et lorsque la ligne visuelle passe *en dehors du centre ;* l'angle α est négatif (fig. 40).

On devra donc tenir compte de cet angle dans les mesures des déviations oculaires.

Pour avoir la situation exacte de la ligne visuelle, il faudra, s'il est possible, *l'ajouter* à l'angle trouvé dans le *strabisme convergent*, le *retrancher* dans le *strabisme divergent.*

Lorsqu'il est négatif, c'est évidemment le contraire qui aura lieu.

Mesure de l'angle α. — Cette mesure s'exécute au moyen du périmètre. L'œil, placé au centre, fixe exactement le zéro. La ligne visuelle va donc de la macula au 0. On promène sur l'arc périmétriqne une bougie jusqu'à ce que l'image se forme au centre de la cornée. S'il faut déplacer la bougie en dehors du 0, l'angle α est *positif*, lorsque la bougie est au 0, il est *nul* et, dans le cas où il faut la déplacer en dedans, il est *négatif.*

Le degré qui se trouve au niveau de la flamme *indique immédiatement* la grandeur de l'angle α.

II

CHAMP DE REGARD ET VISION BINOCULAIRE

Examen de la vision binoculaire et des mouvements qui servent à l'établir : convergence et divergence.

Champ de regard binoculaire.— MANIÈRE DE LE MESURER. — L'ensemble des points qui peuvent être *fixés* par les deux yeux simultanément, la tête étant immobile, représente le *champ de regard* ou *de fixation binoculaire.*

Ce champ est plus petit que la somme des deux champs monoculaires.

Pour le mesurer, on place le sujet suivant les indications de Landolt au centre d'une sphère assez grande pour qu'on puisse considérer les deux yeux comme

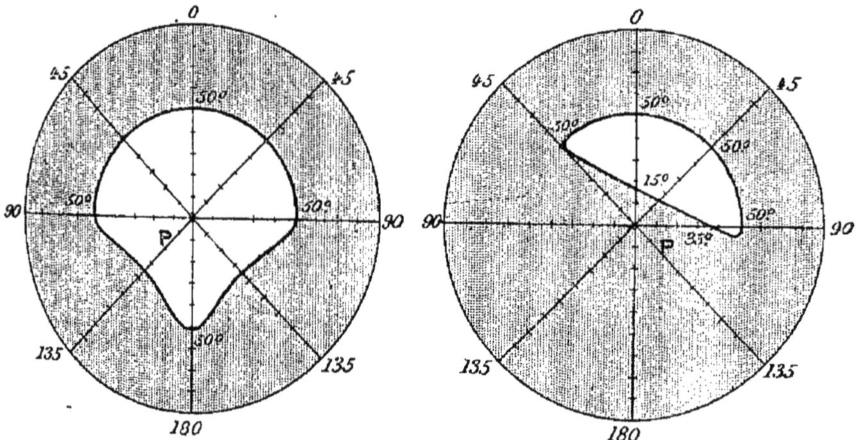

Fig. 41. — Champ de fixation binoculaire normal.

Fig. 42. — Champ de fixation binoculaire dans un cas de paralysie du grand oblique et du droit supérieur.

réunis. On utilise, pour cette mesure, la division en tangentes du plancher et de la paroi de la salle de consultations. L'observé est placé à 2 m. 25 de cette paroi et, la tête restant immobile, on promène le long du mur une bougie et on délimite le champ où il n'existe pas de diplopie. C'est dans l'étendue de ce champ que la vision binoculaire est possible.

Toute parésie ou paralysie des muscles moteurs de l'œil se manifeste par une diminution du champ de fixation binoculaire, et les examens répétés de ce champ permettent de suivre l'évolution de ces troubles pathologiques (fig. 41).

L'existence de la vision binoculaire est précieuse; elle nous permet de localiser les objets dans l'espace et nous donne cette *sensation de relief* ou de profon-

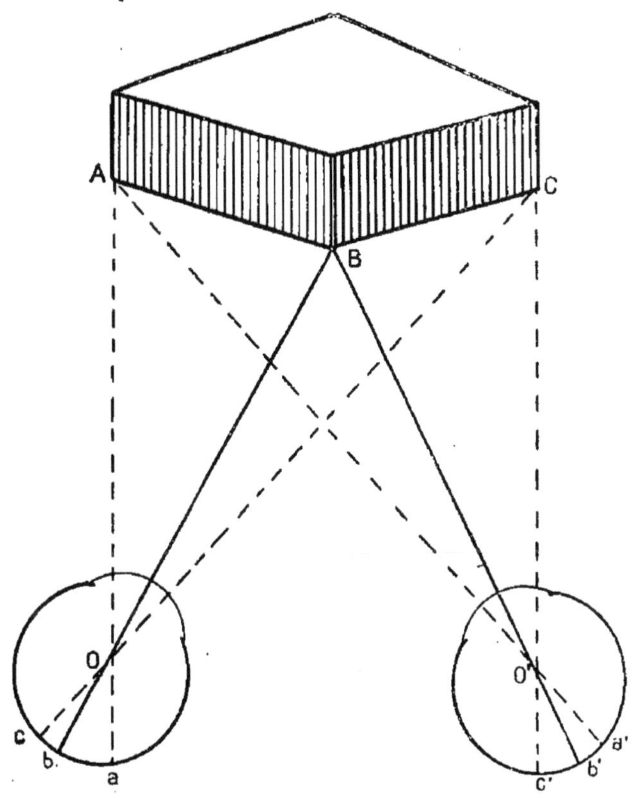

Fig. 43. — La sensation de relief résulte de la fusion en une seule de deux images rétiniennes *différentes* (d'après Weiss).

deur si curieuse. Cette sensation résulte de la fusion en une seule de deux images *rétiniennes différentes* formées sur des points symétriques des rétines.

La figure 43, qui montre les deux images rétiniennes

provenant des 3 points A, B, C, permet de se rendre compte qu'elles ne sont point identiques.

Cette différence des images rétiniennes est utilisée par le *stéroscope*, instrument qui donne au plus haut degré la sensation de relief.

On fait une première image de A,B,C vue de O et une deuxième vue de O′ et la fusion de ces deux images donne la sensation de relief qui montre que le point B est en avant de A et C. La sensation de relief disparaît quand les deux images rétiniennes sont identiques.

Moyens de s'assurer de l'existence de la vision binoculaire. — 1° Il est très simple de s'assurer de

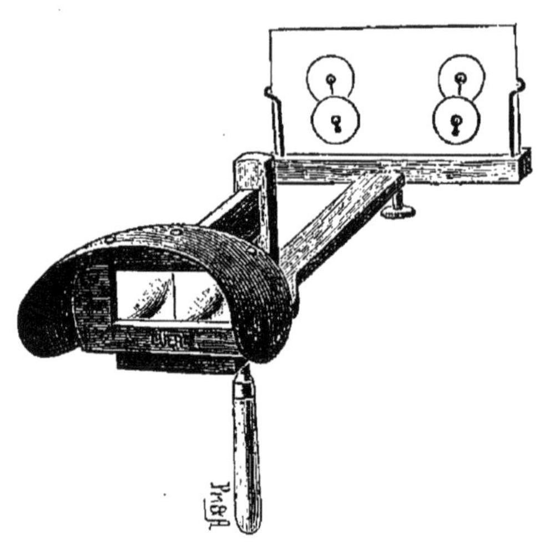

Fig. 44. — Stéréoscope de Holmes.

la vision binoculaire : pour cela on peut utiliser le *stéréoscope* et le modèle le plus employé est de de Brewster (modèle de Holmes) (fig. 44). C'est un appareil composé de 2 prismes à base temporale combinés à des verres de + 5 D.

On y adapte pour cela un carton analogue à la figure de Green ou un F et un L en se fusionnant donnent la lettre E.

2° On peut s'en assurer encore plus simplement par la *lecture contrôlée*. Il suffit d'interposer, entre le lecteur et le livre, un crayon, une règle et si, malgré cette interposition, la lecture continue, sans que l'observé déplace la tête, c'est que la vision binoculaire existe.

On pourra employer tous les procédés basés sur cette expérience de la règle et décrits au chapitre qui traite de la simulation.

3° Le diploscope de Rémy pourra être employé aussi avec succès et indiquera de suite l'œil amblyope.

Convergence et divergence

Pour voir binoculairement, il faut accommoder pour une distance déterminée et *donner aux yeux une orientation convenable*, pour que les images viennent se former sur les points concordants des rétines.

Cette fonction spéciale s'appelle la *convergence* quand l'œil exécute un mouvement *d'adduction* et *divergence* quand il exécute un mouvement *d'abduction*.

Il sera parfois utile de s'assurer que les mouvements sont normaux et mesurer à part la convergence et la divergence, indépendamment du champ de vision binoculaire.

Mesure de la divergence et de la convergence. — On peut les mesurer de plusieurs façons :

1° Pour rechercher le proximum de la convergence,

on peut utiliser la *fente lumineuse* (ophtalmo-dynamomètre de Landolt (fig. 45).

Un cylindre noirci éclairable par une bougie ordinaire laisse percevoir par une fente verticale étroite (0 mm. 3) de la lumière diffusée par une plaque en

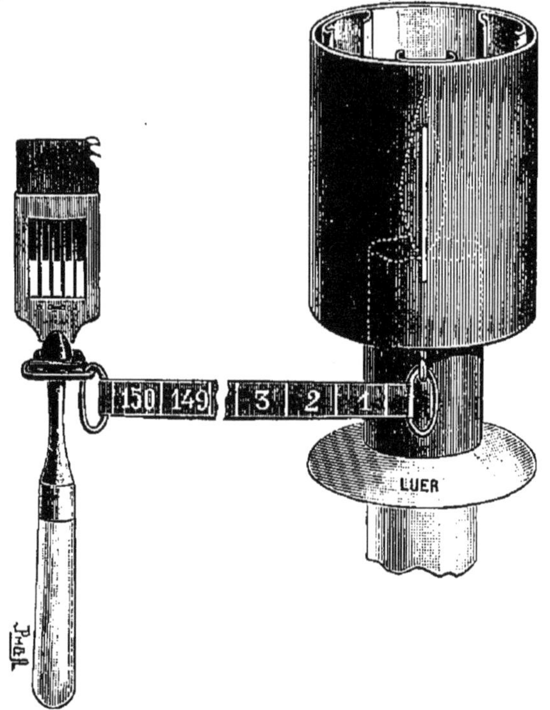

Fig. 45. — Ophtalmo-dynamomètre du Dr Landolt.

verre dépoli. Cette fente est rapprochée jusqu'à *l'apparition de la diplopie*. Le point où elle se produit marque le proximum de la convergence. Un ruban métrique adapté à l'appareil permet de le mesurer; il est divisé en centimètres d'un côté et de l'autre en angles métriques. La convergence peut aller de 0 à 21 angles métriques, un peu supérieure dans l'hypéropie, plus faible dans la myopie.

2° En clinique on peut se borner parfois à faire fixer le doigt placé sur la ligne médiane et à le rapprocher jusqu'à cessation de la vision binoculaire.

Mesure par les prismes. — *a*) Convergence. —

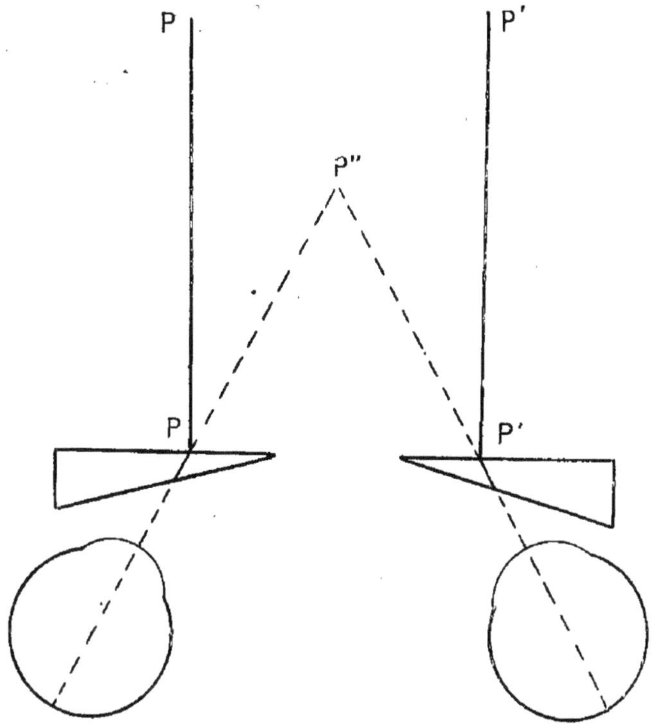

Fig. 46. — Mesure de la convergence par des prismes à bases externes.

Pour mesurer la convergence avec les prismes, la chose est très facile.

On fait fixer avec les deux yeux un objet éloigné, une flamme de bougie par exemple, et on place devant chaque œil des prismes égaux à *base externe*. Ces prismes dévieront les rayons lumineux vers leurs bases, et les yeux, pour ne pas y voir double, devront converger comme s'ils regardaient un point P″ (fig. 46).

On s'arrête au prisme le plus fort qui précède l'apparition de la diplopie. Connaissant l'angle du prisme, on aura facilement la convergence en angles métriques.

b) DIVERGENCE. — Pour mesurer la quantité de di-

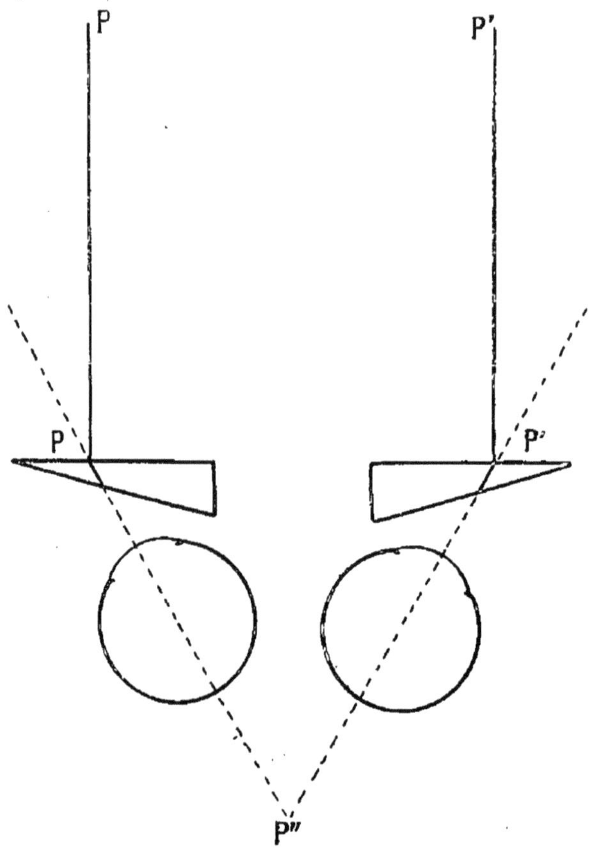

Fig. 47. — Mesure de la divergence par les prismes à bases internes.

vergence dont les yeux sont capables, on fait le contraire; on place les prismes à *base interne* et les prismes les plus forts qui sont tolérés sans diplopie indiquent le degré de divergence (fig. 47).

Pour représenter graphiquement la convergence et la divergence, on peut adopter le procédé recommandé par Landolt. On compte la convergence comme positive, la divergence comme négative et le 0 correspond au parallélisme des axes visuels; chaque espace com

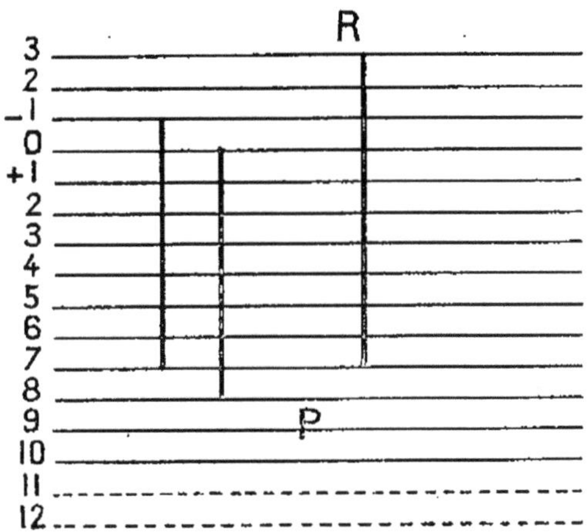

Fig. 48. — Schéma pour transcrire l'amplitude de convergence et de divergence (d'après Landolt).

pris entre deux lignes horizontales correspond à un angle métrique (fig. 48).

D'après Landolt, la convergence moyenne des emmétropes est de 12 angles métriques. Pour travailler sans fatigue, il faut employer le tiers de la convergence, la réserve étant des 2/3. Il faudra donc pour le travail fait à 33 centimètres une convergence de 9 angles métriques, trois étant nécessaires pour cela.

Mesure par le prisme de Herschel. — La série des prismes peut être remplacée par le prisme de Herschel composé de *deux prismes égaux* qui tournent dans un anneau autour d'un axe horizontal commun.

Quand les arêtes sont tournées du même côté, les deux prismes agissent dans le même sens et s'ajoutent. (Voir fig. 49.)

Quand, au contraire, les deux arêtes sont parallèles, mais tournées en sens contraire, les deux prismes constituent une lame à faces parallèles (voir fig. 49) sans pouvoir de déviation. Les positions

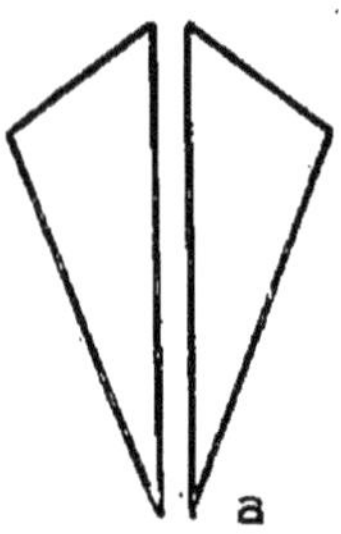

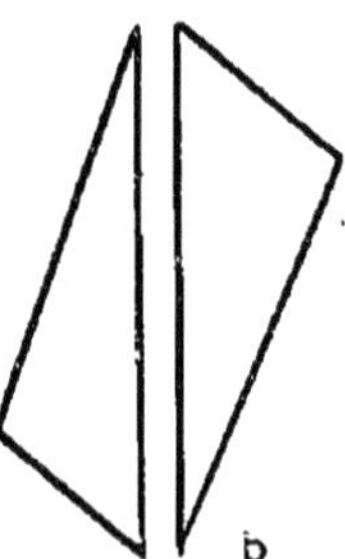

Fig. 49. — Prisme de Herschel : *a*) quand les arêtes des prismes sont tournées dans le même sens, le pouvoir déviateur est au maximum ; *b*) tournées en sens contraire, la déviation est nulle ; les deux prismes forment une lame à faces parallèles.

intermédiaires des deux prismes produisent tous les degrés de déviations entre O et la somme des deux prismes.

La rotation des prismes se produit par le glissement d'un bouton disposé sur le manche de l'instrument où se trouve une graduation qui indique la force de déviation.

Landolt a ajouté au prisme de *Herschel et Crétès*, sur l'anneau qui entoure les prismes, une échelle qui permet de déterminer une déviation donnée en angles métriques. (Voir fig. 50.) L'échelle inférieure est pour une ligne de base de 58 mm., l'autre, la supérieure, pour une ligne de base de 64 mm.

Quand on veut mesurer *l'amplitude de convergence*, on place le prisme l'arête en dehors pendant que le malade regarde avec les deux yeux une flamme éloignée, et on augmente la force du prisme jusqu'à ce que le sujet voie deux images ; on trouve ainsi *l'abduction ;* pour les sujets normaux, elle est de 5° à 7° ; on tourne ensuite le prisme l'arête en dedans et on augmente la force jusqu'à production de la diplopie, on a ainsi *l'adduction*, qui est bien plus forte, elle atteint 20° à 30° de prisme.

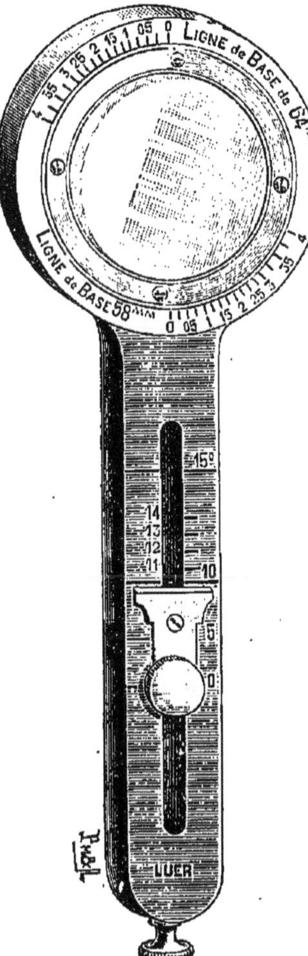

Fig. 50. — Prisme de Herschel-Landolt.

III

STRABISME

Insuffisance musculaire. — Strabisme concomitant ou fonctionnel. — Strabisme paralytique.

Pour qu'un sujet puisse jouir de la vision binoculaire, il faut que les lignes visuelles se croisent exactement au point de fixation.

Toutes les fois qu'il n'en n'est pas ainsi, il y a *strabisme* ou *loucherie*.

L'un des yeux peut être dévié en dehors, en dedans,

en haut, obliquement, d'où les différentes variétés de strabisme; *externe* ou *divergent*, *interne* ou *convergent*, *supérieur* ou *sursumvergens*, *inférieur* ou *deorsumvergens*, *oblique*.

Le strabisme vrai dépend presque toujours, chez l'adulte et le vieillard, d'une paralysie des muscles de l'œil dont il n'est qu'un symptôme; c'est le strabisme paralytique. Chez l'enfant, au contraire, il se déclare sans que la puissance motrice des muscles soit atteinte au début; c'est le strabisme concomitant ou fonctionnel.

Ce qui attire l'attention, c'est la déviation de l'œil, soit en dedans, soit en dehors.

Mais cette déviation demande parfois à être recherchée, dans le *strabisme latent*. Ce strabisme, non évident tout d'abord, se montre surtout chez les myopes.

Insuffisance musculaire. — Elle est due à une faiblesse des droits internes qui, atteints de fatigue, se relâchent et laissent l'œil se dévier en dehors. Pour la déceler, il est un moyen bien simple. On couvre un œil avec un verre dépoli ou une carte et on fait converger l'autre en lui présentant le bout du doigt sur la ligne médiane. L'œil recouvert ne converge pas ; il est dévié en dehors, ce qu'il est facile de voir en ôtant brusquement le verre dépoli ou la carte. Aussitôt qu'il est sollicité de se redresser pour les besoins de la vision binoculaire, il est ramené en dedans. Ce mouvement de redressement bien visible indique qu'il y avait strabisme.

Un autre moyen de déceler l'insuffisance musculaire et de la mesurer, est le procédé de de Graefe. Sur une feuille blanche, on trace une ligne verticale sur laquelle on met un gros point noir (fig. 51 *a*).

Devant l'un des yeux, on met un prisme de 8°, 10° à 15° à arête horizontale. Un individu sain verra la ligne noire allongée, mais simple, et sur cette ligne deux points noirs (fig. 51 *b*).

S'il existe de l'insuffisance musculaire, le sujet verra

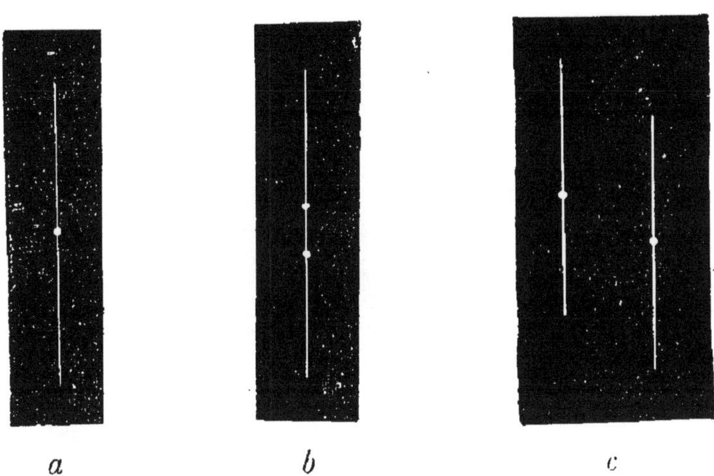

a *b* *c*

Fig. 51. — Insuffisance des droits internes.

de suite deux lignes noires ayant chacune un point à des hauteurs différentes (fig. 51 *c*).

L'écartement des lignes sera d'autant plus grand que l'insuffisance sera plus marquée.

Cette diplopie est homonyme ou croisée, suivant qu'il s'agit de parésie de la convergence ou de la divergence.

On peut mesurer cette insuffisance en mettant devant l'un des yeux, indépendamment du premier prisme qui dédouble les images, un *second prisme à base interne et verticale* qui doit amener la fusion des deux lignes.

Sachant que la déviation des prismes est égale à peu près à la moitié de leur angle, on a la mesure de l'insuffisance et on connaît la puissance du prisme qui peut y remédier.

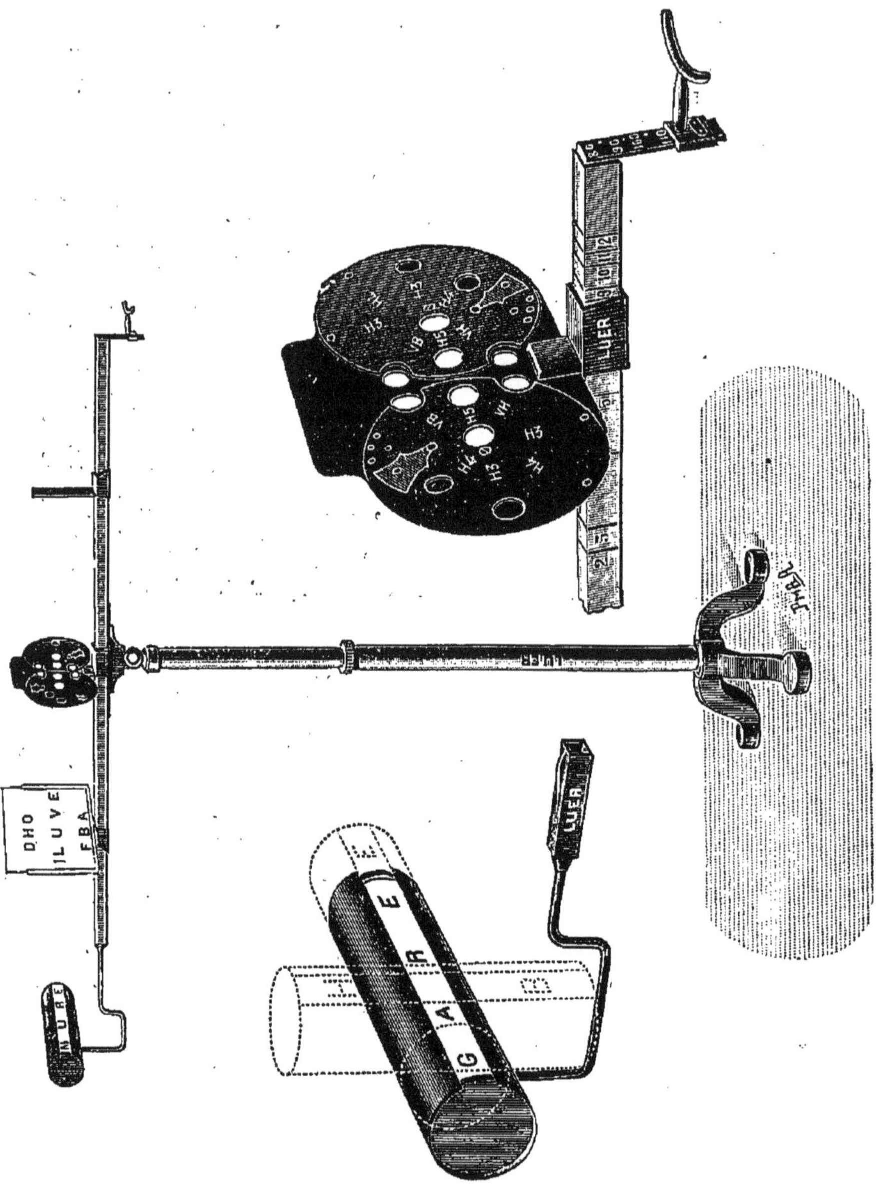

Fig. 52. — Diploscope du Dr Rémy, modifié par Bourdeaux.

Au lieu de se servir d'une série de prismes de plus

en plus forts, on peut économiser beaucoup de temps si on a à sa disposition le prisme mobile de Herschel-Cretes, modifié par Landolt. (Voir p. 113.)

Un moyen très simple pour déceler, sans masquer aucun œil, l'insuffisance des droits internes, consiste dans le moyen suivant :

On prie le malade de fixer avec les deux yeux le bout du doigt qu'on place sur la perpendiculaire au milieu de la ligne de base : on s'assure qu'à la distance de 40 centimètres, par exemple, les axes visuels convergent bien, puis on rapproche peu à peu le doigt de la face du sujet ; les droits internes se contractent de plus en plus, la convergence augmente. Mais, bientôt, on voit un œil cesser de converger et se dévier très rapidement en dehors et, à mesure qu'on approche, la divergence augmente, tandis que l'autre œil plus puissant continue à converger vers le point voulu.

Le droit interne le plus faible a cédé, l'effort qu'on lui demandait était trop considérable et l'œil exclu de la vision est entraîné en dehors par la contraction du droit externe.

Par cette simple expérience, le strabisme externe latent devient nettement évident.

On peut aussi employer le *diploscope de Rémy* pour le diagnostic des insuffisances de convergence. En considérant les deux yeux O et O′ (fig. 53) qui lisent l'un AO, l'autre KL de façon à former le mot KOLA, on peut voir aisément que s'il y a insuffisance de convergence le sujet croira que KL se transporte à gauche et OA à droite et il lira KLOA. S'il y avait trop de convergence ou une parésie de la divergence, il aurait une diplopie homonyme et lirait OKAL.

Faux strabisme apparent.— Si le strabisme réel passe parfois inaperçu, il y a par contre des cas où les malades ont l'air de loucher, et cependant il n'en est rien.

Ce faux strabisme tient, ainsi que nous l'avons dit, à la grandeur de l'angle *α*. (Voir page 103.)

La grandeur plus ou moins considérable de cet

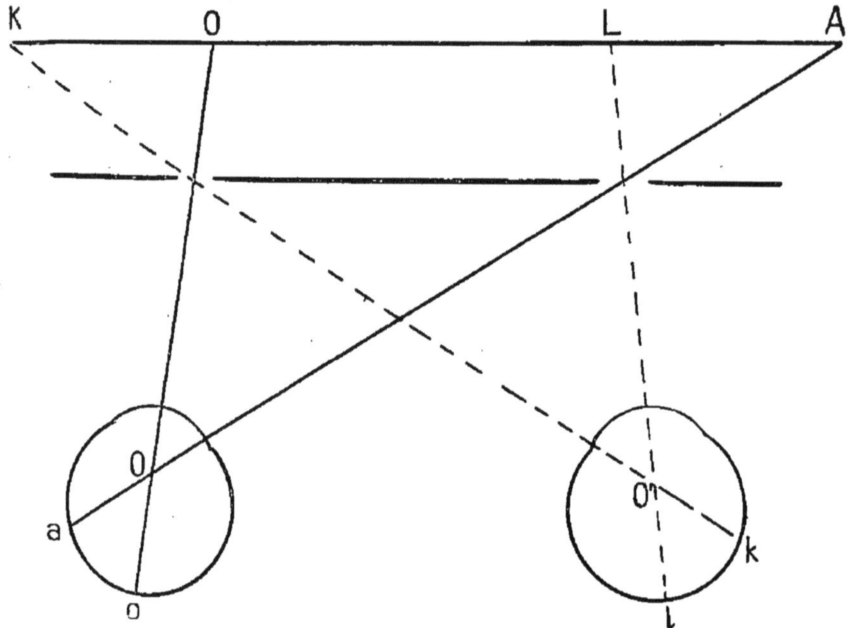

Fig. 53. — Examen de la vision binoculaire par le diploscope de Rémy.

angle positif fait que les hypéropes semblent parfois atteints de *strabisme externe* et les myopes de *strabisme interne*.

Il est facile de démontrer qu'il n'existe aucun strabisme en masquant un des yeux avec une carte ou un verre dépoli. Pendant que l'autre fixe un point, on démasque brusquement, et, si l'autre ne subit aucune déviation, aucun redressement, c'est que le strabisme n'est qu'apparent. Dans le cas contraire, il se serait dévié en dehors ou en dedans et se serait redressé pour concourir à la vision binoculaire.

Strabisme vrai. — De temporaire, la déviation ne tarde pas à devenir permanente ; tantôt le strabisme affecte toujours le même œil, tantôt, lorsque la vision est égale des deux côtés, il passe d'un œil à l'autre (strabisme alternant).

La déviation est plus ou moins prononcée suivant les cas. Pour la mettre en évidence, on emploie le moyen déjà indiqué. Tandis que l'un des yeux, le non strabique, fixe un point placé devant lui, on recouvre l'autre avec un verre dépoli, aussitôt il se dévie. Cette déviation de l'œil strabique s'appelle la *déviation primitive*.

Si on masque l'œil sain et qu'on fasse fixer l'œil strabique, on produit de même une déviation de l'œil sain : cette *déviation* est dite *secondaire*.

La mesure de ces déviations est très importante, elle nous permet d'apprécier non seulement le degré du strabisme, mais aussi sa nature.

Mensuration des déviations strabiques. — Strabométrie. — Nous indiquerons tout d'abord le procédé linéaire qui consiste à mesurer de combien de millimètres le centre pupillaire est éloigné du milieu de la paupière. On se sert pour cela du *strabomètre de Lawrence* (fig. 54) ou d'instruments analogues. Celui-là est constitué par une plaque d'ivoire munie d'un manche. Le rebord concave de la plaque est appliqué contre le bord de la paupière inférieure, de façon à ce que le O de l'instrument coïncide avec son milieu.

A droite et à gauche de ce O sont des graduations

de 1 à 6 mm. Il suffit, en faisant regarder directement l'œil sain, de voir quelle division du strabomètre rencontrerait la verticale passant par le centre de la pupille de l'œil dévié. On peut ainsi dire qu'il y a strabisme de 2, 3, 4 mm. On s'est beaucoup élevé contre ce procédé peu scientifique de strabométrie ; mais il n'en résulte pas moins qu'il permet d'établir le degré plus ou moins accentué de la déviation, et présente l'avantage immense d'être très rapide.

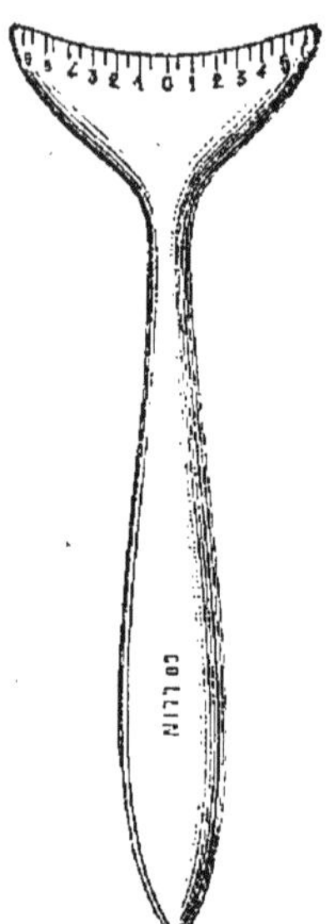
Fig. 54. — Strabomètre.

Quoi qu'il en soit, l'œil se mouvant autour du centre de rotation, ses déplacements doivent évidemment se mesurer par des angles et nous définirons l'*angle du strabisme, celui que fait la direction de la ligne visuelle avec celle qu'elle devrait avoir.*

Mesurer le strabisme, c'est donc mesurer un angle.

On peut y arriver de deux façons : *objectivement* et *subjectivement.*

Strabométrie objective. — Cette mesure se fait avec le périmètre par la *simple ou la double réflexion.*

1° **Simple réflexion.** — L'œil strabique est placé au centre du périmètre, l'œil sain regarde devant lui au loin. On promène le long de l'arc périmétrique à partir du O une bougie, et on cherche le moment où son image se produit au centre de la cornée. La situation de la bougie sur l'arc indique le degré du strabisme.

2° **Double réflexion.** — Dans les faibles degrés, on

peut employer un autre moyen (fig. 56). On place la bougie au O et l'observateur se déplace le long de l'arc périmétrique jusqu'à ce qu'il voie au milieu de la cornée l'image de la bougie ; il note le degré correspondant. Celui-ci est le double de l'angle du stra-

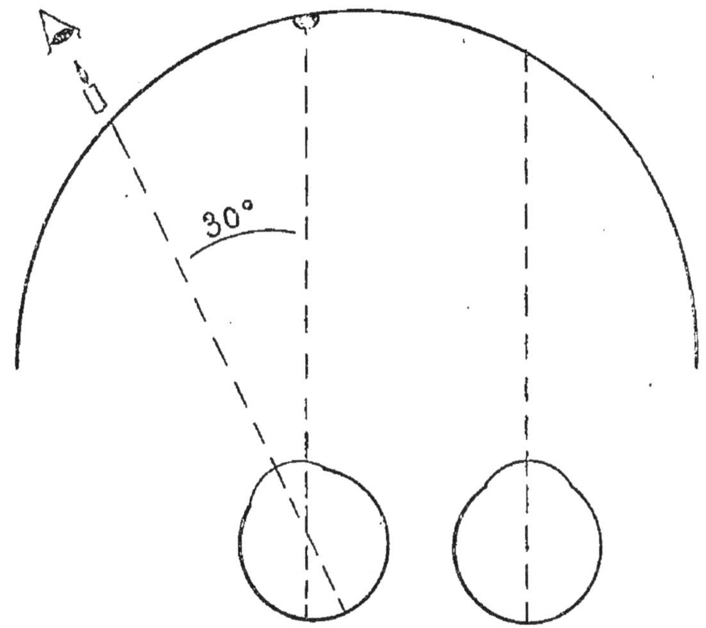

Fig. 55. — Mensuration du strabisme avec le périmètre par simple réflexion.

bisme, puisque l'image de la bougie est vue par réflexion.

Mais il ne faut pas oublier que l'angle ainsi obtenu n'est pas l'angle exact du strabisme ; il faut tenir compte de l'angle α, car le centre de la cornée ne coïncide pas avec la ligne visuelle.

Dans le *strabisme convergent*, il faut ajouter l'angle α pour avoir le strabisme vrai ; dans le *strabisme divergent*, il faut le retrancher, lorsqu'il est positif.

Quand il est *négatif*, c'est le contraire. Au lieu du périmètre, on peut utiliser le kératoscope de Wecker et Masselon.

Strabométrie subjective. — Ce procédé est basé

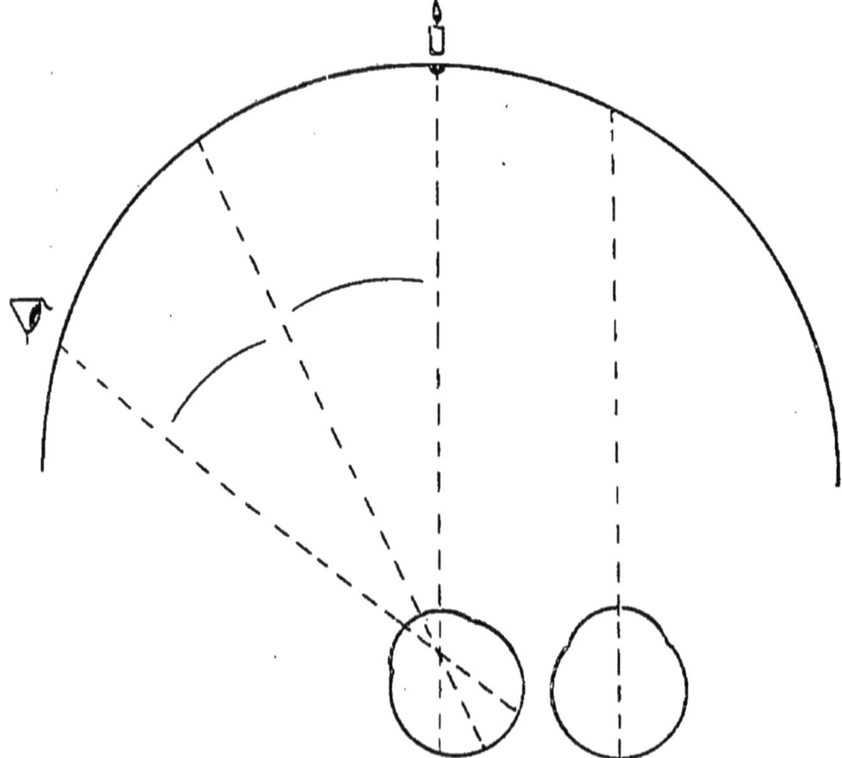

Fig. 56. — Mensuration du strabisme par la double réflexion.

sur l'existence de la diplopie qui accompagne toujours le strabisme paralytique, il ne peut être employé dans le strabisme concomitant.

Le malade se tient *immobile*, il fixe une bougie tenue à 2 m. 50 environ ; — s'il éprouve de la diplopie : on cherche *le prisme qui la fait disparaître*. La déviation du prisme est égale à celle de l'œil.

Or nous savons que la déviation du prisme est à peu près *égale à la moitié de son angle*.

De sorte que, si un prisme de 10° fait disparaître la diplopie, il en résulte que la déviation strabique est de 5°.

Pour effectuer cette mesure, on n'oubliera pas de diriger *toujours l'arête du prisme vers la déviation;* en *dedans* pour le strabisme *interne,* en *dehors* pour le strabisme *externe.*

Ce procédé ne peut être employé que pour de faibles déviations et pour les strabismes avec diplopie.

On mesurera la déviation des deux côtés, la *primitive* et la *secondaire.*

Deux variétés de strabisme. — Suivant que la déviation de l'œil est ou n'est pas le résultat de la paralysie d'un des muscles moteurs, on distingue deux variétés de strabismes : le strabisme *fonctionnel* ou *concomitant*, et le strabisme *paralytique.*

Dans le premier, les muscles moteurs de l'œil ne sont pas lésés; ils ont conservé, au début tout au moins, leur puissance; dans le second, la déviation résulte d'une faiblesse musculaire analogue aux monoplégies, hémiplégies; c'est un symptôme d'une paralysie des muscles moteurs de l'œil.

Il est facile de différencier ces deux variétés : *dans le strabisme concomitant :*

A) La déviation secondaire est *égale* à la déviation primitive ;

B) Les mouvements d'excursion des yeux *sont égaux ;*

C) Il n'existe pas de diplopie.

Dans le strabisme paralytique :

A) La déviation secondaire est plus *grande* que la déviation primitive ;

B) Les mouvements des yeux *ne sont pas égaux ;*

C) Il existe de la diplopie.

Déviation secondaire et déviation primitive. — Dans le strabisme fonctionnel, elles sont égales. Dans le strabisme paralytique, il n'en est pas ainsi et voici pourquoi :

Supposons un malade atteint de paralysie du *droit externe gauche :* il nous présentera un *strabisme interne gauche.* Pour mesurer la déviation primitive, nous faisons fixer l'œil droit et nous trouvons que la déviation de l'œil gauche est de 35°. Pour mesurer la déviation secondaire, il faut faire fixer l'œil gauche malade, mais, pour se redresser, il sera obligé d'accomplir, en raison de la paralysie qui l'a atteint, un effort beaucoup plus grand que l'œil sain et le droit externe devra recevoir un influx nerveux plus intense.

Mais, en vertu des mouvements associés qui régissent les droits internes et externes, le droit interne droit recevra aussi des excitations beaucoup plus intenses qu'en temps normal, par suite il se contractera très énergiquement et déviera fortement l'œil sain en dedans, *beaucoup plus* que l'œil gauche ne l'est du fait de la paralysie.

Voilà ce qui explique que la déviation secondaire soit plus grande que la déviation primitive dans le strabisme paralytique.

Mouvements d'excursion des yeux. — Dans le strabisme fonctionnel, l'arc d'excursion de l'œil strabique est égal à celui de l'œil sain. Les deux yeux se meuvent ensemble et pareillement, malgré la direction mauvaise d'un des axes visuels. C'est pour cela qu'on le nomme *concomitant;* l'œil strabique accompagne l'autre dans tous ses déplacements, mais son arc d'excursion est déplacé (fig. 57).

Supposons deux yeux : O, O'. — O regarde à l'infini,

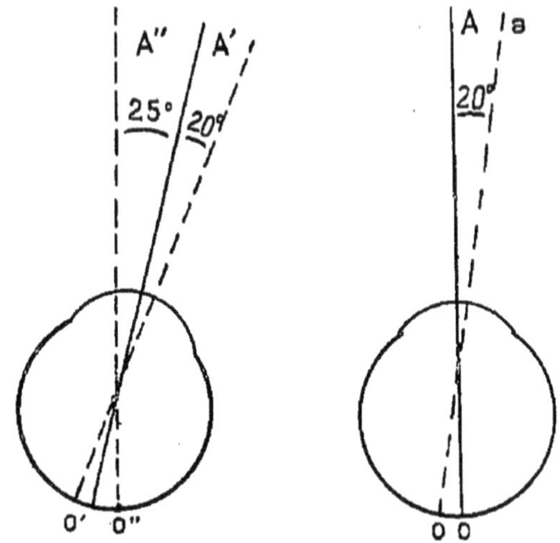

Fig. 57. — Dans le strabisme fonctionnel l'arc d'excursion de l'œil strabique est égal à celui de l'œil sain. Strabisme concomitant.

son axe visuel est dirigé suivant OA. L'œil O', atteint de strabisme interne fonctionnel, a le sien dirigé suivant O'A', cet axe forme un angle de 25°, avec O''A'' parallèle à O A.

Si les yeux se meuvent à droite de 20°, OA formera avec sa position primitive un angle de 20° et O'A' un angle de 45° ; mais comme il était déjà dévié de 25°, il s'est déplacé de 20° comme l'œil sain. Si les yeux se portaient à gauche, alors que l'axe visuel de OA ferait un angle de 20° avec sa position primitive, O'A' se trouverait faire un angle de 5° avec O''A'', mais comme il était dévié en dedans de 25°, il a décrit également un angle de 25° — 5° = 20°.

Dans le strabisme paralytique, il n'en est plus ainsi ; l'arc d'excursion de l'œil est diminué, quelquefois aboli, *dans le sens d'action* du muscle paralysé.

C'est le résultat de l'impotence partielle ou totale du muscle malade. C'est ainsi que, dans une paralysie du droit externe, l'œil tombé en strabisme interne se redressera plus ou moins, mais sera incapable de se déplacer en dehors de 15° à 20°, alors que l'œil sain atteint, sans effort, les positions extrêmes. On peut s'en rendre compte, très souvent, en faisant mouvoir l'œil dans toutes les directions et le comparant avec celui du côté opposé. Dans les faibles parésies, il est plus sûr de prendre le *champ de fixation* ou de *regard monoculaire*. On en déduit facilement le muscle atteint et on juge du degré d'impuissance. Grâce à ces champs, on peut suivre l'évolution clinique des paralysies musculaires.

Diplopie. — La diplopie est tellement rare dans le *strabisme concomitant* qu'on peut dire qu'elle n'existe pas. Cela tient à ce que le strabisme remonte à la tendre enfance et que l'œil dévié ne recevant que des images rétiniennes extra-maculaires finit par en faire abstraction : il devint amblyope par défaut d'usage. Quelquefois, cependant, on décèle de la diplopie, en recouvrant l'œil sain avec un verre coloré.

Dans le *strabisme paralytique*, la *diplopie est constante*. C'est elle qui effraie le malade et le détermine à chercher un remède à cet état.

Ce symptôme est trop important à reconnaître et à interpréter pour que nous ne nous arrêtions pas un instant.

La diplopie consiste, ainsi que l'indique son nom, à percevoir *deux images* d'un même objet.

Elle peut être *monoculaire* ou *binoculaire*.

Monoculaire, lorsqu'elle persiste dans la vision monoculaire ; *binoculaire*, lorsqu'elle disparaît par l'occlusion d'un œil.

DIPLOPIE MONOCULAIRE. — Celle-ci n'a rien à voir avec le strabisme. Elle provient de ce que l'œil n'est pas emmétrope et que les faisceaux lumineux qui arrivent sur la rétine dissociés, en traversant l'œil, viennent l'impressionner en deux points différents. C'est en somme l'expérience de Scheiner : il y a diplopie toutes les fois que la rétine n'est pas accommodée. Les leucomes cornéens, les cataractes centrales, les iridodialyses déterminant deux pupilles, la polycorie, des contractions du muscle ciliaire peuvent amener la diplopie monoculaire.

Parfois même, les malades voient non pas deux images, mais 3 ou 4 : c'est la polyopie. En l'absence de lésion visible, expliquant le phénomène, il sera indispensable de songer à l'hystérie qui donne lieu souvent à de la polyopie, phénomène fort bien étudié par Parinaud.

DIPLOPIE BINOCULAIRE. — Cette diplopie cesse dès qu'un œil se ferme : il est donc très facile de la différencier de l'autre. La cause qui la détermine n'est plus la même. Elle tient à ce que, en raison de la déviation de l'œil strabique, les images ne se forment plus sur les deux maculas.

La *diplopie* est *homonyme* ou *croisée*, suivant les muscles atteints, et c'est là un fait très important qui va nous permettre de faire le diagnostic des cas en apparence les plus difficiles.

Il y a *diplopie homonyme* lorsque l'image fausse est

du côté malade, et *diplopie croisée* dans le cas contraire.

Toute paralysie d'un muscle abducteur s'accompagne de diplopie homonyme.

Toute paralysie d'un muscle adducteur s'accompagne de diplopie croisée.

(Les mots *croisade* (croisée-adducteur) ou *abdomen* (abducteur homonyme) peuvent servir de moyens mnémotechniques.

Or, les six muscles moteurs de l'œil comprennent trois muscles de chaque catégorie :

Les muscles abducteurs sont :

Le grand oblique....................	4e paire
Le petit oblique....................	3e paire
Le droit externe....................	6e paire

Les muscles adducteurs sont :

Le droit supérieur....................	3e paire
Le droit interne....................	3e paire
Le droit inférieur....................	3e paire

Pour arriver au diagnostic du muscle atteint, il faudra :

1° Connaître la variété de diplopie ;

2° Connaître la direction où elle devient de plus en plus manifeste. Mais, tout d'abord, nous devons une explication du phénomène que nous constatons, de façon à savoir pourquoi la diplopie est homonyme ou croisée, suivant le cas.

Nous assignons aux objets une place dans l'espace par la situation des images rétiniennes qu'ils nous donnent (fig. 58).

Le point A donne une image rétinienne *a* et nous

lui assignons dans l'espace une certaine place. Le point A′ qui donne comme image *a*′ nous paraît *plus haut* parce que *a*′ est au-dessous de *a*. Par contre, A″ qui a comme image *a*″ nous paraît plus bas que A.

Supposons que *a* soit la macula, nous voyons déjà

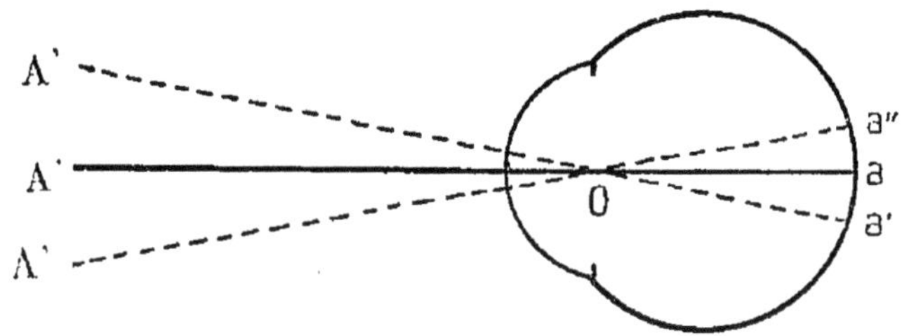

Fig. 58. — Localisation des objets d'après la situation de l'image rétinienne.

que les images rétiniennes supérieures correspondent aux objets qui sont *placés plus bas ;* les images inférieures aux objets plus hauts.

Par conséquent nous jugeons les objets plus hauts ou plus bas parce qu'ils nous donnent des images rétiniennes inférieures ou supérieures.

Ce que nous venons de dire pour le plan vertical peut être repris pour le plan horizontal.

L'objet A′ nous semble être *à droite* de A parce que *a*′ est à gauche de *a*.

A″ semble être *à gauche* de A, parce que *a*″ est à droite de *a*.

Voyons donc ce qui se produit dans la paralysie d'un abducteur et d'un adducteur.

Paralysie d'un muscle abducteur. — Soient les deux yeux : O et O′ (fig. 59).

Supposons une paralysie du droit externe gauche.

Il y a strabisme interne et l'axe visuel de O sera dirigé suivant mx. L'œil sain O′ fixant A reçoit son image sur la macula m'.

Mais O, en raison de sa déviation interne, ne reçoit

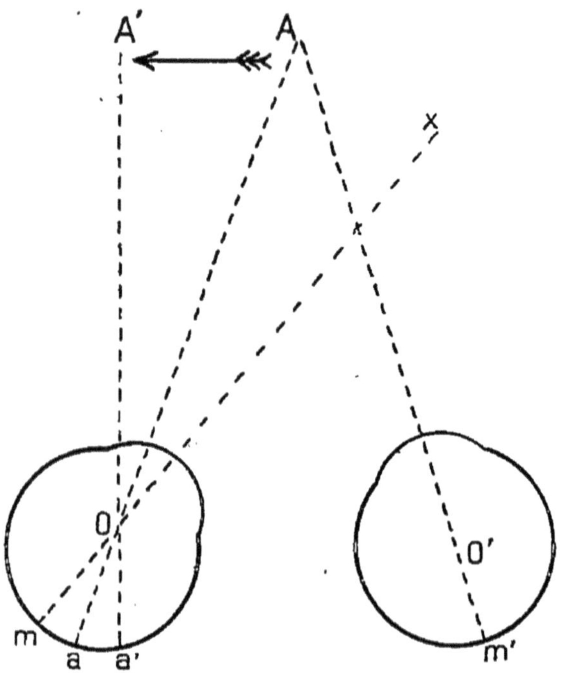

Fig. 59. — Paralysie d'un abducteur : diplopie homonyme.

plus l'image de *A* en *m*, mais en *a*, c'est-à dire à *droite de m*.

Le malade ne se rendant pas compte que *c'est sa macula qui s'est déplacée*, en conclut que c'est l'objet *A qui s'est transporté à gauche*, en A′ par exemple, d'un angle $AOA' = aOa' = mOa$.

Mais comme l'œil sain assigne à A une place différente dans l'espace, il en conclut qu'il y a *deux objets au lieu d'un*. L'image perçue avec l'œil sain *est la vraie*, celle perçue avec l'œil malade est l'*image fausse.*

On voit bien, dans ce cas, que l'*image fausse A' est du côté de l'œil paralysé O; il y a donc diplopie homonyme.*

Paralysie d'un muscle adducteur. — Supposons

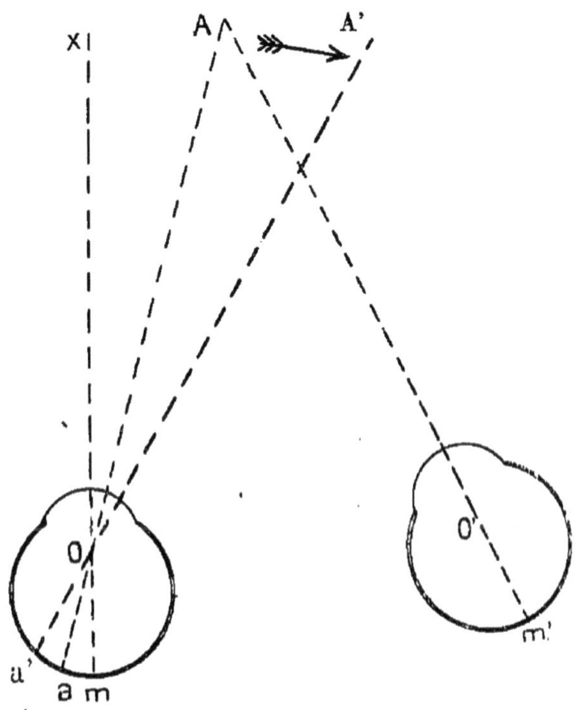

Fig. 60. — Paralysie d'un adducteur : diplopie croisée.

maintenant une paralysie du droit interne gauche ; O tombe en strabisme externe (fig. 60).

O' reçoit l'image de A sur sa macula m', et lui assigne une place dans l'espace.

O la reçoit non pas en m, mais en a, *à gauche de la macula*. Il juge donc, par un raisonnement analogue à celui que nous avons tenu, que l'objet qui donne une image à gauche de *m* doit être à *la droite* de A en A' (AOA' = aOa' = aOm).

Dans ce cas, l'image fausse A' se trouve *du côté sain ; il y a diplopie croisée.*

Recherche et interprétation de la diplopie. — Le malade est placé dans un endroit obscur, une chambre noire, on recouvre un des yeux avec un verre coloré, de façon à ce que les deux images, n'ayant pas la même couleur, soient facilement distinguées. L'observé doit se tenir assis, maintenir la tête *droite et immobile.* L'observateur, muni d'une bougie, se place devant lui à 1 mètre environ.

On demande au malade s'il voit *deux bougies* et de quelle couleur elles sont. Si on se sert d'un verre rouge pour recouvrir l'un des yeux, il répondra, s'il y a diplopie, qu'il voit *une flamme rouge* et *une flamme jaune.*

On peut fermer alors successivement l'un des yeux pour s'assurer que la diplopie cesse, qu'il s'agit bien de *diplopie binoculaire.*

Si la flamme rouge se trouve du côté de l'œil recouvert du verre rouge, la diplopie est *homonyme;* dans le cas contraire, *elle est croisée.*

Dans le premier cas, c'est un *abducteur* qui est atteint; dans le second, c'est un *adducteur.*

Renseigné sur le groupe de muscles auquel appartient celui qui est atteint, il s'agit ensuite de savoir :

1° Quel il est ;

2° A quel œil il appartient.

QUEL EST LE MUSCLE ATTEINT ? — Pour résoudre cette question, il importe de bien établir si la diplopie est surtout manifeste dans le sens *horizontal* ou dans le sens *vertical.*

Il suffit de promener la bougie dans tous les sens lentement et avec méthode pour que le malade puisse bien suivre l'écartement et le rapprochement des images.

Diplopie horizontale. — Si les images restent au même niveau ou *sensiblement* dans les mouvements d'élévation ou d'abaissement, et que la diplopie soit surtout accusée dans le sens horizontal, augmentant d'un côté, diminuant et disparaissant de l'autre, on en conclut que le muscle incriminé est un *abducteur* ou un *adducteur;* c'est-à-dire un droit interne si la diplopie est *croisée*, ou un droit externe, si elle est *homonyme.*

A QUEL ŒIL APPARTIENT LE MUSCLE PARALYSÉ? — C'est l'écartement des images qui nous l'indiquera.

Si, par exemple, l'écartement pour une certaine position est de 5 centimètres et qu'en déplaçant la lumière vers la droite du sujet cet écartement s'accroisse, c'est un des muscles qui porte les yeux à droite, *le droit externe droit ou le droit interne gauche.*

Dans le premier cas, la diplopie est *homonyme;* dans le second, *elle est croisée. L'écartement des images augmente dans le sens d'action du muscle paralysé.*

On comprend facilement pourquoi : l'œil malade ne pouvant suivre les mouvements de l'œil sain, ayant un arc d'excursion beaucoup plus petit, l'image rétinienne devient de plus en plus éloignée de la macula et le malade accuse un écartement de plus en plus considérable.

Diplopie verticale. — 1° Quel est le muscle atteint?

2° A quel œil appartient-il?

Cette diplopie se manifeste *par une différence de*

niveau entre les deux images pendant les mouvements d'abaissement ou d'élévation.

Si la différence de niveau se manifeste et augmente beaucoup pendant l'élévation, c'est un muscle élévateur qui est atteint : *petit oblique ou droit supérieur.*

La paralysie du premier s'accompagne de *diplopie homonyme*, celle du second de *diplopie croisée*.

Rien n'est plus simple que de trancher ce diagnostic.

Si la différence de niveau se manifeste dans les mouvements d'abaissement, c'est un muscle abaisseur qui est en cause ; *droit inférieur ou grand oblique.*

La variété de diplopie indiquera lequel des deux est atteint.

La différence de niveau permet, comme l'écartement dans le sens horizontal, de faire le diagnostic du côté atteint.

L'image la plus haute, ou la plus basse, correspond toujours à l'œil atteint.

Si c'est la rouge, c'est l'œil recouvert du verre rouge, dans le cas contraire, c'est l'autre.

En résumé, il faut chercher :

1° Si la diplopie est homonyme ou croisée ;

2° Si elle est manifeste dans le sens horizontal ou vertical ;

3° Dans quel sens augmente l'écartement.

Dans ces conditions, il est très facile de faire le diagnostic, ainsi que le résume le tableau suivant :

Diplopie homonyme.

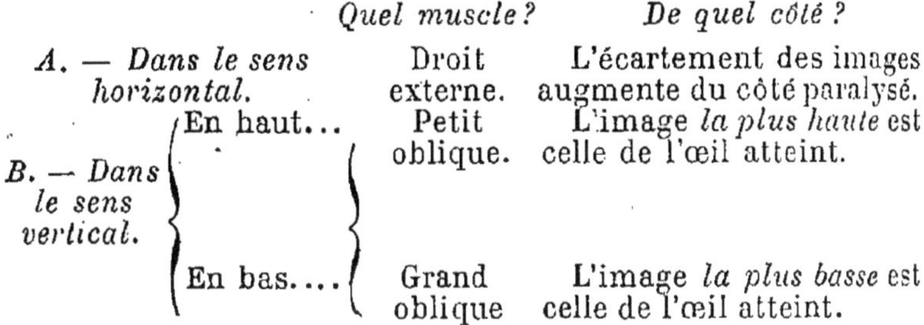

		Quel muscle?	De quel côté ?
A. — Dans le sens horizontal.		Droit externe.	L'écartement des images augmente du côté paralysé.
B. — Dans le sens vertical.	En haut...	Petit oblique.	L'image *la plus haute* est celle de l'œil atteint.
	En bas....	Grand oblique	L'image *la plus basse* est celle de l'œil atteint.

Diplopie croisée.

		Quel muscle?	De quel côté ?
A. — Dans le sens horizontal.		Droit interne.	L'écartement des images augmente dans le sens d'action du muscle paralysé, c'est-à-dire du côté de l'œil sain.
B. — Dans le sens vertical	En haut..	Droit supérieur	L'image *la plus haute* est perçue par l'œil malade.
	En bas...	Droit inférieur.	L'image *la plus basse* est celle de l'œil atteint.

Pour mesurer plus facilement l'écartement des images, on place le malade en face d'une paroi de la pièce d'examen qui est divisée en neuf carrés de un mètre et chaque carré est subdivisé en carrés de 20 centimètres. On promène la bougie au devant de cette paroi dans le sens horizontal et dans le sens vertical ; on note la situation des images vraies et fausses, et, grâce à ces mensurations, la constatation est plus précise.

Pour transcrire les résultats obtenus, on se sert de schémas analogues qui représentent la projection des images sur la paroi. Les lettres D et G indiquent la droite et la gauche de l'observé. On figure par un pointillé l'image fausse et par un trait plein l'image naturelle. Chaque grand carré correspond au carré de un mètre et chaque petit à celui de 20 centimètres.

Le schéma de la figure 61 représente une diplopie

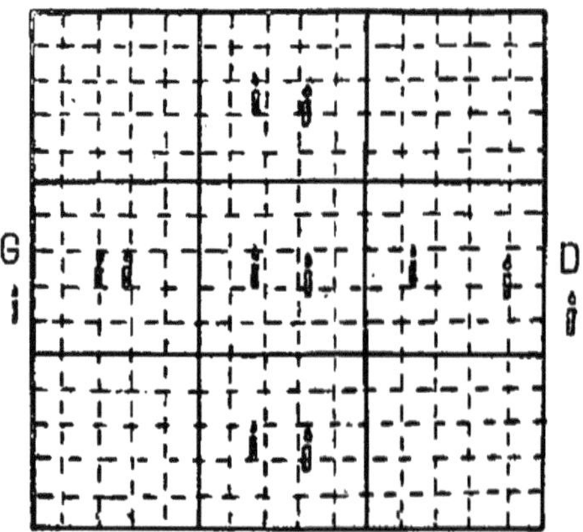

Fig. 61. — Schéma mural ou graphique pour la recherche et la mensuration de la diplopie binoculaire.

homonyme dans le sens *horizontal*, sans aucune dénivellation verticale. Cette diplopie homonyme augmente en allant vers la droite. C'est donc une paralysie d'un muscle *abducteur* qui dirige l'œil à droite, c'est-à-dire du droit externe droit. On voit ainsi combien cette transcription est simple et précise.

CHAPITRE V

LA RÉFRACTION OCULAIRE

Système dioptrique oculaire. Œil schématique. Œil réduit.

1° Réfraction statique. — Emmétropie. — Amétropies : Myopie, Hyperopie, Astigmie. — Importance de la situation du *Remotum*. — Degrés d'amétropie. — Verres correcteurs. — Le remotum doit être compté à partir du foyer antérieur de l'œil.

2° Mesure de la réfraction. — Méthodes subjectives et méthodes objectives.

1° *Méthodes subjectives*. — A) *Procédé de Donders*. — Principe de la méthode. — Manière de procéder. — Boite de verres et échelle métrique. — Examen d'un sujet dépourvu d'accommodation. — Examen d'un sujet jeune pourvu de son accommodation. — Avantages et inconvénients de la méthode. — B) *Procédé de Scheiner*. — Principe de la Méthode : Expérience de Scheiner. — Amétropomètre de Le Méhauté ; mode d'emploi. — Avantages et inconvénients de la méthode. — C). *Procédé de Badal*. — Principes et description de l'optomètre. — Mode d'emploi pour la mesure de la réfraction statique. — Acuité vraie. — Acuité apparente. — Avantages de la méthode.

2° *Méthodes objectives ou ophtalmoscopiques*. — Principes de l'examen ophtalmoscopique. — A) Examen à l'image droite. — Manière de procéder. — Avantages et inconvénients de la méthode. — B) Examen à l'image renversée. — Manière de procéder. — Avantages et inconvénients de la méthode. — Différentes méthodes objectives employées pour la détermination du remotum. — I. *Angéioscopie*. — Principe de la méthode et manière de procéder. — Résultats. — II. *Image renversée*. — Siège de l'image. — Déplacement parallactique. — Grandeur. — Résultats de la méthode. — III. *Image droite*. — Principe. — Manière de procéder. — Mesure de l'hypéropie, de la myopie et de l'astigmie. — Avantages et inconvénients de la méthode. — IV. *Skiascopie ou méthode de Cuignet.* — Phénomène de l'ombre pupillaire. — Manière de pratiquer l'examen skiascopique. — Ce qu'on cherche. — Mesure de la myopie, de l'hyperopie et de l'astigmie. — Avantages de la skiascopie.

Dans les différents chapitres qui vont suivre et dont l'importance est capitale pour les médecins de la guerre et de la marine, nous avons condensé autant que possible les éléments indispensables pour arriver à la détermination de la réfraction de l'œil examiné, en mettant en évidence les procédés importants et en signalant simplement les procédés accessoires.

Nous avons essayé de donner à cette étude une allure clinique qui facilitera certainement les recherches du débutant.

SYSTÈME DIOPTRIQUE OCULAIRE
SA COMPOSITION. — ŒIL SCHÉMATIQUE
ŒIL RÉDUIT

Au point de vue physique, l'organe de la vision est un appareil destiné à recueillir sur sa membrane sensible (rétine) les images du monde extérieur.

Pour arriver jusqu'à elle, les rayons lumineux doivent traverser la cornée, l'humeur aqueuse, le cristallin et le corps vitré. Il est donc très utile de montrer quelle est la marche des rayons lumineux à travers cet appareil dioptrique.

La *cornée* peut être considérée comme une lame à faces parallèles ayant une courbure sensiblement sphérique et dont l'indice de réfraction est de 1,33.

L'humeur *aqueuse*, en contact intime avec la face postérieure de la cornée, a un indice égal ($n = 1,33$). On peut donc considérer l'humeur aqueuse et la cornée comme un même milieu d'indice (1,33) séparé de l'air par une surface courbe sphérique.

La surface courbe qui sépare ces deux milieux d'inégale réfringence est un *dioptre*. On donne à ce premier dioptre le nom de *cornéen ;* sa convexité étant tournée vers le milieu le moins réfringent, c'est un dioptre *convergent*.

Bien que les couches périphériques du cristallin soient d'un indice plus faible que les couches centrales, on peut considérer celui-ci comme ayant une substance réfringente unique dont l'indice = 1,43.

Il est séparé de l'humeur aqueuse par un dioptre convergent et aussi de l'humeur vitrée par un autre dioptre convergent, puisque l'indice de réfraction de l'humeur vitrée est de 1,33. Le cristallin est donc limité par deux dioptres convergents, le *cristallinien antérieur* et le *cristallinien postérieur*.

On voit qu'en résumé l'appareil dioptrique de l'œil est représenté par l'ensemble de *trois dioptres convergents* limitant des milieux dont les indices sont 1,33 et 1,43.

Le système optique qui en résulte n'est pas mathématiquement centré, mais, en pratique, on le considère cependant comme tel.

Il est important de connaître la valeur des éléments de ces dioptres et la situation des points cardinaux de l'œil.

Voici les mensurations d'après les travaux de Helmholtz :

Indice de réfraction de la cornée, de l'humeur aqueuse, du vitré.........	1mm,33
Indice de réfraction totale du cristallin.	1mm,43
Rayon de courbure de la cornée......	7mm,82
— de la face antérieure du cristallin	10mm,00
Rayon de courbure de la face postérieure du cristallin......................	6mm,00
Distance de la surface antérieure de la cornée à la surface antérieure du cristallin	3mm,60
Distance de la surface antérieure de la cornée à la surface postérieure du cristallin.........................	7mm,20
Epaisseur du cristallin	3mm,60

Avec ces données, on trouve pour la position des points cardinaux comptés à partir de la surface antérieure de la cornée (fig. 62).

Le premier point principal H est situé en arrière à	1mm,75
Le second point principal H' est situé en arrière à........................	2mm,11
Ils sont donc distants de............	0mm,36
Le premier point nodal N est en arrière à..............................	6mm,96
Le second point nodal N' est en arrière à	7mm,32
Ils sont donc également séparés par un intervalle de....................	0mm,36
Le premier foyer principal φ est situé en avant à..........................	13mm,74
Le second foyer principal φ' est situé en arrière à........................	22mm,82
Ce qui donne pour la distance focale antérieure..........................	15mm,49
et pour la distance focale postérieure..	20mm,71

C'est avec ces données qu'on peut construire l'œil

schématique qui est constitué par un milieu unique (représentant l'humeur aqueuse et vitrée) d'un indice de 1, 33 séparé de l'air par une surface sphérique ayant

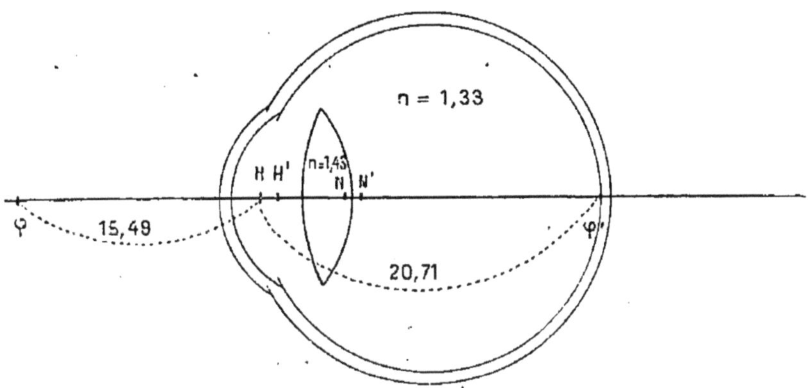

Fig. 62. — Œil schématique.

la courbure de la cornée et renfermant dans son intérieur une lentille constituée par une substance plus réfringente $n = 1,43$ représentant le cristallin (fig. 62 et 63).

Mais pour simplifier l'étude de la dioptrique oculaire, on peut supposer confondus en un seul les deux points principaux et les deux points nodaux, la

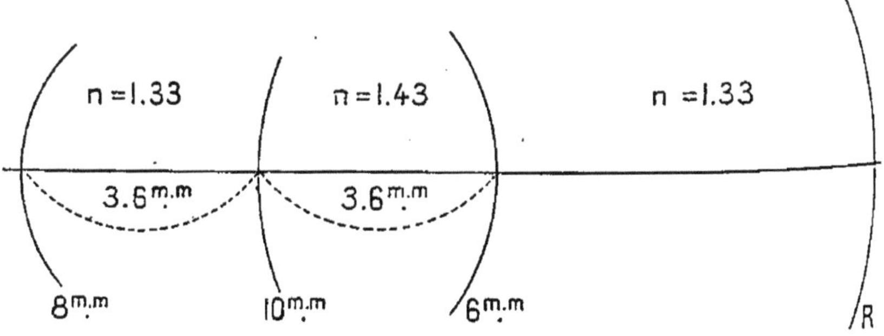

Fig. 63. — Schéma des dioptres oculaires.

distance qui les sépare n'étant que de 0 mm. 36.

Dès lors, le système des trois dioptres convergents peut être remplacé par *un seul*, dont le plan principal représentera les deux plans principaux confondus et le centre de courbure les deux points nodaux.

Cet œil ainsi simplifié est l'*œil réduit* (Listing). Il est constitué par un dioptre sphérique convergent ayant un rayon de courbure de 5 mm. et séparant l'air d'un milieu dont l'indice de réfraction est 4/3 et dont le

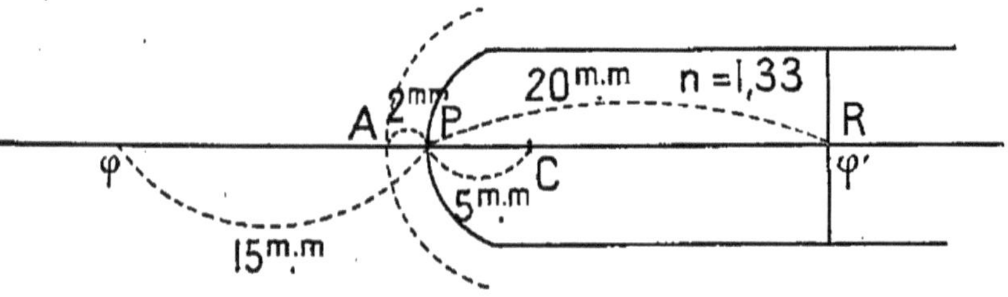

Fig. 64. — Œil réduit.

pôle est placé à 2 mm. en arrière de la cornée de l'œil schématique (fig. 64).

P est le pôle, C le centre de courbure, et φ, φ' les deux foyers principaux, R est la rétine.

PC = 5 mm. ; PA = 2 mm. ; Pφ = 15 mm, Pφ' = 20 mm. ; $n = \frac{4}{3}$.

On peut voir ainsi que la valeur dioptrique de l'œil est de $\frac{1}{\varphi'}$ = 50 dioptries pour le rayon allant vers la rétine et de $\frac{1}{\varphi}$ = 66 D. 66 pour les rayons venus de la rétine.

Le dioptre oculaire formant l'œil réduit est donc un dioptre inéquifocal, la distance focale antérieure étant plus courte que la distance focale postérieure.

RÉFRACTION STATIQUE. — EMMÉTROPIE. — AMÉTROPIES. — VARIÉTÉS D'AMÉTROPIES

L'œil, tout comme un appareil photographique, n'aura des images rétiniennes précises que lorsque le foyer postérieur du système dioptrique coïncidera avec la rétine.

C'est le cas de l'œil normal qui est construit de telle sorte que, l'*appareil dioptrique étant au repos*, le foyer postérieur *coïncide avec la rétine.*

C'est ce qu'on nomme l'œil *emmétrope.*

Mais il est beaucoup d'autres yeux qui n'ont pas cette qualité; on les englobe sous le nom général d'*amétropes.*

L'*amétropie*, ou état anormal de l'œil, peut dépendre de deux causes isolées ou associées.

1° Le dioptre peut être un dioptre sphérique normal, mais le foyer postérieur *ne coïncide pas avec la rétine;* il est *en avant ou en arrière ;* c'est le cas de l'œil *myope* ou *hypérope ;*

2° Le dioptre oculaire n'est *plus une surface de révolution*, on dit alors que l'œil est astigmate ou astigme.

Expliquons rapidement ces différents états de réfraction statique.

I. — Emmétropie. — Punctum remotum à l'infini.

L'œil emmétrope est celui dont le foyer principal postérieur coïncide avec la rétine (fig. 65).

Il est aisé de voir que, dans un œil ainsi constitué, les rayons partis de l'infini, parallèles à l'axe principal, viendront, après réfraction, rencontrer la rétine en F' qui coïncide avec elle. Les objets situés à l'infini formeront donc sur la membrane visuelle des images nettes. Il en résulte évidemment que l'œil emmétrope distingue nettement les objets les plus éloi-

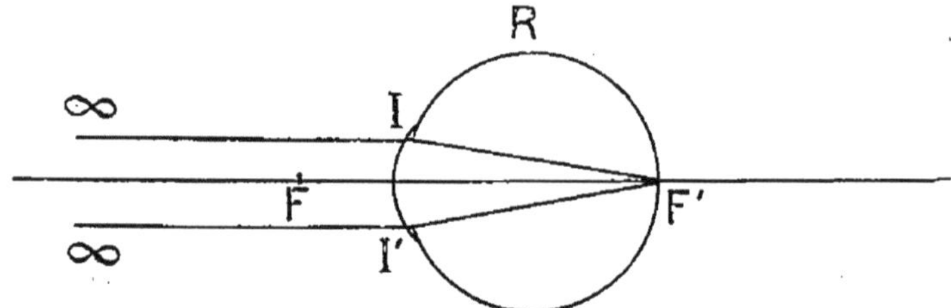

Fig. 65. — Dans l'œil *emmétrope*, le foyer principal postérieur F' coïncide avec la rétine R.

gnés, pourvu que les images rétiniennes soient suffisamment grandes.

L'infini est le point le plus éloigné qu'il puisse voir. C'est ce qu'on appelle son *punctum remotum* ou simplement *remotum*. Ce remotum est le *foyer conjugué* de la rétine et les rayons émanés d'elle sortent parallèles.

II. — Myopie. Punctum remotum fini, réel, en avant de l'œil.

Dans l'œil myope, le foyer postérieur est situé en avant de la rétine (fig. 66).

Un rayon parti de l'infini SI coupera l'axe principal en F' qui est situé en avant de la rétine.

Le myope ne pourra donc pas avoir une image nette des objets placés à l'infini et ne percevra que des images rendues confuses par les cercles de diffusion.

Au contraire, un objet plus rapproché, situé entre l'infini et l'œil, pourra venir former son image sur la rétine. Tel est le cas de *r* dont le foyer conjugué es en R.

Ce point, qui est le *plus éloigné* qu'un myope puisse

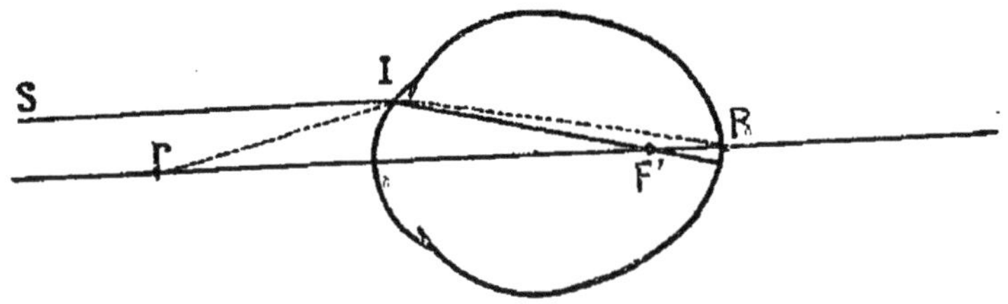

Fig. 66. — Dans l'œil *myope* le rayon parallèle SI coupe l'axe optique en F', *en avant de la rétine* R. Seuls les rayons divergents émanés de *r* iront former leur foyer sur la rétine R.

voir et qui est le *foyer conjugué de la rétine*, est encore le *remotum*.

Ce *remotum* est situé en *avant de l'œil*, à une *distance finie* : de plus il est *réel*.

Nous étudierons plus loin pour quels motifs le foyer postérieur du système dioptrique est situé en avant de la rétine.

III. — Hyperopie. Punctum remotum virtuel situé en arrière de l'œil, à une distance finie.

L'œil hyperope est celui dont le foyer postérieur est situé en arrière de la rétine.

La figure 67 montre que le foyer F' est en arrière de la rétine R. L'œil hypérope ne peut donc pas avoir non plus une image nette des objets éloignés ; il ne le pourra que s'il est capable d'augmenter sa puissance réfringente. Il verra encore bien moins les objets placés entre l'infini et lui ; plus ils se rapprochent, plus l'image s'éloigne de F'. Ni les rayons parallèles, ni les rayons divergents ne peuvent impressionner nettement la rétine.

Il n'y a que les rayons convergents qui puissent arriver à ce but. Le rayon KI' est dans ce cas, il semble aller vers le point *r*, où son prolongement géomé-

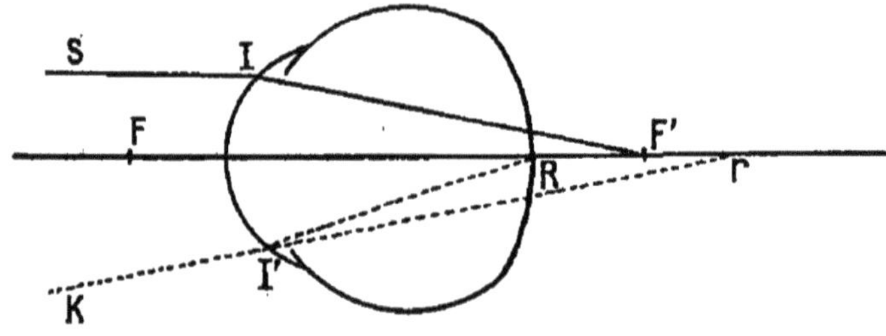

Fig. 67. — Dans l'œil hypérope le rayon parallèle SI coupe l'axe optique en F' en arrière de la rétine. Des rayons divergents formeraient leur foyer encore plus loin. Seuls, les rayons *convergents* analogues à KI' iront, après réfraction, former leur foyer sur la rétine R.

trique rencontre l'axe. Seuls, les rayons ayant cette direction pourront donner une image rétinienne. On voit aisément que la rétine est son foyer conjugué : *r* est le remotum de l'œil hypérope. Il est situé *en arrière de l'œil, à une distance finie*, et, de plus, *il est virtuel.*

IV. — Astigmie.

Lorsque le dioptre oculaire n'est plus une surface de révolution, c'est-à-dire ayant une même courbure dans tous ses méridiens, l'œil est astigmate ou astigme.

Les courbures peuvent varier d'un méridien à l'autre sans aucune progression, parfois même dans l'étendue d'un même méridien. L'œil est alors atteint d'*astigmie irrégulière*.

Si, au contraire, les différents méridiens, tout en ayant chacun une courbure constante, ont des courbures successives qui varient progressivement de l'un à l'autre, l'œil est atteint d'*astigmie régulière*.

Ces différents méridiens peuvent être, l'un *emmétrope*, les *autres myopes ou hypéropes*, à des degrés divers, régulièrement croissants ou décroissants; souvent tous sont irrégulièrement amétropes. Les méridiens de la plus petite et de la plus grande courbure sont les méridiens principaux et sont, comme nous le verrons, perpendiculaires l'un à l'autre.

Le degré des astigmies est indiqué par la différence de réfraction qu'ils ont entre eux.

Importance de la situation du remotum. — Degrés d'amétropie. — Comme nous venons de le montrer, il est facile de classer tous les yeux, au point de vue optique, d'après la *situation du foyer postérieur par rapport à la rétine*.

Pour reconnaître une emmétropie ou une amétropie, il est donc indispensable de savoir la situation exacte de ces rapports.

D'un autre côté, nous avons établi que le *remotum est le foyer conjugué de la rétine*, dans l'œil au repos.

On conçoit donc immédiatement que, *si nous pouvons déterminer la situation du remotum, nous déterminerons par là-même celle de la rétine*, et nous établirons l'état exact de la réfraction oculaire : *emmétropie* ou *amétropie*.

C'est qu'en effet la situation du remotum est singulièrement variable ; il est plus ou moins éloigné de la rétine, il en résulte qu'il existe des *degrés d'amétropie* qui servent à comparer les yeux entre eux, à les classer.

Comme les yeux myopes ou hypéropes peuvent être considérés comme *trop* ou *pas assez* réfringents, un excellent moyen de noter les amétropies sera de les classer d'après l'excès ou le déficit de réfraction.

Nous appellerons donc *degré d'amétropie le numéro de la lentille qu'il faut mettre devant l'œil amétrope pour qu'il devienne emmétrope.*

S'il fallait une lentille concave de 5 dioptries pour rendre un œil emmétrope, c'est qu'il aurait une myopie de 5 D.

La lentille qui transforme l'œil amétrope en œil normal est dite *correctrice* et *l'inverse de sa distance focale donne le degré d'amétropie.* $N = \frac{1}{f}$.

En rendant l'œil emmétrope, c'est-à-dire capable de voir à l'infini, la lentille correctrice indique exactement la situation du remotum, car elle ne devient telle que lorsque son foyer principal *antérieur ou postérieur* (M ou H) *coïncide avec lui.*

La figure 68 montre fort bien la chose. Le rayon SI, parallèle à l'axe, pénétrant dans un œil myope, coupera l'axe en F en avant de la rétine qui percevra une image confuse. Pour qu'elle devienne nette, il faut que le foyer postérieur F soit reculé en R.

Pour arriver à ce but, il faut que les rayons parallèles arrivent à l'œil *divergents*, comme s'ils provenaient du point *r*, remotum de l'œil myope. Il suffira, pour cela, de mettre devant l'œil une lentille concave L dont le foyer antérieur coïncidera avec *r*. Les rayons réfractés à travers elles auront la divergence voulue pour que l'œil myope voie nettement les objets les plus éloignés.

Cette lentille dont la puissance réfringente est connue nous indiquera la situation du remotum.

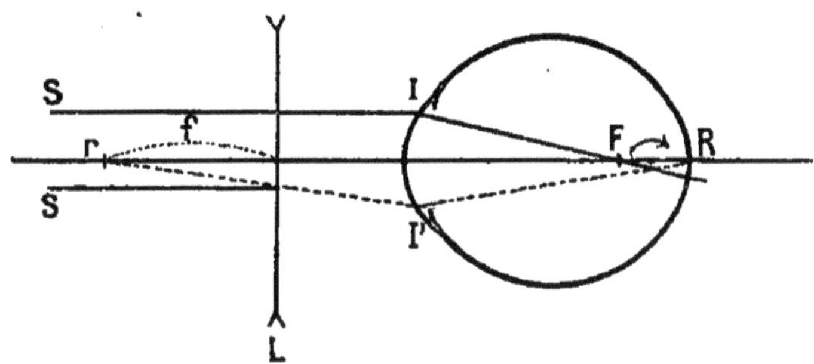

Fig. 68. — L'œil myope est corrigé par des verres sphériques concaves qui font diverger les rayons parallèles et la correction est réalisée lorsque ces rayons sortent divergents de la lentille L comme s'ils provenaient de *r* : ce qui s'obtient quand *r* coïncide avec le foyer principal de la lentille.

Mais il s'agit de fixer la *position exacte du remotum par rapport aux points cardinaux de l'œil.*

Le remotum doit-il être compté à partir du *plan principal*, du *point nodal* ou *du foyer antérieur ?*

En comptant la distance du remotum *à partir du foyer antérieur, on a cet avantage que le verre correcteur indique le degré d'amétropie.*

Nous avons vu en effet qu'un verre est correcteur lorsque son foyer *postérieur* dans l'hypéropie, *antérieur* dans la myopie, *coïncide avec le remotum.*

Plusieurs verres pourraient donc réaliser ces conditions, pour une même amétropie, en les éloignant ou les rapprochant de l'œil et un *même verre* éloigné ou rapproché de l'œil pourrait corriger plusieurs amétropies de même nature.

Mais, *en pratique*, le verre correcteur porté par

les *amétropes est situé à peu près au foyer antérieur de l'œil*, à 15 mm. du plan principal.

Il est donc tout naturel de prendre le foyer antérieur comme point d'origine pour calculer la situation du *remotum*.

De la sorte, avons-nous dit, *la lentille correctrice*

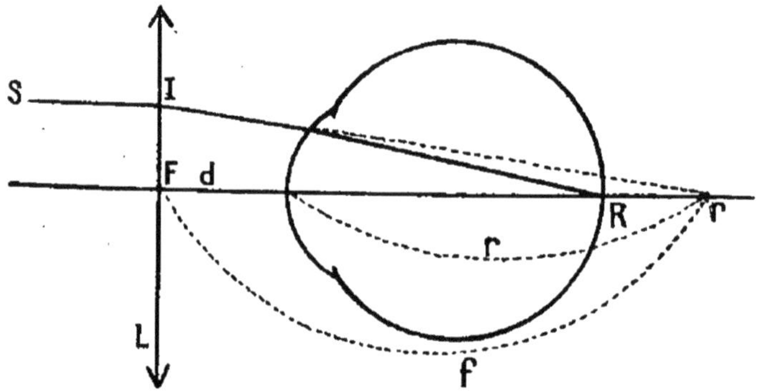

Fig. 69. — L'œil *hypérope* est corrigé par des verres sphériques *convexes* qui rendent convergents les rayons parallèles. La correction est obtenue lorsque le remotum r coïncide avec le foyer principal de la lentille.

indique le degré d'amétropie. La figure 69 le montre fort bien.

La lentille L, qui fait converger en R le rayon SI', indiquera le degré d'hypéropie $\frac{1}{r}$, puisque $\frac{1}{f} = \frac{1}{r}$.

Donc si un œil myope ou hypérope a son remotum à 1 m., 0 m. 50, 0 m. 25 en avant ou en arrière du foyer antérieur, nous disons qu'il est *myope* ou *hypérope* de 1, 2, 4 Dioptries.

Il y a encore un autre avantage à adopter cette manière de compter : Parent fait remarquer, avec juste raison, que l'augmentation ou la diminution d'axe dans les amétropies axiles est indiquée par le degré d'amétropie à raison de 0 mm. 3 par D. De telle sorte que l'on peut admettre que 3 D. en plus ou en moins équivalent à un allongement ou un raccourcissement de 1 millimètre.

En l'adoptant enfin, nous nous mettons dans les conditions où l'on détermine objectivement (Donders, Scheiner) l'état de la réfraction statique.

Il devient dès lors inutile, *en pratique*, de faire un calcul pour chercher la valeur dioptrique exacte de l'œil.

Cette détermination du remotum préconisée par *Giraud-Teulon* n'a pas été admise par tous. Donders compte à partir du *point nodal; Nagel*, *Landolt* à partir du *plan principal.*

Ces derniers auteurs désignent l'amétropie ainsi mesurée sous le nom d'*amétropie absolue ou vraie*, et celle qui est comptée à partir du foyer antérieur, sous le nom d'*amétropie relative.*

Si on admet cette manière de mesurer les amétropies, on voit rapidement que le verre correcteur de la myopie est *toujours plus fort que la myopie qu'il corrige et que c'est le contraire dans l'hypéropie.*

Pour avoir l'amétropie *vraie ou absolue*, il suffira de retrancher ou d'ajouter 15 mm. (Nagel) ou 20 mm. (Donders) à la distance focale de la lentille correctrice et l'inverse donnera le résultat cherché $M = \frac{1}{f + d}$ et $H = \frac{1}{f - d}$. (Voir fig. 70.)

(Exemple : Supposons que la lentille correctrice d'une amétropie soit — 10 D. ; quelle est la myopie de l'œil corrigé ?

Avec Giraud-Teulon, nous disons M = — 10 D. puisque $f = r$.

En comptant comme Donders, nous aurons $M = \frac{100}{10 + 2} = 8$ D. 33.

Avec Nagel, Landolt, on aurait $M = \frac{100}{10 + 1,5} = 8$ D. 7 environ.

La différence obtenue, faible dans les légères amé-

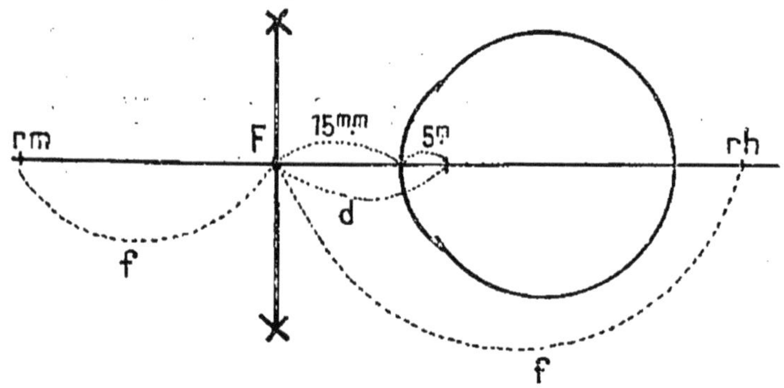

Fig. 70. — En comptant la distance du remotum à partir du foyer antérieur, le verre *correcteur* indique le degré d'amétropie.

tropies, s'accroît très fortement dans les amétropies élevées.

Nous verrons qu'on peut utiliser cette manière de mesurer l'amétropie vraie quand nous étudierons la réfraction de l'œil aphake.

Mais, en pratique, il est entendu que nous adoptons la méthode de Giraud-Teulon et que nous disons qu'un œil est myope de *six D.* lorsqu'il est corrigé *par une lentille de six D.* placée à son foyer antérieur. Cela est de la plus grande importance au point de vue du service militaire.

Importance au point de vue du recrutement. — En effet, l'art. 78 de l'Instruction ministérielle du 22 octobre 1905 stipule que la myopie entraîne l'exemption au delà de 7 D. Si nous comptons à la manière de Giraud-Teulon nous admettrons que le verre — 7, placé au foyer antérieur de l'œil, doit corriger complètement l'amétropie et par conséquent qu'un verre de — 6 doit donner le *point neutre* à la skiascopie.

En réalité, nous ne corrigeons qu'une myopie de 6D.14. En effet, le foyer principal d'une lentille de 7D. se trouve à $\frac{100}{7}$ = 14 cm.28 de cette lentille (fig. 71).

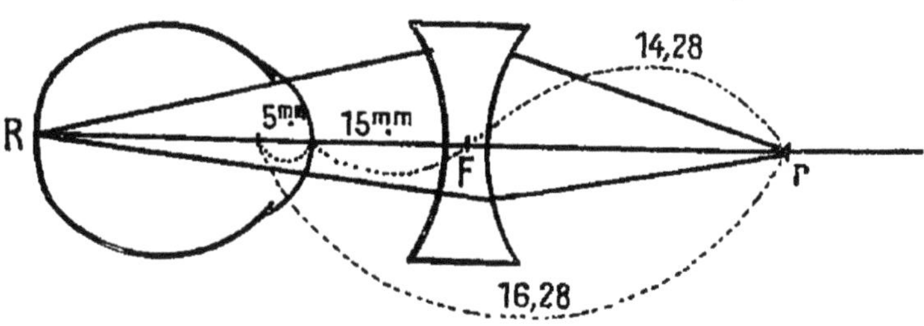

Fig. 71. — Variations du degré de myopie suivant le point de départ de la distance du remotum.

Nous la plaçons au foyer antérieur de l'œil, c'est-à-dire à 15 mm. en avant de la cornée. De plus, le point nodal est approximativement à 5 mm. en arrière de la cornée. Par conséquent, les rayons qui sortent de l'œil viennent converger au point *r*, c'est-à-dire à : 14 cm. 28 + 1 cm. 5 + 0 cm. 5 = 16 cm. 28 du point nodal, ce qui répond à une myopie vraie de $\frac{100}{16,28}$ = 6D.14.

Pour corriger une myopie vraie de 7D., c'est-à-dire une myopie dont le remotum serait à 14 cm. 28 du point nodal, il faudrait employer une lentille plus forte, puisque le foyer principal de cette lentille devrait se trouver à 12 cm. 28 pour coïncider avec le remotum de l'œil. Elle devrait donc avoir une force réfringente de 8 D. 10.

Suivant qu'on admet l'une ou l'autre méthode, on observe une différence appréciable. Il est donc de la plus haute importance de fixer expressément, dans le texte du règlement, ce qu'on doit entendre par myopie de 7 D. *A notre sens, on doit admettre avec Giraud-Teulon qu'un œil est myope de 7 D. quand une lentille négative de cette valeur, placée au foyer antérieur de l'œil, rend cet œil emmétrope.*

DÉTERMINATION ET MESURE DE LA RÉFRACTION STATIQUE

Nous venons de montrer que, connaître la réfraction d'un œil, c'est savoir quelle est *la situation exacte de la rétine par rapport au foyer postérieur de l'appareil dioptrique.*

Nous avons vu, d'autre part, que, lorsque l'œil est au repos, *la rétine a un foyer conjugué qui est le remotum.*

Il est donc facile de comprendre que si nous pouvons, par des procédés variables, établir la situation précise de ce *remotum*, nous aurons par là même établi la situation de l'écran rétinien et que la détermination cherchée sera obtenue.

C'est là justement l'objet que poursuivent toutes les méthodes que nous allons étudier. Parmi celles-ci, les unes sont plus ou moins praticables, plus ou moins précises. Nous étudierons seulement celles qui sont facilement utilisées et qui peuvent être mises en pratique par tout médecin sans exiger un arsenal d'appareils très coûteux et difficilement transportables.

On peut d'abord ranger les procédés dans deux grandes catégories :

1° La méthode *subjective*,

2° La méthode *objective*.

Dans la première, on utilise les renseignements fournis par le sujet. Nous étudierons les procédés d'un *Donders*, des optomètres de *Badal*, de *Scheiner*.

Les deux premiers donnent, en même temps que la réfraction, la mesure de l'acuité visuelle. Le dernier donne la réfraction sans l'acuité.

La méthode objective, qui ne tient aucun compte des renseignements fournis par le sujet, comprend les procédés de l'*angéioscopie*, de l'*image droite*, de l'*image renversée* et surtout la *skiascopie* ou *procédé de Cuignet*.

I. — Méthodes subjectives.

1° Procédé de Donders. — Pour appliquer ce procédé, il faut deux choses :

1° *Une boîte de verres gradués* de 0,D.25 à 20 dioptries pour les verres sphériques et de 0, D. 25 à 6 D. pour les verres cylindriques. Il est rare, en effet, qu'une amétropie dépasse de tels degrés et, même dans ce cas, il sera facile d'ajouter aux verres les plus forts d'autres plus faibles qui seront nécessaires pour arriver à la mesure cherchée (fig. 72).

2° *Une échelle métrique* pour la mesure de l'acuité visuelle qui sera placée à 5 mt. du sujet. Notre échelle, qui répond à tous les desiderata, sera utilisée avec avantage.

Principe de la méthode. — Le remotum de l'em-

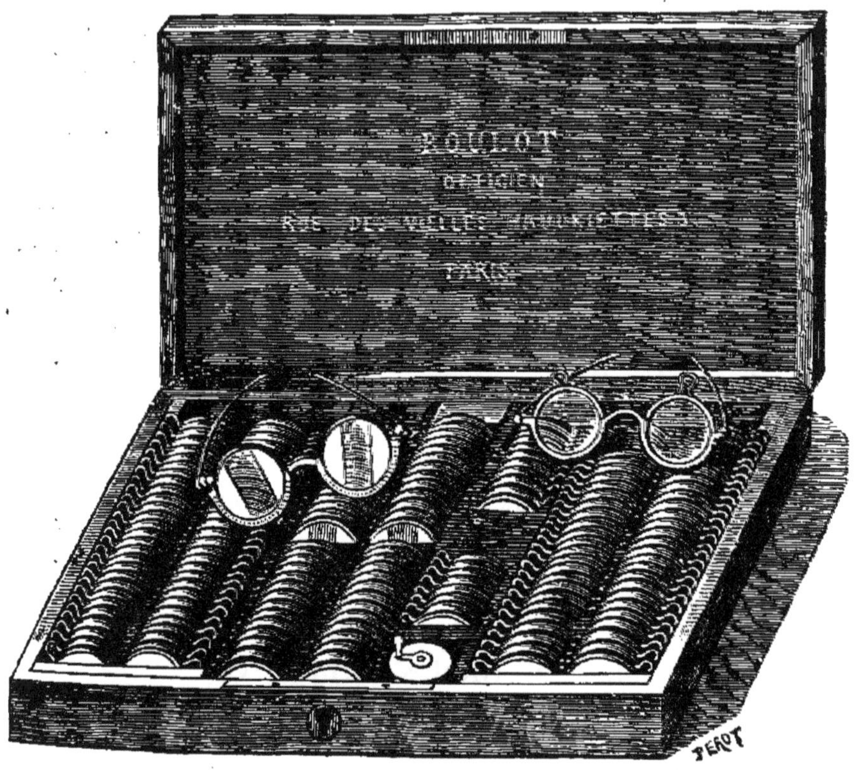

Fig. 72. — Boîte de verres.

métrope étant à l'infini, il en résulte qu'un tel œil lira sans difficulté à la distance de 5 mt. les lettres de l'échelle qui correspondent à l'acuité moyenne (V = 1).

Par contre, l'œil *myope* ou *hypérope dépourvu d'accommodation* ne pourra lire ces mêmes lettres, puisque son foyer postérieur n'est pas sur la rétine. Les images rétiniennes sont masquées par les cercles de diffusion.

C'est sur cette constatation qu'est basée la méthode de Donders. Quelles conditions faut-il réunir pour que cette méthode soit exacte ?

Il faut :

1° Que le sujet soit de bonne foi et veuille répondre très nettement ;

2° Que l'accommodation n'ait pas à intervenir. S'il s'agit de personnes ayant dépassé la quarantaine, la mensuration offrira toutes garanties ; mais s'il s'agit de sujets jeunes et surtout d'*enfants* ou de *simulateurs*, on sera très souvent dans la nécessité, pour obtenir un résultat indiscutable, de paralyser, au préalable, le muscle ciliaire par des instillations d'atropine pendant six ou sept jours.

Manière de procéder. — L'échelle d'acuité sera placée à 5 mètres du sujet. Elle sera bien éclairée soit par la lumière naturelle, soit par la lumière artificielle comme nous l'avons déjà indiqué. (Voir : Acuité visuelle, page 15.)

On mesurera séparément la réfraction de chaque œil, l'un étant masqué par un écran quelconque, sans comprimer le globe.

Nous devons, pour enregistrer les résultats de la méthode, voir ce qu'elle nous donne suivant que le sujet est dépourvu naturellement ou artificiellement de son accommodation ou que celle-ci persiste tout entière.

A. — Examen d'un sujet dépourvu d'accommodation. — Nous prions le sujet de lire l'échelle d'acuité. Nous obtenons ainsi plusieurs résultats :

1° Le sujet lit toutes les lettres, y compris celles qui correspondent à l'acuité normale (V = 1);

2° Le sujet ne lit que les premières lignes ;

3° Il n'en lit aucune.

Etudions rapidement chacun de ces cas et voyons le diagnostic qu'ils nous permettent de porter,

I. — Le sujet lit toutes les lettres qui correspondent à l'acuité normale ($V = 1$). *Emmétropie.* — Nous en concluons qu'il est *emmétrope*, puisqu'il n'y a qu'un *emmétrope* qui puisse recevoir sur sa rétine des images nettes provenant de cette distance.

Pour démontrer qu'il est emmétrope, faisons passer devant cet œil un verre concave de 1D.; celui-ci le rend *hypérope* de 1D; immédiatement l'acuité visuelle baisse. Un verre convexe le rendant myope amènerait aussi un affaiblissement de l'acuité visuelle.

Donc tout œil qui lit la ligne d'acuité normale ($V = 1$) *est emmétrope.*

II. — Le sujet ne lit que que les premières lignes de l'échelle d'acuité.

Amétropies. — Nous en concluons qu'il est *amétrope.*

A. — Myopie légère, — Mais il faut établir de quelle amétropie il est atteint.

Un œil ayant une acuité de 0, 1 peut être atteint d'une myopie inférieure à 2 Dioptries.

Faisons passer, devant un œil, un verre convexe faible (+1 D.) l'acuité V. baisse aussitôt, car ce verre, rendant l'œil plus réfringent, augmente la myopie et éloigne encore davantage le foyer postérieur de la rétine.

Un verre concave, au contraire, diminuant la myopie, *augmentera* l'acuité, car il tend à rapprocher l'œil de l'emmétropie, état nécessaire pour voir au loin.

Il faut donc conclure que *lorsqu'une lentille concave améliore la vision, l'œil est myope.*

Pour déterminer le *degré* de myopie, on fera passer devant l'œil des verres concaves de plus en plus forts, en commençant par les plus faibles, et le *verre qui rendra l'œil emmétrope*, indiquera, comme nous l'avons démontré, *le degré de myopie.*

Si une lentille de — 1 D. 50 permet de lire la ligne où V = 1, nous disons que *l'œil est myope de 1 D.50* et que son *acuité est normale.*

Dans certains cas où l'acuité reste inférieure à la normale par suite de lésions ou de malformations oculaires, le *degré de myopie* sera indiqué par la lentille concave *qui donnera la meilleure acuité.* (Ce résultat peut être erroné.)

B.— Hypéropie légère. — Un œil légèrement hypérope ne voit pas la ligne V = 1. Un verre concave ne fait qu'augmenter l'hypéropie et diminue la vision.

Une *lentille convexe*, rapprochant l'œil de l'*emmétropie, améliore la vision.*

Donc, si une *lentille convexe*, placée devant l'œil amétrope, *améliore la vision*, c'est qu'il est *hypérope.*

Par un raisonnement analogue à celui que nous venons de tenir, *la lentille convexe* qui procurera la *meilleure acuité* indiquera le *degré* d'hypéropie.

C. — Astigmie composée. — Lorsqu'avec une lentille convexe ou concave l'acuité visuelle devient normale, il s'agit de *myopie* ou *hypéropie* simples.

Mais lorsque, malgré cette correction, l'acuité, tout en étant améliorée, n'est pas assez élevée (V < 1), il faut savoir si cela ne tient pas à l'existence *d'une astigmie.*

Pour trancher la question, il suffit de prendre, dans

le cas de myopie, un verre cylindrique concave faible (0, D. 50) et de l'ajouter au verre sphérique.

On mettra d'abord l'axe du cylindre *horizontal* puisque, dans l'astigmie la plus fréquente, c'est le méridien vertical qui est le plus réfringent. (Voir Astigmie.)

Si la vision n'est pas améliorée dans ce méridien, on tourne l'axe du verre de degré en degré jusqu'à ce qu'il ait parcouru 180° et qu'on ait trouvé ou non un méridien principal.

S'il existe de l'astigmie, l'acuité visuelle augmentera et le *verre cylindrique concave* qui donnera la *meilleure acuité* indiquera *le degré d'astigmie* et *la direction des deux méridiens principaux.*

(Exemple: Un malade, sans aucune correction, a une acuité de 0,1. Un verre concave sphérique de 1D. élève l'acuité à 0,5 ou $\frac{1}{2}$; puis les verres de 1, D. 25; 1, D. 50 ne donnent aucune amélioration.

Nous concluons d'abord que cet œil a une myopie de 1Dioptrie. Mais plaçant au devant du verre sphérique un cylindre concave 0, D. 50 l'axe horizontal, l'acuité devient V = 0,8.

Nous concluons qu'il y a de l'astigmie et nous augmentons le numéro du verre cylindrique, *sans changer la direction de l'axe*, jusqu'au maximum d'acuité.

Après 0, D. 50, nous prenons 0, D. 75, et avec 1D. nous obtenons V = 1.

Nous portons alors le diagnostic d'*astigmie myopique composée*. Le verre cylindrique de 1 D. nous indique le *degré* d'astigmie et nous savons par la situation de l'axe horizontal que le méridien vertical a une myopie de 2 D. et l'horizontal de 1D.

S'il s'agit d'*astigmie composée hypéropique*, un verre

cylindrique convexe sera mis devant le verre sphérique, d'abord l'axe vertical. On le fera, si c'est nécessaire, tourner comme nous l'avons indiqué et dans le cas où l'acuité augmenterait à un moment donné, on corrigerait le méridien dont l'hypéropie serait plus élevée. Le verre cylindrique convexe qui procure la meilleure acuité indique le degré de l'astigmie manifeste et la situation des deux méridiens principaux.

D. — Astigmie simple. — Astigmie mixte. — Mais il peut arriver que les verres sphériques concaves ou convexes n'améliorent pas la vision. Il peut s'agir alors d'*astigmie simple*.

Dans ce cas, un verre cylindrique concave ou convexe dans un méridien déterminé *améliorera l'acuité*, et le numéro du verre qui donnera la meilleure acuité *indiquera la nature, le degré d'astigmie et la direction du méridien amétrope*.

Dans certains cas, un *verre cylindrique convexe*, vertical par exemple, améliore l'acuité jusqu'à un certain point ; et si cette acuité est loin de la normale on mettra devant le verre convexe un verre *cylindrique concave perpendiculairement* au premier : si l'acuité s'élève, il s'agit d'*astigmie mixte*.

Il faudra chercher alors le verre cylindrique concave qui fasse voir le mieux.

Chaque verre cylindrique indiquera la direction des méridiens amétropes et leur degré d'amétropie.

L'astigmie sera donnée par la somme de ces amétropies.

Si un œil est myope de 3D. dans le méridien vertical et hypérope de 2D. dans le méridien horizontal, il sera rendu emmétrope par un cylindre concave de

3 D. à axe horizontal et un cylindre convexe à axe vertical de 2 D.

L'astigmie est de $3 + 2 = 5$ Dioptries.

III. — Le sujet ne lit aucune lettre de l'échelle d'acuité. — Il est *amétrope* et il s'agit d'une *amétropie* élevée (*myopie, hypéropie, astigmie composée*).

Il faudra procéder comme nous l'avons dit dans le cas précédent :

1° Chercher le verre sphérique qui donne la meilleure acuité ;

2° Ajouter à ce verre sphérique un verre cylindrique pour l'augmenter si possible ;

3° Chercher avec les verres cylindriques seuls ou combinés.

Lorsque les verres correcteurs ne peuvent donner une acuité normale, c'est qu'il existe dans l'œil (milieux transparents, membrane sensible, appareil de conduction) des lésions qui expliquent cet affaiblissement. Dans ce cas, la méthode manque d'exactitude.

Autrement, la méthode de Donders, après atropinisation, chez des sujets intelligents et *non simulateurs*, permet d'arriver à la mesure de la réfraction et de prescrire en même temps les verres qui rendent l'œil emmétrope.

Elle est donc excellente, et, *avant de prescrire des verres* à un malade, *il faut toujours avoir recours à elle*.

B. — Examen d'un sujet jeune possédant son accommodation. — Quand il s'agit simplement de mesurer l'*acuité visuelle*, sans avoir un état exact de la réfraction, cette méthode donne encore de bons résultats, c'est la plus fréquemment employée.

Mais chez un sujet jeune, non atropinisé, la mesure

de la réfraction ainsi obtenue est *inexacte très souvent*.

Scientifiquement elle ne peut suffire à elle seule ; elle a besoin d'être contrôlée par d'autres procédés.

Examinons en effet, comme dans le chapitre précédent, comment nous devrons interpréter les réponses du sujet observé.

I. — Le sujet lit toutes les lettres de l'échelle, y compris la ligne d'acuité normale.

Nous en concluons :

1° *Qu'il a une acuité visuelle normale* $(V = 1)$;

2° *Qu'il n'est pas myope ;*

3° *Qu'il n'est pas astigmate.*

Mais il peut être :

1° *Emmétrope ;*

2° *Hypérope.*

En effet, tout hypérope voit nettement à l'infini pourvu que *son amplitude d'accommodation* soit *supérieure ou au moins égale* à son déficit de réfraction.

Ainsi un hypérope de 5 D. à 20 ans (1) peut voir nettement au loin puisqu'il dispose de 10 Dioptries d'accommodation ; il ne verra plus à 50 ans, puisqu'à ce moment il n'aura plus que 2 D. environ d'accommodation.

On voit donc que les jeunes hyperopes peuvent voir très bien et très nettement à l'infini.

Il s'agit dès lors de savoir si le sujet est *emmétrope* ou *hypérope*.

Pour cela, faisons passer devant l'œil une lentille convexe faible de 0,50 D. ou 0,75 D.

(1) En réalité les hypéropes élevés ont de très mauvaises acuités. (Voir Hypéropie.)

A. Si l'œil est emmétrope, cette lentille le rendra myope de 0,50 D. ou 0,75 D., donc son acuité baissera. Si cela se produit, on aura des présomptions pour que le sujet soit *emmétrope*. Nous disons des présomptions, car beaucoup d'hypéropes ne relâchent pas leur accommodation. Ils se rendent emmétropes depuis si longtemps qu'ils ne peuvent diminuer leur réfraction et que leur acuité baisse quand on met un verre convexe devant leur œil.

Donc, si en mettant un *verre convexe* devant un œil dont l'acuité est normale, *celle-ci baisse*, il y a des *présomptions* pour qu'il soit *emmétrope;* mais il peut être aussi légèrement *hypérope*.

B. Mais si, en mettant un *verre convexe* devant l'œil, *l'acuité reste normale*, on peut affirmer qu'il est *hypérope*.

Pour que l'œil ne soit pas devenu myope, et pour que l'acuité visuelle indique qu'il est encore emmétrope, il faut, en effet, que le sujet ait relâché son accommodation d'une quantité égale à la lentille employée.

On peut donc, dans ce cas, faire le diagnostic d'*hypéropie*. Peut-on la mesurer exactement ?

Cela dépend de l'âge du sujet.

Il faudrait que le sujet relâchât totalement son muscle ciliaire, ce qui n'a presque jamais lieu chez les jeunes enfants.

Faisons cependant passer devant l'œil des lentilles convexes de plus en plus fortes et supposons qu'à la lentille 3 D. l'acuité visuelle soit encore normale; à 3,50 elle descend à 2/3. Nous disons que l'œil a une *hypéropie évidente ou manifeste* de 3 D.

Le verre convexe le plus fort qui laisse l'acuité normale indique *le degré d'hypéropie manifeste.*

Nous pouvons écrire cela ainsi : $Hm = 3D$.

Mais cela ne donne pas l'hypéropie *totale* ou *vraie* (Ht), car le muscle ciliaire contracturé masque une portion de cette hypéropie; ce qu'on nomme l'hypéropie *latente* (Hl). $Ht = Hm + Hl$.

La première méthode, au contraire, nous donnait l'hypéropie absolue. Il est vrai que chez les personnes un peu âgées, cette partie cachée de l'hypéropie diminue et l'*hypéropie manifeste tend de plus en plus à devenir totale.*

Dans l'exemple que nous prenons, si l'hypéropie latente est de 2 D., $Ht = 3 + 2 = 5$ Dioptries.

II. — Le sujet ne lit pas toutes les lettres ou *n'en lit aucune.* — Que conclure? Nous en déduirons immédiatement :

1° *Qu'il n'a pas une acuité normale;*

2° *Qu'il n'est pas emmétrope;*

3° *Qu'il est amétrope* (1).

Mais il nous faudra procéder comme nous l'avons déjà indiqué pour faire le diagnostic de *la variété et du degré* d'amétropie.

A. *Hypéropie.* — Nous faisons passer un verre convexe devant l'œil.

Si l'acuité visuelle *augmente ou ne baisse pas*, il est hypérope et *le verre convexe le plus fort qui donne la meilleure acuité* indique l'*hypéropie manifeste.*

B. *Hypéropie. Myopie. Astigmatisme.* — L'acuité visuelle baisse. Nous pouvons avoir affaire à un *hypérope* qui a du spasme ciliaire, à *un myope* ou à *un astigmate.*

Dans le premier cas, la méthode ne nous donne

(1) Il est entendu une fois pour toutes que nous avons constaté l'intégrité de l'œil examiné.

aucun renseignement. Voyons donc s'il est myope ou astigmate. Faisons passer une série de verres concaves en commençant par les plus faibles.

L'acuité visuelle augmente. — Nous en concluons qu'il est *myope*.

Mais cette myopie peut ne pas être une *myopie vraie*, c'est peut-être une *myopie factice* qui résulte de la contraction exagérée du muscle ciliaire. Beaucoup de myopies au début cèdent à l'atropine et *quelques hypéropes y voient mieux avec des verres concaves.*

Par conséquent *chez les jeunes sujets*, à moins qu'il ne s'agisse de myopies élevées au-delà de 5 D. par exemple, la méthode de Donders, sans atropinisation préalable, *peut donner* quelquefois *des résultats erronés.*

Dans les cas de myopie forte, si on veut mesurer la myopie quand même, on fera passer des verres concaves de plus en plus réfringents et, pour connaître le *degré de myopie*, on prendra le *numéro du verre le plus faible qui donne l'acuité maxima.*

(Il faut évidemment prendre le verre le plus faible, parce que les verres plus forts peuvent être facilement neutralisés par l'accommodation.)

Mais *jamais*, à moins que d'autres méthodes n'aient donné le même résultat, *on ne se basera sur cet examen seul pour prescrire des verres correcteurs.* Cette *myopie évidente* pouvant *être différente de la myopie réelle de l'œil examiné.*

c. *Astigmie composée.* — Si les verres sphériques concaves ou convexes ne donnent pas l'acuité normale, on cherchera comme précédemment, avec des verres *cylindriques convexes* ou *concaves*, s'il n'existe pas d'*astigmie composée.*

Mais, ici encore, l'amétropie *peut* être masquée par

la contraction ciliaire et le résultat obtenu est défectueux chez les jeunes sujets.

D. *Astigmie simple ou mixte.* — Dans le cas où les lentilles concaves ou convexes ne donnent aucune amélioration, il faut chercher avec des verres cylindriques convexes ou concaves à améliorer l'acuité visuelle.

On pourra ainsi faire le diagnostic d'*astigmie simple hypéropique ou myopique et d'astigmie mixte.*

Mais pour que ces diagnostics soient exacts, il faudra qu'ils soient confirmés par d'autres méthodes d'examen (skiascopie, astigmomètre).

Dans bien des cas, les astigmates ont des contractures qui masquent ou dénaturent leur astigmie ; les hypéropes peuvent paraître atteints d'astigmie myopique.

De sorte qu'en pratique cette méthode n'a pas de valeur *diagnostique ni thérapeutique absolue.*

En résumé, cette méthode donne *la mesure de l'acuité visuelle, alors même que celle de la réfraction n'est pas exacte.* C'est pour cela qu'elle est précieuse dans la médecine militaire où on demande d'abord la mesure de cette acuité et où on n'admet pas la correction de l'astigmie.

Comme, cependant, pour la myopie, on admet la correction : *toutes les fois que la myopie sera légèrement supérieure à 7 D.*, il sera indispensable de faire une *nouvelle mensuration après atropinisation.*

Car il faut bien se rappeler que, parfois, le muscle ciliaire, en se contracturant, produit de la myopie ou l'exagère quand elle existe.

Il suffit de mesurer souvent la réfraction des enfants pour s'en convaincre.

Le procédé de Donders est employé journellement pour prescrire les verres correcteurs, il nous indique *quels sont ceux qui améliorent le plus la vision*, et à ce titre il est extrêmement précieux, mais il faut qu'une autre méthode objective ait donné des résultats identiques.

Avec un sujet de bonne foi, ce procédé clinique est rapide ; mais il ne peut servir avec des sujets rebelles ou simulateurs.

D'un autre côté, il ne peut indiquer *la réfraction des yeux amblyopes ou pathologiques*, dont l'acuité s'améliore peu ou pas du tout par les verres correcteurs.

Ce n'est donc pas une méthode à laquelle on puisse avoir recours dans tous les cas, à ce point de vue, la skiascopie lui est préférable.

II. — Détermination subjective de la réfraction par le procédé de Scheiner.

Les optomètres qui ont été construits pour cette méthode sont basés sur l'expérience classique de Scheiner.

Un écran percé de deux trous séparés par une distance plus petite que le diamètre pupillaire étant placé devant un œil, il est facile de voir que, seul, l'œil normal aura une vision normale des objets placés à l'infini. En effet, dans cet œil emmétrope, les deux faisceaux qui pénètrent dans l'œil par les deux trous iront se réunir que la rétine même en F' puisque cette membrane se trouve au foyer postérieur de l'œil. Mais il n'en sera plus de même des yeux amétropes, *myopes* ou *hypéropes*. Les deux faisceaux lumineux rencontreront la rétine en deux points séparés et chaque portion de la rétine impressionnée aura une image de l'objet visé : chaque œil y verra donc double.

C'est cette diplopie qu'il s'agit de constater et de faire disparaître pour avoir la mesure de la réfraction de l'observé.

En examinant la fig. 73 on voit que les faisceaux

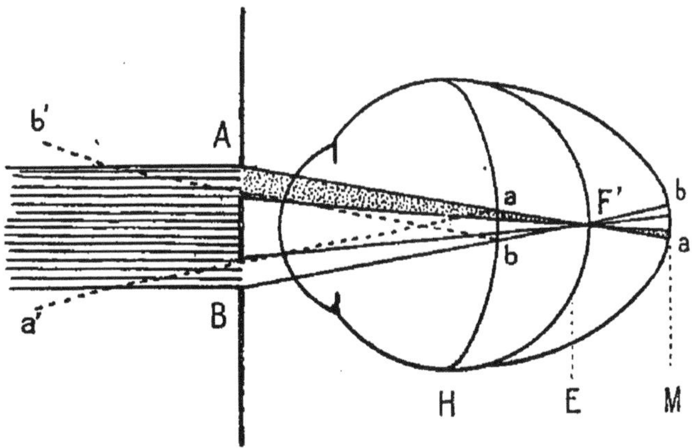

Fig. 73. — Expérience de Scheiner. Les faisceaux A, B qui se réunissent en F' sur la rétine de l'œil emmétrope, rencontrent les rétines de l'œil hypérope H et de l'œil myope M en deux points séparés déterminant une diplopie croisée dans le premier, une diplopie homonyme dans le second.

A*a* B*b* déterminent une *diplopie croisée* dans l'œil hypérope et une *diplopie homonyme* dans l'œil myope. Les parties impressionnées *a* et *b* reportant l'origine du faisceau incident suivant *aa' bb'*.

L'optomètre de *Thomson* est basé sur ce principe. Il se compose d'un diaphragme percé de deux trous écartés de 4 mm. et ayant chacun 0, 5 mm. de diamètre. Afin de mieux faire apparaître la diplopie, l'un d'eux est muni d'un verre rouge et l'objet observé est une flamme placée à 5 m. L'emmétrope n'accuse aucune diplopie, l'hypérope de la diplopie croisée et le myope de la diplopie homonyme.

Le Méhauté, après *Hassler*, a su fort bien utiliser l'expérience de *Scheiner* pour la mesure des amétropies, en adaptant à cet optomètre primitif les verres correcteurs de notre ophtalmoscope à réfraction, constituant aussi un appareil ingénieux et pratique auquel il a donné le nom d'*amétropomètre*.

Amétropomètre de Le Méhauté. — Son ophtalmoscope est muni d'une gorge graduée de 0° à 180°, qui repose elle-même sur un disque plus large percé d'un orifice central, en face duquel se trouvent les deux trous de l'optomètre. Le grand disque se met à la place du miroir quand on veut mesurer la réfraction; le petit disque, qui est mobile, peut prendre telle ou telle orientation, suivant le méridien qu'on examine.

On pourrait à la grande rigueur se servir de l'ophtalmoscope avec son Scheiner pour mesurer la réfraction comme *Hassler* le fit avec l'ophtalmoscope de Parent ; mais il est bien difficile, pour une personne inexpérimentée, de placer exactement le centre de l'ophtalmoscope en face de la pupille et souvent elle ne verrait qu'une image rouge ou verte parce qu'elle ne regarderait que par un trou. Il faut, de plus, masquer l'autre œil soit avec la main, soit avec un écran, ce qui embarrassera encore le sujet; enfin la flamme d'une bougie ne peut donner de très bons résultats pour la mesure des amétropies.

C'est pour toutes ces raisons que Le Méhauté a construit un *porte-optomètre* (fig. 74).

Il est formé de deux surfaces planes, séparées par une encoche destinée à s'appuyer sur l'arête du nez.

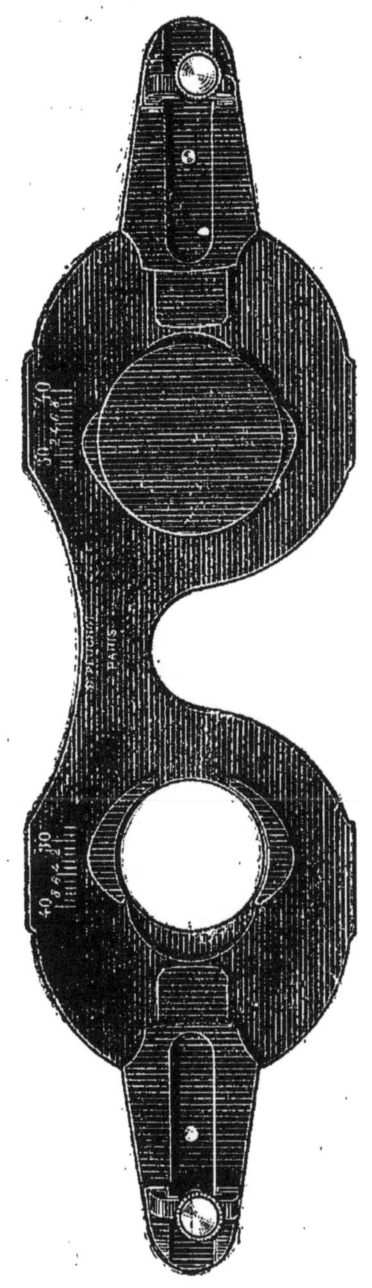

Fig. 74. — Porte-optomètre du Dr Le Méhauté.

Chacune de ces surfaces est percée à son centre d'une grande ouverture elliptique. Du côté de l'œil, la lunette est munie de deux œilletons mobiles dont l'écartement peut varier à volonté et qui viennent emboiter les régions temporales. Les ouvertures elliptiques se trouvent encadrées en haut, en bas par des pièces quadrangulaires métalliques servant à fixer l'œilleton et permettant à la lunette de s'appliquer exactement sur l'arcade sourcilière et sur l'os malade. Elles créent autour de l'œil une chambre noire. Elles suppriment les bandeaux incommodes ou les mains inhabiles qui obturent le second œil. Elles permettent à l'œil une liberté absolue de mouvements.

Cette lunette porte en avant une vis à molette destinée à fixer l'ophtalmoscope sur le porte-optomètre.

Pour se servir de l'ophtalmoscope comme optomètre, il faut d'abord dévisser le manche, mettre le disque de Scheiner en bonne situation, puis fixer l'instrument sur le porte-optomètre, à l'aide de la vis à molette.

Comme l'ophtalmoscope est couché horizontalement sur le porte-optomètre, il faut avoir soin de placer la gorge graduée de telle sorte qu'elle se trouve horizontale avec sa concavité tournée en haut quand l'appareil sera en place. Pour cela, il suffit de faire passer la ligne 0°-180° par l'index inférieur de l'ophtalmoscope.

Si, l'appareil étant monté, on veut changer l'orientation de l'axe, on se servira d'une clé annexée à l'appareil. De cette façon, il n'est pas nécessaire de toucher à l'ophtalmoscope et de le retirer chaque fois.

A l'appareil est jointe une réglette graduée de 28 à 40 millimètres, qui sert à mesurer l'écartement des pupilles. Il suffira, quand on aura mesuré cet écartement, de faire glisser le manche de l'ophtalmoscope dans la rainure qui le contient de façon à ce que l'écartement de l'optomètre soit identique à celui des pupilles.

Au lieu d'une bougie, dont la flamme est très peu fixe et ne peut être inclinée dans tous les méridiens voulus, l'amétropomètre est complété par une lanterne pouvant recevoir dans une gorge un rectangle lumineux. Ce rectangle est très étroit et éclairé par la source placée derrière, et placé au centre d'un disque.

Ce disque est mobile dans la gorge graduée que porte la lanterne. Cette graduation, qui va de 0° à 180°, permet toujours de l'orienter *suivant le diamètre perpendiculaire au méridien qu'on observe* et correspond à celle de l'optomètre. Si on examine le méridien horizontal, par exemple, la fente lumineuse devra être dirigée verticalement; pour la réfraction du méridien de 135° elle sera dirigée à 45°.

Pour déceler l'astigmie, on se sert d'un disque à croix lumineuse.

Ce disque est percé de nombreux trous disposés sur deux lignes perpendiculaires l'un à l'autre.

Pour déterminer avec précision la direction des deux méridiens principaux, on présente la croix au sujet dans une orientation quelconque. Il reconnaît immédiatement que tous les orifices sont déformés, allongés dans le même sens. Il indique avec la main la direction de la déformation et le médecin place l'un des bras suivant cette direction.

L'un des méridiens apparaît alors sous la forme d'une *ligne lumineuse continue*, tandis que l'autre se présente sous la forme d'échelons parallèles au premier.

Emploi de l'Amétropomètre. — Cet instrument permet de dire très rapidement si l'amblyopie d'un sujet est liée à un vice de réfraction, sans s'occuper de l'acuité visuelle.

Le sujet sera placé à cinq mètres de la source lumineuse et celle-ci sera à la même hauteur, ou à peu près, que l'œil examiné. En plaçant la source lumineuse plus près, on n'a aucune erreur appréciable, car l'accommodation n'entre en jeu que d'une façon très négligeable.

Pour que la mensuration soit faite dans de bonnes conditions, il faut que l'éclairage soit intense.

Mesure de la myopie et de l'hypéropie. — La croix lumineuse est vue d'une façon très nette dans ses branches, il n'y a donc pas d'astigmatisme. Il suffit de déterminer la réfraction dans un méridien.

Pour cela le sujet, les yeux couverts par le porte-optomètre, regarde, à travers les deux orifices munis de verres *rouge et vert*, le rectangle lumineux éclairé par la lampe.

La direction de celui-ci sera *perpendiculaire au méridien qu'on désire examiner :* vertical quand les deux trous seront horizontaux et horizontal quand ils seront verticaux.

Si l'œil est emmétrope, il ne sera perçu qu'un seul rectangle; en tournant la roue des verres correcteurs, on produira à volonté de la diplopie homonyme ou croisée suivant qu'on fera passer devant l'orifice pupillaire des verres convexes ou concaves.

Si l'œil est *amétrope*, il y a de la diplopie, le sujet voit deux rectangles, l'un vert, l'autre rouge, c'est ce dernier qui est le plus visible ; ces deux images sont d'autant plus éloignées que l'amétropie est plus élevée.

Si la diplopie est *homonyme*, nous avons affaire à de la *myopie;* si elle est *croisée* à de l'*hyperopie*.

Le sujet tenant, lui-même, l'appareil, l'observateur, avec le pouce et l'index, mobilise la roue de l'ophtalmoscope et fait passer très rapidement les verres correcteurs. Il s'arrête quand les deux images sont *confondues en une seule*.

Parfois, les deux images ne se superposent pas exactement : l'un des verres donne une bordure rouge à droite, le suivant une bordure rouge à gauche. Dans ce cas le verre correcteur est entre les deux.

Mesure de l'astigmie. — Il suffit de mesurer la réfraction dans les deux méridiens principaux, comme il vient d'être dit. Pour chercher la réfraction du méridien vertical, on mettra l'optomètre Scheiner vertical et le rectangle lumineux horizontal. L'astigmie ainsi mesurée est l'astigmie totale.

Avantages et inconvénients de la méthode. — Les avantages sont nombreux. Elle sera employée avec succès chez *les illettrés, les simulateurs*, qui donnent des renseignements imparfaits ou erronés. En produisant à volonté une diplopie homonyme ou croisée on sera renseigné rapidement sur la bonne foi d'un sujet.

La diplopie est un phénomène des plus nets, que même les gens les plus bornés saisissent alors qu'ils sont incapables d'utiliser les échelles d'acuité.

Cette méthode est rapide, la roue de l'optomètre tourne à volonté et donne des résultats immédiats.

Enfin cette méthode peut être employée par le premier médecin venu. Il est inutile d'être un oculiste pour y avoir recours. Il n'en est pas de même d'excellentes méthodes telles que la skiascopie qui nécessite de longs et patients exercices pour être possédée à fond.

Les inconvénients sont faciles à montrer ; c'est qu'elle ne nous renseigne pas sur *l'acuité visuelle*, c'est aussi que nous ne pouvons, après elle, nous dispenser d'avoir recours à la méthode de Donders pour savoir quel est le meilleur verre à prescrire.

De sorte que, pour tous ceux qui ne sont pas rompus à l'image droite, à la skiascopie, nous ne saurions trop la recommander, comme méthode de diagnostic des amétropies, concurremment avec la méthode de Donders ; elles doivent se compléter et s'accorder ensemble.

III. — Détermination subjective de la réfraction par le procédé de Badal.

De tous les optomètres proposés pour la mesure de la réfraction et de l'acuité visuelle (Donders, Perrin et

Mascart, etc.), le seul qui soit employé et mérite d'être décrit dans un traité élémentaire est celui de Badal.

Cet instrument, très ingénieux et d'un maniement très facile, donne en même temps, comme le procédé de Donders, la mesure de la réfraction et de l'acuité visuelle : il donne mieux encore, puisqu'il nous permet de trouver non seulement l'*acuité apparente*, mais aussi l'*acuité vraie*.

Description. — D'une simplicité extrême, il se compose d'une lentille convergente de 16 D. fixée dans un tube cylindrique. Le foyer antérieur de cette lentille est donc à 0,063 mm. en avant.

Au devant de cette lentille, se meut une plaque photographique qui est une réduction de l'échelle de Snellen de 6 mètres pour cette distance focale de 0,063.

On comprend donc aisément que, lorsque le cliché se trouvera au foyer antérieur, cette plaque sera vue par un œil placé du côté opposé de la lentille, comme s'il était placé à l'infini (fig. 75). Les rayons qui tra-

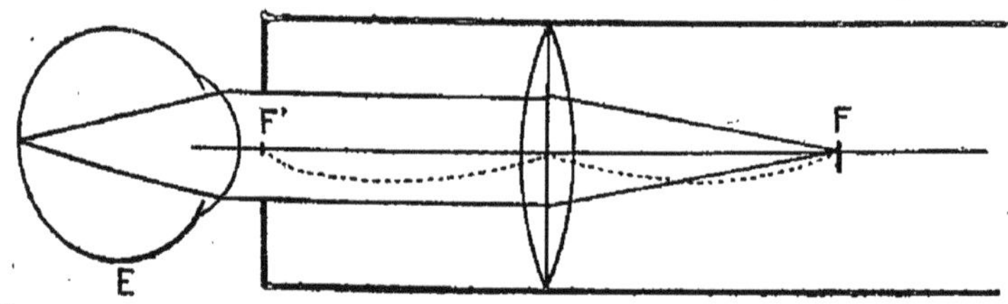

Fig. 75. — Optomètre de Badal. Emmétropie. L'échelle coïncide avec le foyer F, les rayons sortent parallèles.

versent la lentille, sortant parallèles, iront former sur la rétine d'un œil *emmétrope* l'image du cliché.

Si la plaque se trouve située en deçà du foyer, en A, les rayons, après avoir traversé la lentille, sortiront *divergents*, ils ne pourront être recueillis sans accommodation par un œil emmétrope ou hypérope, ils pourront l'être par un œil *myope* (fig. 76).

Si A se trouve au-delà de F en A, les rayons sorti-

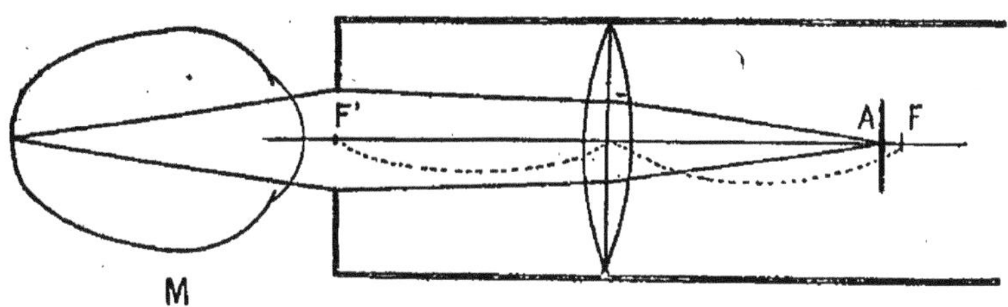

Fig. 76. — Myopie. L'échelle A est située en avant du foyer F et pourra être lue par un œil myope. Les rayons sortent divergents.

ront convergents et ne pourront donner d'image en A que dans un œil *hypérope* (fig. 77).

Il sera donc possible, en faisant varier la position

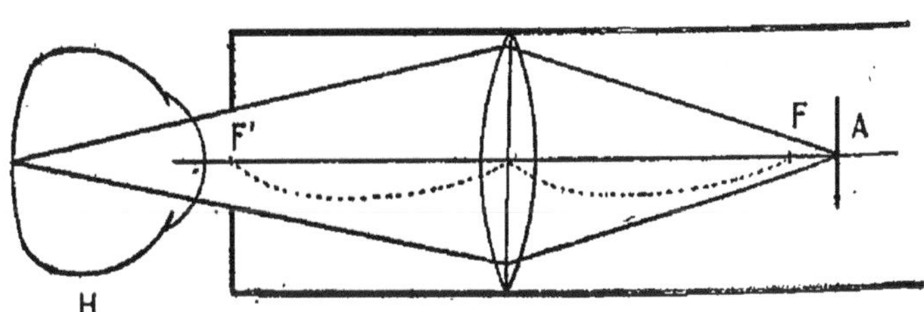

Fig. 77. — Hypéropie. L'échelle A est située au-delà de F et pourra être lue par un œil hypérope. Les rayons sortent convergents.

du cliché par rapport à la lentille qui reste fixe, de reproduire tous les degrés de convergence ou de divergence pour mesurer ainsi tous les degrés de myopie ou d'hypéropie.

Graduation. — La lentille de 16 D. de l'appareil a été choisie de telle façon qu'un *déplacement de 4 mm.* de l'échelle réduite donne une différence *d'une dioptrie* (fig. 78).

La graduation est donc très simple. Le 0 est situé au foyer principal antérieur à 0,063 mm., puis au delà et en deçà de ce point, qui coïncide avec l'emmétropie,

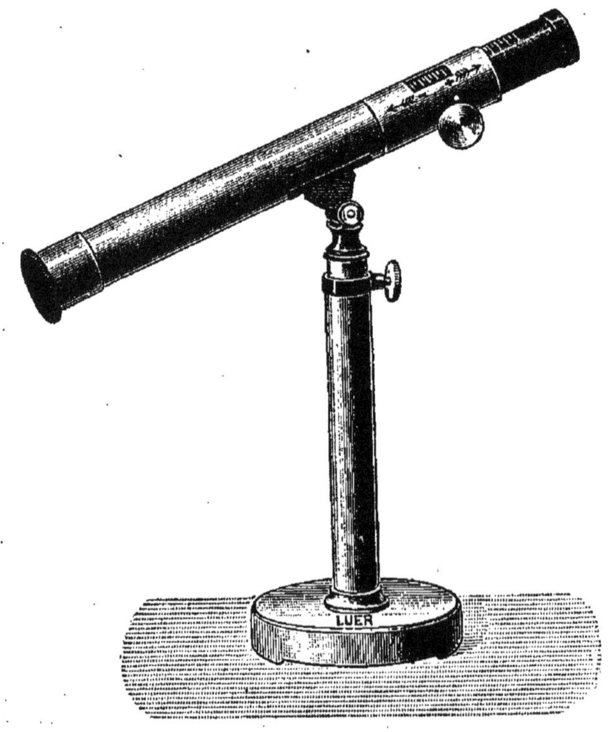

Fig. 78. — Optomètre du Dr Badal.

on inscrit des divisions de 4 mm., ce qui représente autant de dioptries qu'on compte à partir de 0. Chacune de ces divisions est à son tour partagée en 4 parties égales. De telle sorte que cet appareil permet de mesurer la réfraction en dioptries et *quarts* de dioptries, ce que ne donnent pas les autres procédés.

La graduation *en deçà* du zéro mesurera l'hypéropie, celle *au-delà*, la myopie. L'appareil permet de mesurer des myopies de 15 D. et des hypéropies jusqu'à 20 D.

L'instrument est construit de telle façon que l'ouverture par où regarde l'observateur est placée au *foyer postérieur* de la lentille.

Emploi de l'optomètre. — Ainsi que Badal et Bordier ensuite l'ont montré, l'optomètre peut donner la mesure de l'acuité et de la réfraction de deux façons : soit qu'on veuille obtenir l'*acuité apparente*, celle cherchée en clinique, soit qu'on veuille l'*acuité vraie*.

1° Acuité apparente. — L'œil de l'observateur se place au devant de l'ouverture de l'instrument de façon à faire coïncider le foyer antérieur de son œil avec le foyer postérieur de l'optomètre. (Voir fig. 79.)

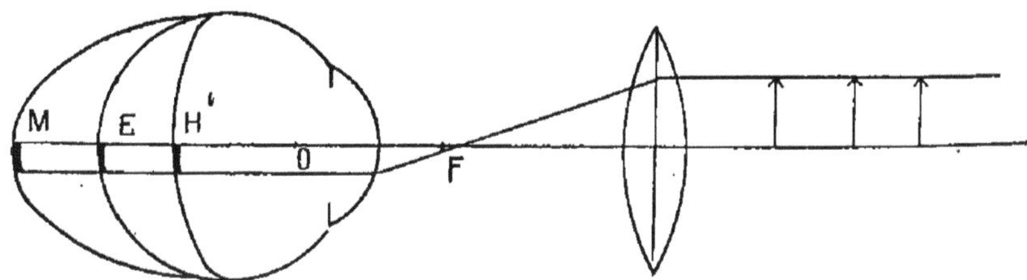

Fig. 79. — Emploi de l'optomètre de Badal (1re position). Le foyer antérieur de la lentille coïncide avec le foyer antérieur de l'œil, les images rétiniennes sont égales dans tous les yeux.

Dans ces conditions l'optomètre donne des *images rétiniennes égales* dans tous les yeux emmétropes ou non. On mesure l'acuité comme dans le procédé de Donders.

2° Acuité vraie. — Dans le deuxième cas, on fait coïncider le centre optique de l'œil avec le foyer postérieur. Pour arriver à cela, il faut s'approcher davantage, *enlever l'œilleton de l'instrument* de façon à faire pénétrer l'œil observateur (voir fig. 80) dans l'extrémité du tube.

Dans ces conditions, l'angle visuel *reste constant* et les *différents yeux conservent les grandeurs respectives de leurs images rétiniennes*. C'est ainsi qu'on obtient, en même temps que la mesure de la réfraction, la mesure de l'*acuité vraie*, définie par la constance de l'angle visuel.

Seul l'optomètre de Badal permet cette mesure et cela est très utile pour la mesure de l'amplitude d'accommodation.

Manière de se servir de l'optomètre. — L'opto-

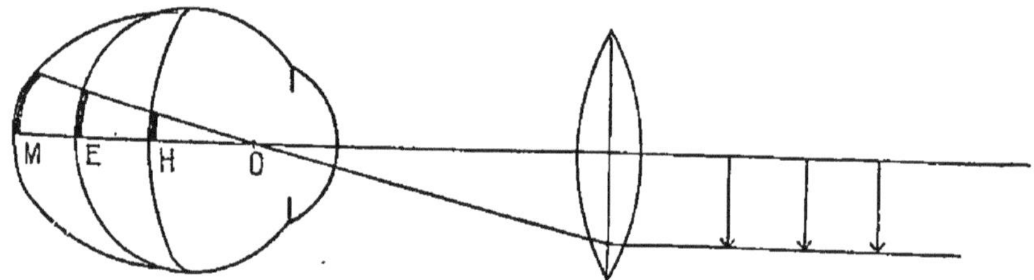

Fig. 80. — Optomètre de Badal (2e position). Le foyer antérieur de la lentille coïncide avec le centre optique. L'angle visuel reste constant, les images rétiniennes conservent leurs grandeurs respectives.

mètre sera placé sur une table de façon à ce que le tube soit à la hauteur de l'œil de l'observé qui sera assis. On s'assurera d'abord que l'échelle d'acuité est bien éclairée et on pourra utiliser soit la lumière du jour, soit la lumière artificielle. Une petite lampe électrique serait très avantageusement adaptée à l'instrument.

1° Emmétropie. Hyperopie. — L'appareil étant en O, c'est-à-dire au point où le cliché coïncide avec le foyer principal antérieur et l'observateur placé à l'extrémité opposée au contact de l'œilleton, on le prie de lire toute l'échelle.

S'il lit la dernière ligne qui correspond à $V = 1$, il est *emmétrope* ou *hyperope* pourvu d'accommodation, l'atropinisation préalable n'a pas été faite.

Pour trancher la question, il suffit avec la vis destinée à cet usage de faire sortir le tube qui porte l'échelle optométrique.

Si l'acuité *baisse*, il est *emmétrope*.

Si l'acuité reste *normale* quand l'échelle s'éloigne au-delà de 0, il est *hyperope*.

Il faut dans ce cas éloigner lentement le test-type et on note le chiffre indiqué lorsque l'acuité normale baisse. On note ainsi que l'hyperopie manifeste est de 2, 3 D, et l'acuité normale.

2° Hyperopie. Myopie. — Le sujet pourvu de son accommodation ne lit pas toutes les lignes ou n'en lit aucune : on conclut qu'il n'est pas emmétrope, il est amétrope, hyperope, myope ou astigmate.

Dans les deux premiers cas, la mesure est facile. Si, en faisant sortir le tube, l'acuité augmente, il est hyperope et le point le plus éloigné qui permet la meilleure vision indique le degré d'hyperopie : il suffit de lire le chiffre gravé.

Mais si en éloignant le cliché au delà du foyer la vision baisse, on effectue le mouvement inverse et, tournant la vis dans le sens opposé, on enfonce lentement le tube de façon à déplacer l'échelle en deçà du foyer principal. Alors l'acuité s'élève progressivement, il s'agit de *myopie*, il faut enfoncer le tube avec la plus grande précaution, aller lentement et le point le *plus près du foyer* qui donne l'*acuité maxima* donne le degré de myopie. Pour s'assurer qu'on n'a pas dépassé la mesure et qu'on n'a pas franchi le remotum du myope, on le fait sortir à nouveau et au moindre déplacement en avant, l'*acuité doit baisser*.

3° Astigmie. — Avec l'échelle d'acuité dont nous avons parlé, il est impossible, dans cet instrument, de mesurer l'astigmie. Elle peut l'être en remplaçant dans le tube intérieur la plaque photographique par un cadran horaire et on procède de la façon suivante :

L'astigmate indique de suite qu'il existe des lignes qu'il *distingue mieux*. On *éloigne* le cliché jusqu'à ce qu'il ne distingue plus nettement qu'une *seule ligne*. On a alors la réfraction du méridien de moindre courbure et sa direction.

On *enfonce* alors le tube jusqu'à ce que le sujet voie nettement le diamètre, qui est perpendiculaire au premier. On a ainsi la réfraction du méridien de plus petite courbure.

La différence entre ces deux méridiens donne l'astigmie.

Avantages du procédé de Badal. — Les inconvénients de ce procédé ont été exagérés souvent, on l'a accusé de donner une détermination inexacte de la réfraction parce que les sujets qui regardent dans un tube ont tendance à accommoder. Cet inconvénient ne saurait d'ailleurs exister chez les adultes et les personnes âgées. Le seul inconvénient qui ne permet pas d'en généraliser l'emploi est la difficulté avec lui de déterminer l'astigmie.

L'astigmie mise à part, cette méthode présente des avantages que nous ne saurions trop faire ressortir.

Comme le Donders elle permet la *mesure simultanée de l'acuité visuelle et de la réfraction*.

Elle permet de prescrire les verres correcteurs pour la myopie et l'hyperopie.

Elle est *beaucoup plus rapide* que les autres méthodes. En admettant même que la réfraction des jeunes sujets soit parfois inexacte, elle permet d'avoir *l'acuité visuelle*. C'est la seule méthode qui permette de mesurer *l'acuité vraie*. Elle permet de faire le diagnostic différentiel entre les amétropies *de courbure* et les amétropies *axiles*.

Diagnostic différentiel des amétropies axiles et de courbure. — Pour arriver à ce but, on mesure l'acuité :

1° Sans l'œilleton ;

2° Avec l'œilleton.

Si l'acuité a diminué ou augmenté *insensiblement*, il s'agit de myopie ou d'hypéropie *axiles*. Si l'acuité a diminué ou augmenté *sensiblement*, il s'agit d'une myopie ou d'une hyperopie *de courbure*.

Mesure de la réfraction dynamique. — Enfin cette méthode est la seule qui permette de faire de suite avec le même appareil la mesure de la réfraction statique et de la réfraction dynamique, celle du *remotum* et celle du *proximum*.

DÉTERMINATION DE LA RÉFRACTION STATIQUE PAR LES PROCÉDÉS OBJECTIFS OU OPHTALMOSCOPIQUES

Nous venons d'étudier les méthodes subjectives qui permettent de connaître la situation du remotum, il nous faut étudier maintenant les méthodes objectives qui permettent d'obtenir des résultats encore plus précis, sans avoir recours à la bonne volonté des examinés.

Tous les procédés objectifs utilisent l'ophtalmoscope. Nous croyons inutile de revenir dans ce précis sur les principes de ce merveilleux instrument dont la découverte due à Helmholtz remonte à un demi-siècle ; ce sont des éléments que le lecteur trouvera dans tous les Précis d'ophtalmologie ou de Physique.

Nous nous bornerons à exposer comment l'ophtalmoscope permet d'explorer la rétine à l'image droite et à l'image renversée et quand nous aurons rappelé ces principes, nous verrons comment il est possible de déterminer la situation des remotum de tous les yeux observés.

I. — Principes de l'examen ophtalmoscopique.

I. Examen ophtalmoscopique à l'image droite. — L'ophtalmoscope permet non seulement d'étudier la transparence des milieux oculaires, mais d'avoir une image fidèle des membranes profondes (choroïde, rétine et nerf optique).

Grâce à lui, on peut explorer l'état de ces parties cachées de deux façons : soit à *l'image droite*, soit à *l'image renversée*.

La méthode à l'image droite n'est pas assez répandue dans l'ophtalmologie humaine et pourtant elle donne une image *droite*, *virtuelle* et *considérablement agrandie* ; car l'appareil dioptrique de l'œil constitue une véritable loupe interposée entre l'observateur et la rétine.

Principe de la méthode. — Comment est-il possible

de percevoir nettement le fond de l'œil d'un sujet à l'image droite ?

Nous supposerons, pour simplifier la question, que l'observateur est ou s'est rendu *emmétrope* et qu'il n'accommode pas. Voyons comment la chose se passe suivant que l'œil est *emmétrope*, *myope*, ou *hypérope*.

1° EMMÉTROPIE. — Les rayons partis de R sortent parallèles et vont former leur image en R' foyer postérieur de O' (fig. 81). De sorte que, si la rétine est

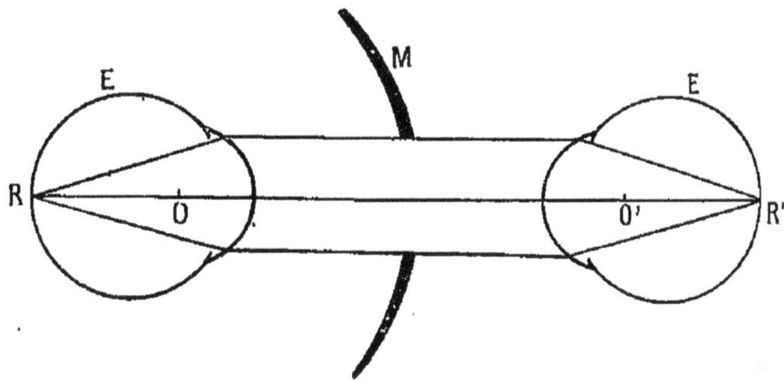

Fig. 81. — Examen ophtalmoscopique à l'image droite dans l'emmétropie.

suffisamment éclairée par le miroir M et si O' est placé derrière le miroir dans une position pour recevoir les rayons émanés de O, il aura une image très visible du fond de l'œil à explorer.

2° MYOPIE. — Si l'œil O' est *myope*, les rayons sortent en convergeant vers son remotum. L'œil O ne pourra donc plus recevoir une image nette de R'. Les rayons convergents venant former leur image en avant du foyer postérieur de O. Il faudrait, pour que cela fût possible, *rendre parallèles les rayons convergents* (fig. 82).

Cela est facile, en mettant sur le trajet des rayons une lentille *concave* L dont le foyer coïncide avec *r*.

Dans ces conditions, le verre concave corrige la myopie et O voit nettement le fond de l'œil myope, rendu emmétrope.

On remarquera que, *si la lentille est placée au foyer*

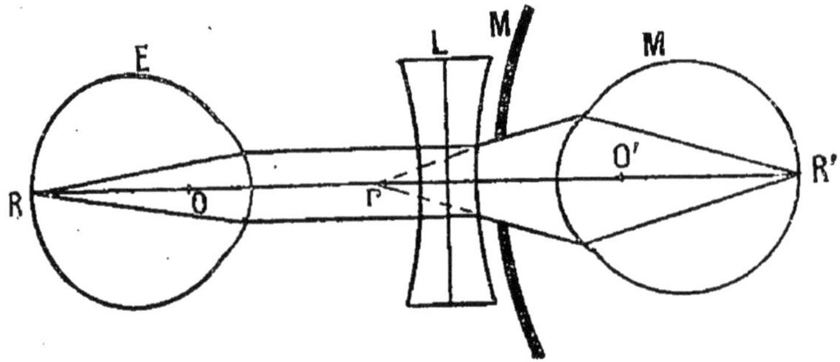

Fig. 82. — Examen ophtalmoscopique à l'image droite dans la myopie.

antérieur de O', le numéro indiquera précisément *le degré de myopie*, ainsi que nous l'avons déjà démontré.

3° Hyperopie. — Les rayons émanés de R' sortent *divergents* et iront former leur image en arrière de R, rétine de O. Pour qu'ils viennent en R il faudrait rendre *parallèles* ces rayons *divergents* en mettant sur leur trajet une lentille *convergente* L, *dont le foyer coïncide avec le* remotum *r*. (fig. 83).

En mettant la lentille correctrice au foyer antérieur, elle indiquera le degré d'hyperopie.

Ainsi donc, *un emmétrope sans accommoder*, en se mettant dans les conditions voulues, pourra voir nettement le fond d'un œil emmétrope et le fond d'yeux amétropes en interposant entre son œil et celui de l'observé des verres correcteurs concaves ou convexes.

C'est pour rendre cet examen facile qu'on a construit des *ophtalmoscopes* dits à réfraction, munis der-

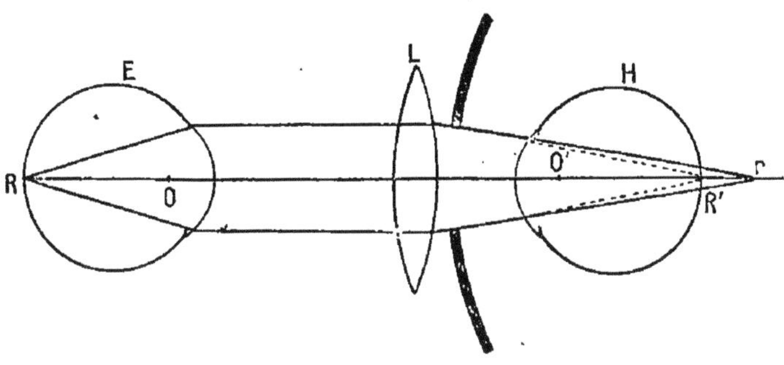

Fig. 83. — Examen ophtalmoscopique à l'image droite dans l'hyperopie.

rière le miroir d'une série de verres correcteurs qu'on peut amener très rapidement devant l'orifice du miroir ophtalmoscopique.

Description de l'ophtalmoscope à réfraction. — L'ophtalmoscope à réfraction Fromaget-Le Méhauté est des plus simples. Il comprend à sa partie antérieure une gorge graduée dans laquelle peut se mettre à volonté un miroir concave ou plan et même un optomètre de Scheiner, comme nous l'avons vu.

Derrière le miroir se meut un disque contenant 18 verres, neuf concaves et neuf convexes de 1 à 9 Dioptries. Ces verres viennent se mettre derrière le trou du miroir suivant les besoins.

En arrière du disque, se trouve un secteur facile à déplacer portant des verres concaves et convexes de 0,50 et de 10 Dioptries. On peut ainsi corriger toutes les amétropies jusqu'à 19 Dioptries. Au milieu des quatre verres du secteur est l'orifice qui correspond au O.

Ce procédé fournit donc en même temps des renseignements précis sur la réfraction du sujet.

Manière de procéder. — A. *Position du sujet.* — Le sujet est assis au devant de la source lumineuse et un peu de côté, il dirigera son regard en haut et en dedans pour montrer facilement la papille. Il n'est pas nécessaire de l'atropiniser. Plus la pupille est large, plus il est hypérope, plus l'examen est facile. Il relâche assez bien son accommodation.

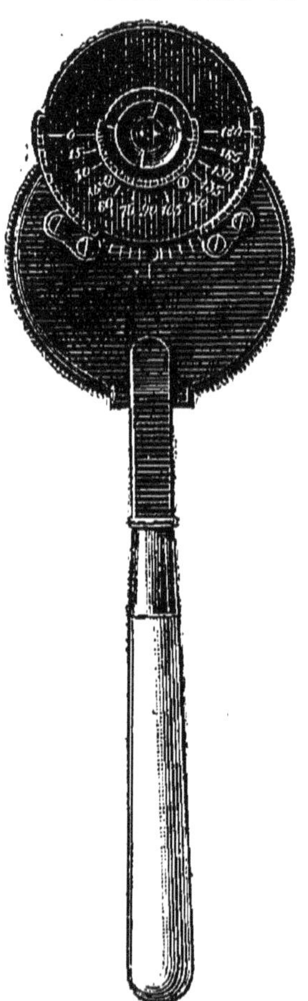

Fig. 84. — Ophtalmoscope des Drs Fromaget et Le Méhauté.

B. *Source lumineuse.* — Quelle que soit sa nature, elle devra être *peu intense*, les éclairages trop vifs nuisent beaucoup. Il sera préférable d'avoir à sa disposition une lampe à pétrole ou à gaz dont on diminuerait l'intensité à volonté. Chez les gros animaux, la lumière du jour suffit.

C. *Miroir.* — Beaucoup d'oculistes rejettent, pour la même raison, le miroir concave et lui substituent le miroir plan, voire même les plaques d'Helmholtz.

Si on peut diminuer l'intensité de la source lumineuse, le miroir concave peut néanmoins être employé.

Comme il est indispensable de se rapprocher beaucoup du sujet et que la source lumineuse est latérale, *on est obligé d'incliner* le miroir vers elle pour recueillir une partie des rayons émis. Mais cette inclinaison du miroir entraîne celle des verres correcteurs ; il en résulte un effet astigmique qui peut induire en erreur.

Ainsi un verre de 18 D., incliné de 30° autour d'un axe dans son plan, produit l'effet d'un sphérique de 10 D. combiné avec un cylindrique de 3 D.50. C'est pour cela que certains astigmates corrigent leur amétropie en inclinant leurs verres sphériques de leurs binocles.

Pour réaliser cette inclinaison nécessaire du miroir sans changer la rectitude de la roue correctrice, on emploie des miroirs plans, inclinés de 25° à 45° sur l'ophtalmoscope. Il suffit de les orienter à droite ou à gauche, suivant l'œil à examiner.

D. *Observateur.* — L'observateur, après avoir pratiqué l'éclairage direct, se rapproche peu à peu du sujet et, *relâchant son accommodation*, s'avance jusqu'à 4 ou 5 cm. au maximum de l'œil éclairé. Il cherche à voir la papille dont le disque et les vaisseaux tranchent fortement, et il fait tourner la roue des verres correcteurs suivant les cas jusqu'à ce qu'il obtienne une image nette des vaisseaux. Puis il explore successivement toutes les régions de l'œil en faisant déplacer l'œil du sujet et en se déplaçant lui-même.

Avantages de la méthode. — Cette méthode donne d'excellents résultats ; elle permet l'exploration détaillée des membranes profondes de l'œil et elle indique aussi la mesure de la réfraction.

Elle est la méthode idéale en médecine vétérinaire. En médecine humaine, elle seule permet de faire un examen détaillé du nerf optique et des petites lésions rétiniennes. Pour cela un *grossissement maximum* s'impose en même temps qu'un *éclairage minimum.*

Le grossissement dans l'examen à l'image droite

est de 20 chez l'emmétrope (Landolt). Il est moindre chez l'*hypérope* et plus considérable chez le myope, où il augmente avec la myopie. Le grossissement à l'image renversée est 4 fois moindre environ.

Inconvénients. — Malheureusement, il nécessite, chez l'homme, une éducation spéciale, et n'est pas à la portée de tous. Beaucoup n'arrivent pas à relâcher leur accommodation, ce qui les empêche d'utiliser le procédé pour la mesure de réfraction; quelques-uns même n'arrivent pas à distinguer nettement le fond de l'œil par ce procédé ; nous ne parlons pas, bien entendu, des oculistes de profession.

Enfin cette méthode ne permet qu'une exploration d'une portion limitée de l'œil, ce qui fait qu'on ne peut avoir un coup d'œil d'ensemble. Mais elle est surtout à recommander pour l'examen des détails et ceux qui voudront avoir la persévérance de l'apprendre à fond en retireront d'inappréciables services.

II. Examen ophtalmoscopique à l'image renversée. — Bien que l'image obtenue dans cet examen soit plus petite que la précédente, cette méthode est de beaucoup la plus employée.

Principe de la méthode. — Au lieu de considérer la rétine comme un écran sensible, nous la considérons, ainsi que plus haut, comme un objet lumineux éclairé par le miroir ophtalmoscopique. Cet objet envoie des rayons qui sortiront *parallèles*, si l'œil est *emmétrope; convergents*, s'il est *myope; divergents*, s'il est *hypérope*. (Voir fig. 85.)

L'œil myope peut donc fournir extérieurement une image réelle et renversée de sa rétine, il n'en est plus de même de l'emmétrope et de l'hypérope.

Afin d'obtenir cette image, on place sur le trajet du

faisceau émané de l'œil une lentille convergente suffisamment forte pour rendre *convergents* tous les

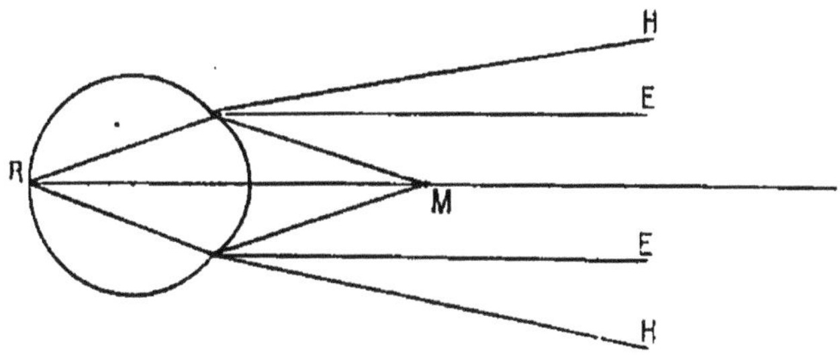

Fig. 85. — Examen ophtalmoscopique à l'image renversée.

rayons possibles, qu'ils soient *parallèles* ou *divergents*.

On utilise une lentille de 15 Dioptries. Celle-ci donnera une image du fond de l'œil F*e* à son foyer principal pour un œil emmétrope, au-delà en F*h* pour un œil hypérope, en deçà en F*m* pour un œil myope (fig. 86).

C'est cette image aérienne et renversée qu'on re-

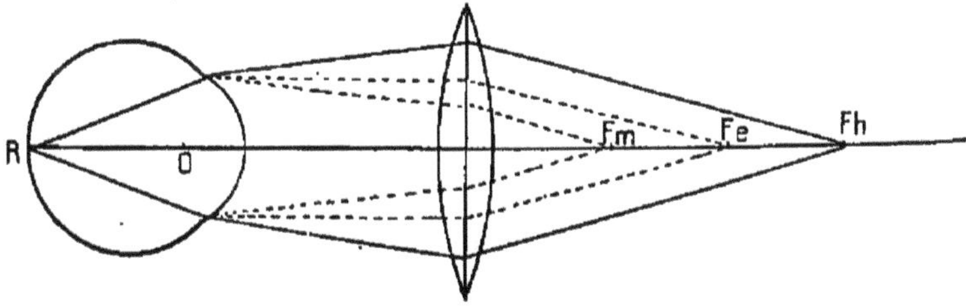

Fig. 86. — Les rayons émanés de la rétine sortent parallèles dans l'emmétropie, divergents dans l'hypéropie et convergents dans la myopie.

cherche à travers le trou du miroir ophtalmoscopique.

Manière de procéder. — 1° *Miroir.* — On utilise le miroir concave, qui donne plus d'éclairement.

2° *Chambre noire.* — Il est d'abord nécessaire de

se mettre dans un local où il soit *possible* de faire une obscurité plus ou moins complète dans une *chambre noire*. L'obscurité complète est cependant loin d'être nécessaire.

3° *Source lumineuse.* — La source lumineuse (pétrole, gaz, électricité) sera placée au-dessus et en arrière de la tête de l'observé et devra être entourée de préférence d'un manchon opaque muni d'un orifice de 3 centimètres de diamètre environ.

4° *Observé.* — L'observé sera assis le dos appuyé, si possible, et, tenant la tête *droite*, tournera ses yeux un peu en haut et en dedans, à *gauche* pour l'œil *droit*, à *droite* pour l'œil *gauche*, de façon à bien montrer la région papillaire et péripapillaire. Afin de ne pas remuer, et il fera bien de regarder dans la direction de l'oreille de l'observateur : *droite* pour l'œil *droit*, *gauche* pour l'œil *gauche*.

5° *Observateur.* — Celui-ci, placé debout ou assis en face de l'observé, se tient à 60 centimètres environ. Il applique au devant de son œil, sur le rebord orbitaire, le miroir ophtalmoscopique et envoie dans l'œil du sujet les rayons lumineux provenant de la source. Après des tâtonnements, inévitables au début, il aperçoit tout à coup la pupille brillant d'un éclat rougeâtre. Il a réalisé l'éclairage des membranes profondes, il doit maintenant chercher à en obtenir une image réelle et renversée.

Prenant alors la lentille convexe de 15 Dioptries entre le pouce et l'index de la main gauche, et se servant de l'annulaire et de l'auriculaire pour prendre un point d'appui sur le front du sujet, il l'interpose sur le trajet des rayons lumineux et, tout en continuant à éclairer le fond de l'œil, il cherche à voir l'image renversée qui se produit entre lui et la lentille.

Tenant d'abord la lentille au voisinage de l'œil, il l'éloigne sensiblement jusqu'à ce qu'il ait perçu l'image cherchée.

Au début, on cherche à distinguer un vaisseau et on remonte peu à peu dans le sens où il augmente de volume : on trouve la papille au point d'émergence.

Les reflets multiples (miroir, cornée, source lumineuse) gênent le débutant, mais, avec un peu de persévérance, on arrive assez rapidement.

Après avoir exploré la papille, on examine toutes les régions jusqu'à l'*ora serrata*, en priant le malade de tourner son œil dans toutes les positions voulues.

Pour examiner la région de la macula, on prie le malade de regarder en face : mais en raison du myosis qui résulte de l'éclairement intense de la tache jaune, il est quelquefois nécessaire de mettre de l'atropine avant l'examen.

Indications et Avantages. — Cette méthode est excellente : elle permet d'embrasser d'un seul coup une grande portion de la rétine et de juger des rapports des différents détails.

Le grossissement de 4 à 5 (G = 4,4) chez l'emmétrope avec une lentille de 15 D. est inférieur à celui obtenu à l'image droite (1).

On peut d'ailleurs augmenter le grossissement en employant une lentille plus faible de 10 D. et 12 D.,

(1) Pour obtenir le grossissement de l'image renversée dans l'œil *emmétrope*, il suffit de connaître la distance focale de la lentille employée et de diviser cette distance par la distance focale postérieure de l'œil, soit 15 millimètres.

$G = \frac{F}{15}$. Quand F = 67 mm. (lentille de 15 D) G. = 4,44; avec F = 100 mm. (10 D.) G = 6,6.

ce qu'on fait souvent pour explorer plus minutieusement. On utilisera avec avantage la loupe de Polack de 8 D., munie d'une monture qui permet de prendre un point d'appui sur le front.

Le grossissement est donc en raison inverse de la puissance de la lentille. Il est de même plus grand chez l'hypérope que chez le myope.

A l'image renversée, les papilles des myopes apparaissent toujours petites et celles des hypéropes beaucoup plus grandes.

Nous verrons plus loin comment on utilise l'image renversée pour le diagnostic de la réfraction.

Inconvénient. — Il n'y en a guère qu'un seul ; c'est de ne pas pouvoir indiquer, sans instrumentation spéciale, la réfraction de l'œil examiné, car si le grossissement est inférieur à celui de l'image droite, il est cependant très suffisant en général.

II. — Emploi des méthodes objectives ou ophtalmoscopiques pour la détermination du remotum.

Quelles que soient l'importance et la précision des méthodes subjectives que nous avons étudiées, il y a de nombreux cas où il est imprudent de se fier aux renseignements qu'elles nous donnent.

Dans les cas de simulation ou d'amblyopie vraie, où d'autres causes que l'amétropie amènent une diminution de l'acuité visuelle, il est impossible que l'examen subjectif donne un résultat exempt d'erreur ; il est même souvent impraticable.

Il en est tout autrement des méthodes objectives.

Sans doute, elles ne nous renseignent pas sur

l'acuité visuelle, « mais, avec elles, plus d'hésitation possible, comme le dit Parent, plus de tâtonnement; le médecin sait à quel genre d'amétropie il a affaire et ne dépend plus exclusivement des réponses du sujet ».

Ces deux méthodes se complètent. Après avoir recueilli avec soin les données de l'examen objectif, on aura recours aux procédés subjectifs avant de prescrire le traitement optique des amétropies.

Les méthodes objectives sont rendues possibles grâce à l'ophtalmoscope comme nous venons de le montrer, de sorte qu'il serait plus logique de les appeler *procédés ophtalmoscopiques*.

Nous étudierons les principaux, qui sont au nombre de quatre :

1° *L'angéioscopie* ou procédé basé sur le déplacement des vaisseaux rétiniens à l'éclairage direct;

2° *Procédé de l'image renversée ;*

3° *Procédé de l'image droite ;*

4° *Procédé de Cuignet ou skiascopie.*

Les deux premiers donnent d'utiles renseignements pour le diagnostic de la nature de l'amétropie, mais ils ne peuvent pas pratiquement servir à *la mesure* de cette amétropie. Les deux derniers sont les plus importants et les plus intéressants à connaître.

I. Angéioscopie. — Nous employons ce mot à l'imitation de Barthélemy parce qu'il indique exactement ce que cherche le clinicien et qu'il permet de résumer, dans un seul mot, une méthode dont la définition est vraiment trop longue.

Description du phénomène. — Le médecin se place au devant du malade comme pour faire l'éclairage direct, et, muni de son ophtalmoscope, il éclaire l'œil du patient. Dès que la lueur pupillaire apparaît, il cherche à voir *les vaisseaux* du fond de l'œil et *le sens de leur déplacement.*

Or nous savons que cette image du fond de l'œil, recueillie par l'observateur, est *droite et virtuelle* toutes les fois que le remotum n'est pas entre lui et l'observé. C'est donc le cas d'un *hypérope*, d'un *emmétrope*, d'un *myope* dont R $>$ D (D $=$ distance qui sépare l'observateur et l'observé).

Quand le *remotum* de l'observé est entre lui et l'observateur, l'image est *réelle* et *renversée.*

Si nous supposons l'observateur placé à un mètre, nous dirons qu'on a une image droite et virtuelle dans l'hypéropie, l'emmétropie et la myopie inférieure à 1 D. et une image renversée et réelle dans la M $\times$ 1 D.

Lorsque le remotum de l'observé coïncide avec le plan pupillaire de l'observateur, il n'y a plus *aucune image*, c'est le *point neutre.*

Ces images, *réelle ou virtuelle*, sont faciles à différencier par *le sens de leur déplacement.*

Quand l'observateur se déplace latéralement, horizontalement ou verticalement, les vaisseaux rétiniens, en *réalité immobiles, semblent se mouvoir* et on remarque :

1° Que dans *l'image droite* le déplacement apparent est *direct :* les vaisseaux se déplacent dans le sens de l'observateur ;

2° Que, dans *l'image renversée*, le déplacement est *inverse :* les vaisseaux semblent se mouvoir dans le sens opposé à l'observateur.

Il devient donc possible, par *le sens du déplacement*

des vaisseaux, de reconnaître la *nature probable* de l'amétropie.

Si les vaisseaux ont un *déplacement direct*, la distance qui sépare l'observateur de l'observé étant D, l'observé sera H, E, ou M dont R> D.

Si les vaisseaux ont un *déplacement inverse*, il s'agit d'un myope dont R <D.

Quand on ne perçoit pas les vaisseaux, on est au *point neutre*, le remotum de l'observé coïncide avec le plan pupillaire de l'observateur.

En résumé, suivant qu'on voit ou non le déplacement des vaisseaux rétiniens, on a :

Déplacement direct	Déplacement inverse	Vaisseaux invisibles
—	—	—
Hyperopie Emmétropie ou Myopie dont R> D	Myopie dont R <D	Point neutre Myopie R = D

Explication du phénomène du déplacement apparent. — Bien que la chose soit très simple, il nous est utile de montrer comment s'explique le déplacement apparent de l'image virtuelle ou réelle.

A. Image droite. — Soit RR′ la rétine éclairée par l'ophtalmoscope placé en O (fig. 87) au devant de l'observateur. Une portion seulement AB est éclairée lorsque l'observateur est en O. S'il se déplace de *droite à gauche* et vient en O′, il éclairera la portion A′B′ et aura, dans son déplacement, parcouru toutes les portions du vaisseau comprises entre A et B′. La partie gauche AA′ de la rétine, primitivement éclairée, s'est enfoncée peu à peu dans l'ombre, à mesure que se déplaçait le cercle d'éclairage. Le vaisseau a donc semblé s'enfoncer vers la gauche, allant de droite à gauche, comme l'observateur. Le résultat est le même que si, l'observateur *étant immobile*, le vaisseau avait défilé devant l'observateur de droite à gauche, c'est-à-dire dans le sens de l'observateur. Ce déplacement direct est donc une simple illusion d'optique.

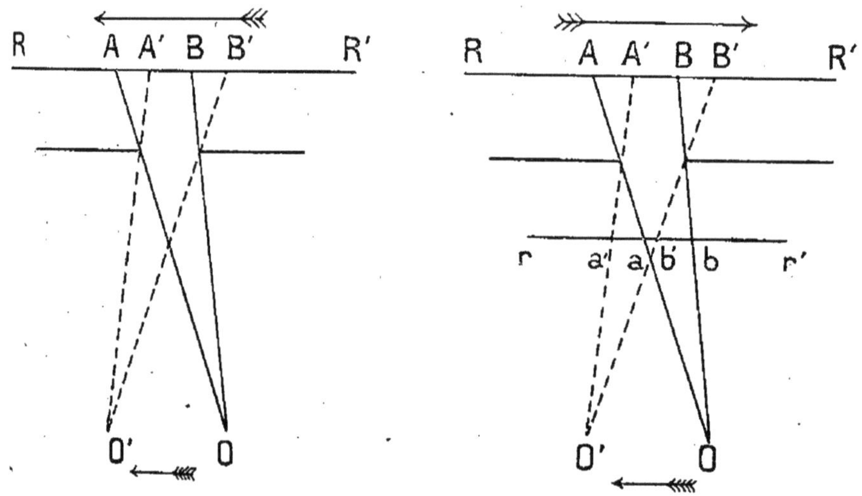

Fig. 87. — Principe de l'angéioscopie ; à gauche, les vaisseaux du fond de l'œil sont vus à l'image droite, leur déplacement est indirect ; à droite, ils sont vus à l'image renversée, leur déplacement est inverse.

B. Image renversée; déplacement inverse. — C'est le contraire qui se produit, l'image aérienne réelle AB, lorsque l'observateur est en O, est remplacée par A' B' quand l'observateur est en O', à gauche de O; il en résulte que l'observateur, voyant dans son mouvement d'abord la partie droite du vaisseau, puis la gauche, conclut que le *vaisseau s'est déplacé de gauche à droite;* il a la sensation du déplacement *inverse*.

Résultats que donne l'angéioscopie dans la recherche du remotum. — Il semble très simple d'arriver à une mesure exacte par ce procédé. Il suffirait de se placer à une distance déterminée (D = 1 m. par exemple) et, par des verres correcteurs placés au devant de l'œil observé, de chercher le point neutre, en rendant tous les sujets myopes de 1 D ; en ajoutant ou retranchant cette dioptrie du verre correcteur, on aurait la mesure de l'amétropie.

Malheureusement, *en pratique*, cette méthode ne donne *aucun résultat précis ;* elle n'arrive qu'à de vagues approximations.

Dans *l'emmétropie*, on ne voit pas les vaisseaux rétiniens; ils ne deviennent facilement observables que lorsque *l'hyperopie* atteint 2 Dioptries environ ; au delà ils sont très visibles.

Chez le *myope* dont le remotum est supérieur à D, ils sont encore plus indistincts que chez l'emmétrope. Il n'y a donc plus guère que dans les myopies élevées où il pourrait être utilisé. Dans ce cas, ayant un déplacement inverse, l'observateur se rapproche lentement jusqu'à ce qu'il cesse et, s'il dépasse le point neutre, le déplacement devient direct.

Mais cela *n'est vrai qu'en théorie :* le point neutre n'est pas un point, c'est une zone trop étendue au voisinage de laquelle les images directes ou renversées sont tellement troubles qu'on ne peut rien conclure de précis.

Pour reconnaître l'existence de l'astigmie par cette méthode, on cherche le déplacement des vaisseaux dans les 2 méridiens principaux et la méthode donne de très utiles renseignements *dans l'astigmie simple* et *l'astigmie mixte.*

Dans le premier cas, les vaisseaux vus à travers le méridien amétrope sont beaucoup plus visibles que ceux du méridien emmétrope. Le déplacement, *direct* dans un cas, *inverse* dans l'autre, permet de faire le diagnostic rapide de l'astigmie mixte.

Quant à l'astigmie composée, il est bien difficile de la déceler ainsi, bien qu'il y ait lieu de tenir compte non seulement du sens du déplacement, mais de l'*amplitude* qui est *en raison inverse du degré* d'amétropie, et aussi de la plus ou moins grande netteté des vaisseaux suivant les différents méridiens.

En résumé, l'*angéioscopie*, mauvaise méthode pour *la mesure d'une amétropie*, est un procédé rapide et excellent pour indiquer, lorsque les vaisseaux rétiniens sont suffisamment visibles, la *nature* d'une amétropie.

II. Détermination du remotum par l'image renversée. — Dans différents optomètres, on utilise les renseignements fournis par l'image renversée du fond de l'œil observé.

Cette image réelle, qui se trouve située entre la lentille et l'observateur, présente des caractères spéciaux et variables avec l'état réfringent de l'œil examiné.

Nous envisagerons :

1° *Le siège ;*

2° *Le déplacement ;*

3° *La grandeur de cette image aérienne.*

1° Siège de l'image. — Dans l'œil normal, le rayons de la rétine R, sortant parallèles à l'œil, iront former l'image de cette membrane au foyer antérieur de la lentille en F*e*. Les rayons divergents de l'hypérope iront former leur foyer au-delà, en F*h*. Les rayons convergents du myope iront en F*m*. Plus l'*amétropie sera élevée*, plus F*h* et F*m* seront *éloignés* de F*e*. On pourrait donc connaître l'état réfringent d'un œil par la situation de l'image par rapport au foyer Fe de la lentille dont la valeur est connue.

2° Déplacement parallactique par rapport au mouvement de la lentille. — En imprimant des

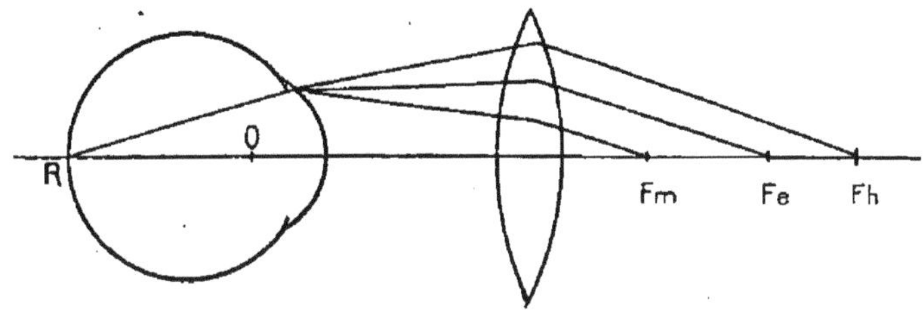

Fig. 88. — Détermination de la réfraction à l'image renversée. Le siège de l'image varie suivant la réfraction.

mouvements latéraux à la lentille, on remarque aisément que l'*image ophtalmoscopique se déplace.*

Pour mieux étudier la rapidité de ce déplacement, Parent recommande de faire une croix sur la lentille et de faire coïncider avec le point d'entrecroisement le bord ou le centre de la papille.

Si on tient la lentille bien dans le plan pupillaire, ce qui est indispensable, et qu'on la déplace, on peut étudier les variations de déplacement de l'image suivant la réfraction de l'œil examiné.

Emmétropie. — Dans l'*emmétropie*, le déplacement de l'image est *égal* à celui de la lentille : l'image conservera toujours ses rapports avec le centre de la croix.

Myopie. — Dans la myopie, en raison de la convergence exagérée des rayons réfractés, le déplacement de l'image est *inférieur* à celui de la lentille. On constatera donc que la lentille se meut *plus vite* que l'image. L'amplitude du déplacement est d'autant moins grande que la myopie est plus élevée.

Hyperopie. — Dans l'*hypéropie*, c'est le contraire : l'image, étant au delà du foyer de la lentille, se déplace *plus vite* que celle-ci et d'autant plus que l'hyperopie est plus élevée.

Si nous appelons : D*i* le déplacement de l'image et D*l* le déplacement de la lentille, l'expérience nous montre que :

1° Dans l'emmétropie $Di = Dl$.

2° Dans la myopie $Di < Dl$.

3° Dans l'hypéropie $Di > Dl$.

Astigmie. — On examine, dans les méridiens principaux, si l'amplitude du déplacement de l'image est *égale, supérieure* ou *inférieure* à celle de la lentille. En cas d'astigmatisme mixte, le diagnostic est plus facile, l'image allant plus vite dans un sens, moins vite dans l'autre. Dans bien des cas, la question est assez délicate à trancher.

Pour mieux apprécier le déplacement des images, il faut se servir de lentilles faibles de + 12 ou + 10 Dioptries.

3° **Grandeur de l'image renversée.** — De la situation de l'image par rapport au foyer de la lentille, il résulte que ses dimensions sont variables. Elle est plus petite chez le myope que chez l'emmétrope et chez celui-ci, elle est à son tour plus petite que chez l'hypérope.

Cela est vrai lorsqu'on se place dans les conditions ordinaires d'observation où la lentille est séparée du foyer antérieur de l'œil par une *distance inférieure à sa distance focale* (D<F) (fig. 89).

Dans ce cas, comme l'indique la figure ou D<F, $Im < Ie < Ih$. Mais si on éloigne la lentille du foyer antérieur de l'œil, on voit se produire des phénomènes intéressants.

Tant que D < F, les rapports restent les mêmes,

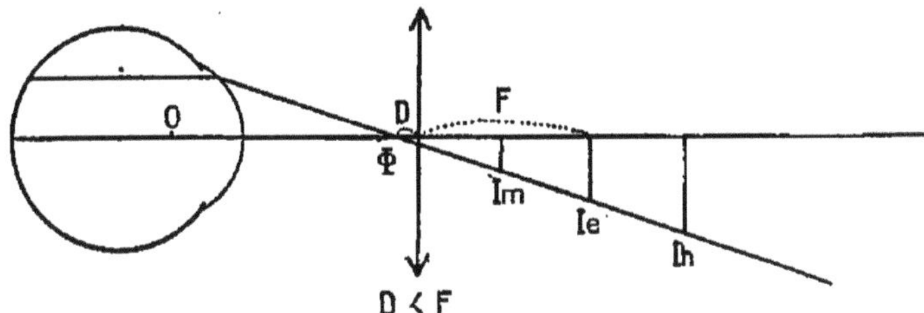

Fig. 89. — Variations de la grandeur de l'image renversée D×F. La grandeur de l'image va en croissant du myope à l'hyperope.

mais l'image myope paraît grandir et l'hyperope diminuer jusqu'au moment où D=F. A cet instant, toutes les images sont égales I*m*=I*e*=I*h* (fig. 90).

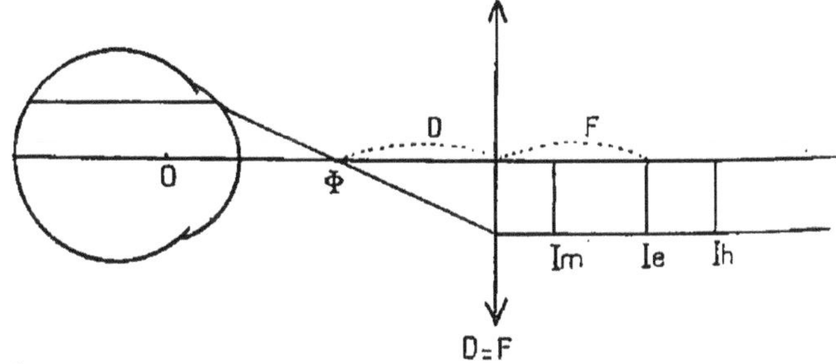

Fig. 90. — D=F. La grandeur de l'image est la même dans tous les yeux.

Si nous continuons à éloigner la lentille de telle sorte que D>F, le rapport se modifie de nouveau et on a I*m*> I*e*> I*h* (fig. 91).

Par conséquent, dans les conditions ordinaires, l'image renversée est plus petite chez le myope que chez l'emmétrope et c'est l'hyperope qui fournit à cet examen les papilles les plus volumineuses. Mais si on éloigne la lentille de l'œil, l'image du myope *augmente avec l'éloignement*, tandis que celle de l'*hyperope diminue*.

Ces variations sont très importantes à noter et peuvent rendre de grands services pour le *diagnostic de l'astigmie*.

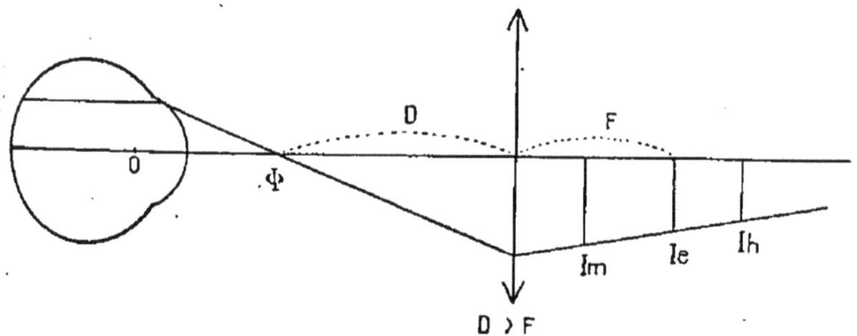

Fig. 91. — D>F. La grandeur de l'image va en diminuant du myope à l'hyperope.

La papille astigmate, qui présente une forme *ovalaire à grand axe horizontal* (ast. direct) lorsque la distance focale à la lentille est supérieure à la distance D, voit sa forme changer avec l'éloignement.

Elle devient *circulaire* quand F=D et quand D> F, elle devient *ovalaire à grand axe vertical*.

En résumé, quand la lentille est près de l'œil, le diamètre *le plus grand* correspond au méridien *le moins réfringent*. Le méridien *qui grandit*, quand la lentille s'éloigne, *est myope* ; celui *qui diminue* est *hypérope*.

Si les deux diminuent ou grandissent à la fois, celui qui grandit ou diminue le *plus vite* appartient au méridien le plus amétrope.

L'image renversée peut donc donner d'excellents

renseignements pour connaître l'état de la réfraction. Mais pour arriver à la mesure exacte, il faut employer des optomètres très compliqués (Schmidt-Rimpler, Loiseau, Warlomont, Parent), qui ne sont pas d'un usage courant. C'est là ce qui fait que, pratiquement, on se borne à recueillir les excellents symptômes fournis par la méthode sans l'employer comme moyen de mensuration.

III. Détermination du remotum par l'image droite. — Nous avons expliqué comment il est possible d'examiner le fond de l'œil à l'image droite avec un ophtalmoscope à réfraction.

Pour déterminer le remotum par ce procédé, il faut trouver le numéro du verre qui permet à l'observateur de bien voir les vaisseaux du fond de l'œil, *à la condition que son accommodation et celle du sujet soient au repos.*

L'observateur doit se placer aussi près que possible de l'observé, à son foyer antérieur si possible. *Dans ces conditions, le verre qui permet de voir le fond de l'œil donne le degré exact d'amétropie.*

Mais, en pratique, il est impossible de se tenir aussi près et on se tient toujours un peu au delà du foyer antérieur ; il en résulte que le verre correcteur est toujours plus faible dans l'hypéropie, toujours plus fort dans la myopie.

La non-coïncidence de la lentille correctrice avec le foyer antérieur n'a pas grande importance dans les faibles degrés, mais elle en a une *énorme* dans les forts degrés.

La différence est notable à partir de 4 Dioptries.

C'est ainsi qu'une hypéropie corrigée par un verre de 4 D. au foyer antérieur l'est aussi par 3 D. 85, 3 D. 71,

3 D. 57, 3 D. 45,3 D. 33, suivant que la lentille est à 1, 2, 3, 4, 5 centimètres du foyer.

Une myopie de 4 D. donnerait 4 D. 17; 4 D. 35; 4 D. 50; 4 D 76, 5 D., si on se place à 1, 2, 3, 4, 5 centimètres du foyer antérieur de l'œil examiné.

A mesure que les amétropies s'élèvent, les différences deviennent colossales :

Une hyperopie de 10 D. est corrigée par un verre de 6 D. placé à 5 cm. du foyer; une myopie de 10 D. par un verre de 20 D. à la même distance.

Donc, dans tous les cas où il sera impossible de se rapprocher suffisamment du foyer antérieur de l'œil, il faudra, pour avoir l'amétropie exacte, mesurer la distance qui sépare les deux sujets et *retrancher* (*H*) *ou ajouter* (*M*) la distance à la longueur focale de la lentille correctrice pour avoir la véritable mesure.

Manière de procéder. — Il est indispensable de s'approcher aussi près que possible de l'œil observé, à 2 ou 3 cm. du foyer au plus. Dans cette situation, éclairant le fond de l'œil avec une source placée en arrière, en haut et en dehors, on cherche à voir nettement le disque papillaire et les contours de ses vaisseaux.

Trois cas peuvent se présenter :

1° EMMÉTROPIE. — L'ophtalmoscope étant au O, c'est-à-dire démuni de verre correcteur, l'observateur emmétrope, ou *rendu tel*, voit nettement les vaisseaux rétiniens et la papille. S'il fait tourner la roue pour amener devant le trou central un verre de 0 D. 50 ou 1D., la netteté de l'image disparaît. L'œil est *emmétrope*.

2° HYPEROPIE. — L'ophtalmoscope étant au O, le fond de l'œil apparaît diffus et, pour le voir nettement, il faut faire passer successivement des verres de + 1 D. + 2 D. + 3 D. jusqu'à ce que l'image devienne *nette*, puis floue.

Le verre convexe le plus fort, qui donne la plus grande netteté, *indique le degré d'hypéropie.*

(En pratique, on fixe un vaisseau péripapillaire, une artère de préférence, et on cherche à bien voir les doubles contours.)

3° Myopie. — L'ophtalmoscope étant au O, le fond de l'œil est indistinct. Un verre convexe le rend plus confus, un verre *concave*, le rend plus net.

Le verre *concave le plus faible*, qui permettra l'examen des vaisseaux rétiniens, *indiquera le degré de myopie.*

C'est ici surtout qu'il est indispensable que l'observateur n'accommode pas et se place très près du foyer antérieur.

4° Astigmie. — Cette méthode peut évidemment donner la mesure de l'astigmie. Elle donne *l'astigmie totale*, comme la skiascopie. Il suffit pour cela de faire *deux mensurations*, l'une dans le méridien le moins réfringent et l'autre dans le méridien le plus réfringent.

Dans l'astigmatisme direct ou inverse, on se basera sur les numéros des verres qui permettent de voir :

1° Les vaisseaux verticaux ;

2° Les vaisseaux horizontaux.

Mais on devra se rappeler que les vaisseaux *verticaux* sont vus à travers le *méridien horizontal* et les vaisseaux *horizontaux* à travers le *méridien vertical.*

(Si les vaisseaux verticaux sont vus avec + 2 D. et les vaisseaux horizontaux avec 0, nous aurons affaire à un astigmatisme direct hypéropique de 2 D.).

Dans l'astigmie oblique, on cherchera avec soin les vaisseaux parallèles aux méridiens principaux.

Nous avons supposé, dans ce qui précède, que l'observateur était emmétrope ou s'était rendu tel. Il peut arriver, et le cas est fréquent, qu'il soit myope ou hypérope et qu'il ne porte pas de verres correcteurs. Le numéro de la lentille de l'ophtalmoscope, qui permet l'examen direct du fond de l'œil, ne donnera plus le degré d'amétropie qu'après un petit calcul qu'il faut savoir effectuer.

Examinons les deux cas qui se présentent : mesure de *l'hypéropie*, mesure de *la myopie*.

Mesure de l'hypéropie. — *a*) L'observateur est *hypérope*. La lentille corrige l'hypéropie du sujet et de l'observateur. Celui-ci devra donc *retrancher* de cette lentille son hypéropie.

Ex. Un hypérope H. de 3 D. voit avec + 8 D.

L'hypéropie du sujet H′ est + 8 D. — 3 D. = + 5 D. $H' = L - H$.

b) L'observateur est *myope, trois cas peuvent se présenter*:

1° Le myope voit le fond de l'œil sans verre : la myopie est égale à l'*hypéropie*.

L'œil myope est en effet un œil trop convergent et peut être comparé à un œil emmétrope muni d'une lentille convexe.

Ex. Un myope de 3 D. voit sans verre le fond de l'œil d'un hypérope de 3 D. $H = M$.

2° Le myope voit avec une *lentille convexe L*.

L'hypéropie est égale à la myopie du sujet, *augmentée* du verre convexe : $H = M + L$.

3° Le myope voit avec une lentille concave L. C'est

que l'hypéropie du sujet est inférieure à la myopie : H = M — L.

Mesure de la myopie. — *A. L'observateur est hypérope.*

Nous avons trois cas à considérer.

1° L'observateur voit *sans verre correcteur :* la myopie est égale à l'hypéropie : M = H.

2° L'observateur a besoin *d'un verre convexe :* l'hypéropie est *supérieure* à la myopie. Celle-ci s'obtient en *retranchant* de l'hypéropie le numéro de la lentille : M = H — L.

Ex. Un hypérope de 6 D. voit avec + 2 D. ; la myopie du sujet est 6 — 2 = 4 D. ; la lentille 2 D. a transformé en effet H = 6 en H = 4 et à ce moment H = M.

3° L'observateur a besoin d'un *verre concave.* Celui-ci ayant pour résultat de rendre l'œil encore plus hypérope, la myopie s'obtient par la somme de l'hypéropie et du n° de la lentille : M = H + L.

B. L'observateur est myope. — La lentille concave qui donne l'image directe corrigeant la myopie de l'observateur *M* et de l'observé *M'*, la myopie du sujet s'obtient facilement en retranchant celle de l'observateur : M' = L — M (M = 6 — 2 = 4 D.)

Avantages de la méthode. — Elle présente un premier avantage qui est incontestable : c'est la rapidité. En dehors de là, en même temps qu'on mesure la réfraction, on explore les membranes profondes puisque celles-ci ne peuvent être examinées à l'image droite que si l'amétropie est corrigée.

Pour un oculiste de profession, c'est une méthode que nous ne saurions trop recommander.

Inconvénients. — Il y a cependant plusieurs inconvénients à son emploi. Elle demande un *grand entraînement*. Elle n'est plus par cela même à la portée de tous les praticiens. Autant elle est facilement applicable chez les gros animaux, le cheval en particulier, autant elle est difficilement applicable dans la médecine humaine.

Certains médecins n'arrivent jamais à relâcher leur accommodation et, de ce fait, leurs déterminations sont entachées d'erreurs. Enfin, si l'on s'éloigne un peu du foyer antérieur, on arrive à des erreurs que nous avons fait suffisamment ressortir. Comme l'hypéropie dépasse rarement 4 D, *c'est dans cette amétropie* que la méthode donne les *mensurations les plus exactes*. Mais la myopie ne saurait être ainsi calculée, parce qu'elle dépasse très souvent ce faible degré et que les erreurs deviennent trop considérables, à moins que l'observateur ne soit absolument rompu à la pratique de ce procédé.

Ce sont les raisons qui font que cette méthode, excellente pour les uns et pour certaines amétropies, ne saurait être généralisée.

IV. Skiascopie ou méthode de Cuignet. — La skiascopie porte des noms extrêmement nombreux qui tous nous semblent défectueux. Le nom de *kératoscopie*, proposé par Cuignet et souvent employé, indiquerait qu'on examine un phénomène qui se passe dans la cornée, et c'est dans l'orifice pupillaire que le regard se concentre. La *pupilloscopie* n'est pas une expression plus heureuse que celle de *kérastoscopie pupillaire* qui les réunit.

En examinant encore les noms de *rétinoscopie*, *dioptroscopie*, *photoposcopie*, on les rejette bien vite pour ne retenir que la dénomination de *skioposcopie* (σκία, ombre, οπος, oculaire) préconisée par Panas.

Mais ce nom est plus long, moins répandu que son synonyme *skiascopie* (σκία, ombre, σκοπεω, je regarde) auquel nous nous rattachons.

Ce mot indique nettement *ce que l'on fait*, sans chercher à préciser ni la cause, ni le siège de l'ombre oculaire ; il exprime ce que le clinicien veut connaître et interpréter.

On pourrait encore, et avec juste raison, supprimer tout qualificatif à cette méthode et, pour immortaliser le nom de celui qui l'a découverte, l'appeler simplement : *méthode de Cuignet.*

Si Bowman avait remarqué les ombres oculaires qui se produisent dans le kératocone, c'est *à Cuignet, de Lille*, que revient l'immense gloire d'avoir trouvé la relation qui existe entre l'ombre pupillaire et la réfraction de l'œil. C'est en 1874, au Congrès des Sciences de Lille, que Cuignet a fait connaître sa méthode. Grâce aux travaux ultérieurs (Parent, etc.), c'est, à l'heure actuelle, un procédé qui rend de tels services qu'on peut dire, sans exagération, que c'est *la plus belle conquête que l'ophtalmologie a faite depuis la découverte de l'ophtalmoscope.*

V. Phénomène de l'ombre pupillaire. — Voyons tout d'abord en quoi consiste la méthode. En se plaçant devant un sujet, comme pour l'examen ophtalmoscopique, on éclaire l'un des yeux avec le miroir de l'instrument ; la pupille tout entière devient rouge, elle s'éclaire. Mais si on fait pivoter le miroir soit de droite à gauche, soit de haut en bas, on voit que le disque lumineux se déplace et *que la pupille est plus ou moins envahie par une ombre allant d'un bord pupillaire vers l'autre.*

Cette ombre latérale, qui se meut, soit dans le sens

du déplacement du miroir, soit en sens inverse (*ombre directe, ombre inverse*) est celle sur laquelle l'observateur doit fixer toute son attention, c'est celle qui va donner l'état de la réfraction.

(Nous ne nous occuperons pas de l'ombre centrale ou paracentrale, qu'on observe dans certains cas.)

Explication du phénomène. — Le phénomène de l'ombre s'explique ainsi : la partie de la rétine de l'observé qui était éclairée d'abord devient obscure quand on déplace le cône d'éclairage. Cette

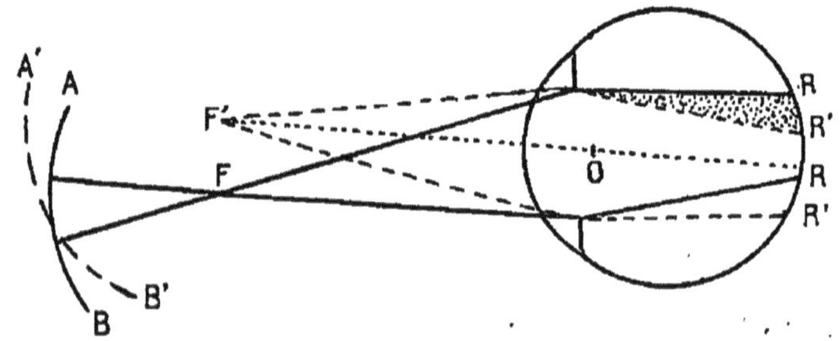

Fig. 92. — Phénomène de l'ombre pupillaire. Skiascopie.

ombre correspond à la partie obscure du champ d'examen de l'observateur sur la rétine de l'observé (Parent).

Bien des théories ont été émises pour expliquer la production et la marche de l'ombre. Ceux qui désireront étudier la question plus à fond pourront lire avec profit les travaux de Loiseau, Landolt, Parent, Weiss, etc. Nous adopterons, pour expliquer la production du phénomène, celle de Loiseau, qui a le mérite de la simplicité.

Le miroir *concave* actuellement usité rend convergents les rayons émis par la lampe éclairante et les réunit en un point F. Après s'y être entrecroisés, les rayons lumineux poursuivent leur chemin en divergeant. La partie du faisceau qui pénètre dans l'œil à travers la pupille se réfracte en se rapprochant de l'axe et va former le cercle d'illumination RR, sur la rétine. Les autres parties ne sont pas éclairées.

Si l'on fait pivoter le miroir ou si on se déplace de façon à lui faire occuper la position A′ B′, le point F vient en F′; l'axe de réfraction du cône lumineux qui pénètre dans l'œil devient F′O et le cercle d'illumina-

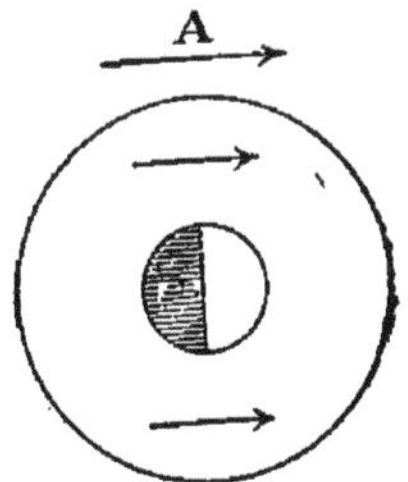

Fig. 93. — Ombre directe.

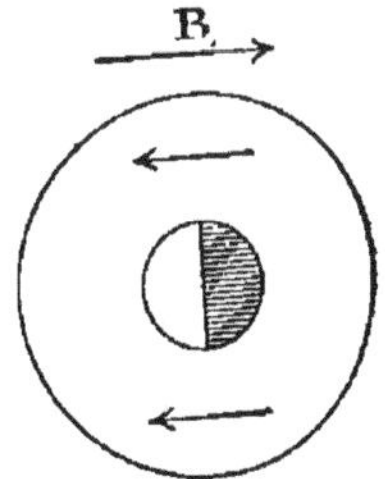

Fig. 94. — Ombre inverse.

tion devient R′ R′; la portion supérieure primitivement éclairée RR′ devient obscure. Le cercle d'éclairement et l'ombre RR′ qui l'accompagne marchent donc sur la rétine en *sens inverse* du miroir.

Or, on sait que la partie éclairée de la rétine est vue à l'*image droite* dans l'*hypéropie*, l'*emmétropie* et la *myopie* où R>D (voir angéioscopie). Dans ces différents cas, l'observateur verra le cercle d'illumination et l'ombre se déplacer comme ils marchent en réalité sur la rétine, c'est-à-dire en sens inverse du miroir.

Quand l'œil est myope et que le remotum est placé en avant *de l'observateur* (*R<D*), *celui-ci a une image renversée* du fond de l'œil et il en résultera que pour

lui la lueur et l'ombre marcheront dans le même sens que le miroir, alors qu'en réalité elles marchent toujours sur la rétine en sens inverse, quelle que soit la réfraction de l'œil observé.

Quand le remotum coïncide avec l'œil de l'observateur, on a *le point neutre* d'observation ; l'ombre n'est plus visible.

Manière de procéder pour l'examen skiascopique. — On doit faire placer le sujet dans la chambre noire dans la même position que pour l'examen ophtalmoscopique. La source lumineuse sera placée en arrière et au-dessus de l'observé.

L'observateur se tiendra à une distance déterminée (1 mètre en général) s'il veut mesurer exactement la réfraction.

Disposition de la chambre noire. — Pour faciliter à l'observé le relâchement de son accommodation, il sera important d'avoir une chambre noire aussi longue que possible, de façon à ce que le sujet ait tendance à fixer un objet assez éloigné. Lorsque la chambre n'est pas assez longue, Bitzos recommande de se servir d'une glace qu'on suspend au mur en face du sujet : de cette façon, on double la grandeur de la chambre et on peut faire réfléchir dans la glace un objet suffisamment visible pour ne provoquer qu'une faible accommodation.

En faisant fixer un objet éloigné (5 m.), on mesure bien plus facilement, surtout chez les enfants, dont la mobilité excessive est parfois très gênante.

Presque toujours cependant, de 7 à 15 ans, il est préférable d'atropiniser les yeux plusieurs jours à l'avance afin d'être assuré que les résultats ne sont pas faussés.

Aux adultes non atropinisés, il faut recommander de ne rien fixer de trop rapproché, mais de diriger leurs regards au loin, dans le vague.

Direction de l'œil. — Quelle direction imprimer à l'œil?

Il serait important de *skiascoper* la région de la macula pour avoir la réfraction vraie. Mais cet examen n'est pas praticable. La sensibilité de la tache jaune est telle que la pupille se contracte énergiquement, empêchant tout examen ; une largeur pupillaire de 4 à 5 millimètres est nécessaire.

De plus, les sujets éblouis ne peuvent pas supporter l'examen. On tourne la difficulté en mesurant la réfraction de la région voisine. On fait exécuter à l'œil une légère déviation en haut et en dedans de façon à ce que la zone illuminée soit entre la macula et le nerf optique; la différence de niveau étant à peu peu près nulle, les résultats obtenus sont considérés comme exacts.

Pour arriver à ce résultat de tourner l'œil en dedans suivant un angle de 10° à 15°, l'observateur recommande au sujet de diriger ses regards dans la direction de son oreille droite pour l'œil droit, vers la gauche pour l'œil gauche.

Il devra tenir ensuite la tête droite et immobile.

Dans les cas de strabisme, il est indispensable de recommander au malade de fermer l'œil non examiné ou mieux de le masquer avec un verre dépoli.

Miroir. — Quels que puissent être les avantages du miroir plan, nous ne croyons pas utile de compliquer l'arsenal ophtalmoscopique. Le miroir concave de tous les ophtalmoscopes les plus rudimentaires peut être employé. Avec lui, on peut pratiquer tous les examens ; on n'a pas à échanger ni à vérifier, à chaque instant, pour savoir si on a usé du miroir concave ou plan.

Le miroir concave étant le plus répandu, c'est avec lui que nous supposerons faits tous les examens skiascopiques.

SOURCE LUMINEUSE. — Le gaz, le pétrole, l'acétylène, l'électricité peuvent être employés sans grande préférence, suivant les endroits où l'examen est pratiqué. L'éclairage au bec Auer donne un éclairage intense et des ombres très nettes.

SITUATION DE L'OBSERVATEUR. — La distance qui sépare l'observé de l'observateur peut être quelconque, mais il est indispensable de la connaître.

La skiascopie nous a montré en effet que *l'ombre pupillaire possède une marche inverse, toutes les fois que le remotum de l'observé est en arrière du plan pupillaire de l'observateur ; la marche est directe quand le remotum est en avant.*

De telle sorte que si l'observateur est placé à 1 mètre, l'ombre ne sera directe que dans le cas *où la myopie est supérieure* à 1 D. ; s'il est à 3 mètres, lorsqu'elle sera supérieure à 0 D. 33.

A mesure qu'on s'éloigne, on se rapproche de plus en plus de l'emmétropie et, à 5 mètres et au delà, il deviendrait possible de mesurer la réfraction, sans tenir compte de la distance. (L'erreur de 0 D. 20 ou même moins serait négligeable.)

Mais quand on s'éloigne de l'œil, l'éclairage pupillaire diminue et la constatation de la marche de l'ombre devient difficile, puis impossible.

Il a donc fallu adopter une distance ni trop rapprochée pour éviter les grosses erreurs, ni trop éloignée et, en général, on admet que l'observateur *se place à 1 mètre de l'observé*, c'est-à-dire *au remotum d'un myope d'une dioptrie.*

Production et marche de l'ombre. — L'observateur placé *à 1 mètre* éclaire le champ pupillaire du sujet et, faisant mouvoir le miroir ophtalmoscopique autour de son axe dans le sens horizontal, vertical ou oblique, regarde exactement ce qui se passe.

Trois faits peuvent être constatés :

A. L'ombre est *inverse ;*

B. L'ombre est *directe ;*

C. L'ombre est *indécise* ou *nulle.*

A. L'ombre est *inverse* quand elle se déplace en sens contraire des mouvements du miroir ; dans ce cas le méridien examiné est *hypérope*, *emmétrope* ou *myope* de moins de 1 D. : le remotum est en arrière de l'observateur.

B. L'ombre est *directe*, quand elle se meut dans le sens des mouvements du miroir ; le méridien examiné *est myope de plus de 1 Dioptrie ;* le remotum est en avant de l'observateur.

C. L'ombre est *nulle* ou tellement indécise qu'on ne peut étudier son déplacement. C'est le *point neutre* d'observation qui se produit *lorsque le plan pupillaire de l'observateur coïncide avec le remotum de l'observé.*

VI. Ce qu'on cherche dans l'examen skiascopique. — **1° Détermination skiascopique par les verres correcteurs.** — Pour *mesurer la réfraction* par la skiascopie, le problème se borne à obtenir le point neutre, c'est-à-dire *à rendre l'œil de l'observé myope de 1 Dioptrie.*

Il suffira alors de *retrancher* (H.) ou d'*ajouter* (M.)

cette dioptrie à la lentille qui aura produit ce résultat pour avoir la réfraction vraie.

Prenons un exemple pour montrer la manière de procéder et le résultat remarquable qu'on en retire.

1° Marche inverse (E, H ou M < 1 D).

Nous skiascopons un œil et la marche est *inverse*. Il faut savoir s'il s'agit d'*hypéropie*, d'*emmétropie* ou de *myopie* < 1 D.

Pour cela nous mettons devant l'œil du sujet, dans la monture d'essai par exemple, une lentille convexe de + 1 D. et nous cherchons de nouveau la marche de l'ombre.

MYOPIE < 1 D. — A. Si l'ombre est devenue *directe*, c'est que l'œil est devenu myope de plus *d'une dioptrie:* il fallait donc *qu'il le fût déjà*. Il s'agit d'une myopie inférieure à 1 Dioptrie, quelle est-elle?

Substituons au verre de 1 Dioptrie celui de 0 D. 50 et skiascopons: si nous obtenons le point neutre, nous en concluons que si un verre de 0 D. 50 rend un œil myope de 1 D., *c'est qu'il* l'était *déjà de 0 D. 50*, c'est bien la réfraction cherchée.

HYPÉROPIE. — B. Si l'ombre est encore *inverse*, il s'agit d'hypéropie. Dans ce cas, on met devant l'œil des lentilles convexes de plus en plus fortes jusqu'à ce qu'on obtienne *le point neutre* ou *l'ombre directe*.

La valeur de la lentille qui donne le point neutre, *diminuée d'une Dioptrie, indique le degré d'hypéropie*.

(Si la lentille + 3 arrive à ce résultat, l'hypéropie sera de + 3 — 1 = 2 D.)

Lorsqu'une lentille laisse l'ombre *inverse* et la suivante produit l'ombre *directe* sans qu'on puisse observer le point neutre, on prend la moyenne.

(Ainsi, + 5 D. laisse l'ombre inverse, + 6 D. donne

une ombre *directe*, la lentille correctrice est comprise entre 5 et 6, soit 5 D. 50, de laquelle on soustrait 1 D. pour avoir la réfraction exacte).

EMMÉTROPIE. — C. — Si l'ombre est *nulle*, c'est que l'œil est devenu myope de 1 D. : il était donc *emmétrope*.

2° **Marche directe.** — MYOPIE > 1 D. — Lorsque la marche de l'ombre est *directe*, la question est beaucoup plus simple, *c'est de myopie > 1 D.* qu'il s'agit.

On fait passer devant l'œil examiné une série croissante de verres concaves, en notant celui qui *donne le point neutre. Celui-ci augmenté de 1 D. donne le degré de myopie.*

Nous résumons tout l'examen skiascopique dans le tableau suivant :

MARCHE DIRECTE	MARCHE INVERSE	POINT NEUTRE
M > 1 D.	M < 1 D. ou E ou H	M = 1 D.
Le *numéro* du verre concave *qui fait cesser la marche directe augmentée de 1 D* donne le degré de myopie.	Placer devant l'œil un verre convexe de 1 D.; trois cas peuvent se présenter. 1° *La marche devient directe :* il y a *myopie* < 1 D.; remplacer 1 D par 0.75, 0,50 et *celui qui donnera le point neutre diminué de 1 D* donnera le degré de M. Ex. + 0,75 donne le point neutre : M = + 0,75 — 1 = — 0,25. 2° *On a le point neutre :* il s'agit d'emmétropie. 3° La marche est toujours inverse : il s'agit *d'hypéropie*. Le *verre convexe* qui donnera le point neutre ou fera cesser la marche inverse *diminué* de 1 D. donnera le degré de H.	Un verre *convexe* mis au devant donne un ombre *directe*. Un verre *concave*, une ombre *inverse*.

3° Astigmie. — Forme, intensité, vitesse des ombres. — Après avoir skiascopé un méridien, l'horizontal par exemple, il faut faire le même examen pour le vertical et, si le résultat trouvé est le même, on en conclut qu'il n'existe pas *d'astigmie.*

En pratique, on fait les deux examens simultanément. A chaque verre, on regarde la marche de l'ombre dans les deux méridiens. Lorsque les deux ombres n'ont pas la même intensité, c'est déjà un symptôme d'astigmie, mais lorsque la marche est différente, directe dans un, inverse ou nulle dans l'autre, l'astigmie est démontrée.

Dans l'astigmie myopique *simple* et dans l'astigmie *mixte*, la chose est des plus évidentes.

Dans les autres variétés (ast. hyp. simple ou composée, astigmie myopique composée), les ombres ont le même sens, mais diffèrent de forme, d'intensité et d'amplitude de déplacement.

FORME, INTENSITÉ, VITESSE DES OMBRES PUPILLAIRES. — Il y a en effet, en dehors du sens de déplacement de l'ombre qui est le signe capital, d'autres différences dans les ombres pupillaires.

Dans l'*emmétropie*, l'ombre inverse est légère, rapide, peu foncée, s'atténuant peu à peu jusqu'au bord qui est diffus et presque droit; l'éclat pupillaire est vif.

Dans l'*hypéropie*, l'ombre est plus *foncée* que celle de l'emmétropie, plus l'amétropie est élevée, plus elle est *intense*, plus elle avance *lentement*, plus son bord est *concave* et *tranchant*. Cette ombre ne peut couvrir le champ pupillaire avant que le disque lumineux ne quitte la pupille. *L'éclat de la pupille*, moins vif que dans l'emmétropie, *s'atténue* à mesure que l'hypéropie s'élève.

Dans la myopie < 1 D., l'ombre inverse est très pâle, légère et son bord est diffus.

Dans la myopie > 1 D., l'ombre devient très manifeste, très noire avec un bord concave et tranchant dans les myopies moyennes; mais elle devient de plus en plus *intense* dans les forts degrés et comme l'éclat de la pupille diminue à mesure que l'amétropie est plus forte, *il en résulte qu'il faut parfois se rapprocher pour s'assurer de l'existence et de la marche de l'ombre.* A mesure qu'on corrige l'amétropie, elle devient plus nette et la pupille reprend son éclat.

Mesure de l'astigmie. — Pour la *mesurer*, on note la réfraction des *deux méridiens principaux* et la différence donne *l'astigmie totale.*

En général, les méridiens principaux sont verticaux et horizontaux et l'ombre se déplace parallèlement dans ces deux sens.

Mais il arrive qu'en skiascopant verticalement ou horizontalement on détermine une ombre qui n'est ni verticale, ni horizontale, mais *oblique*, non plus parallèle aux mouvements du miroir.

Cette *ombre oblique*, signe très important de l'astigmie, indique que les *méridiens principaux sont obliques*, et le *sens de la production de l'ombre* indique l'un d'eux.

Il faut chercher ce méridien et skiascoper dans un *sens parallèle à lui*, puis dans le sens *perpendiculaire* (45° et 135° par exemple).

La détermination de l'astigmie se fait avec des verres sphériques, l'emploi des verres cylindriques est inutile et plus difficile. Il suffit de ne s'occuper que des méridiens principaux.

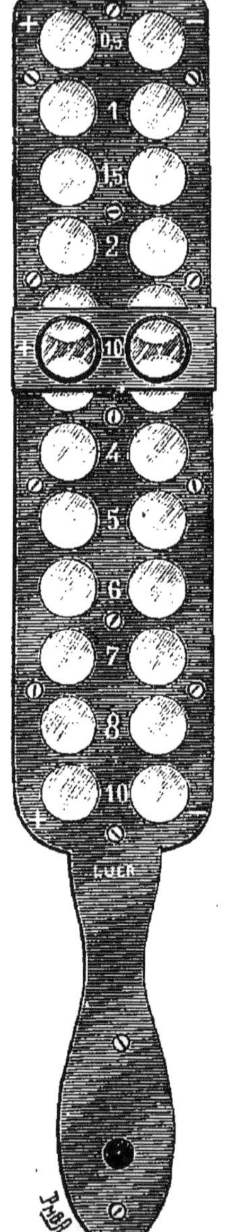

Fig. 95. — Règle du Dr Parent.

EMPLOI DES VERRES D'ESSAI. — On utilise pour la skiascopie les verres de la boîte d'essai qu'on met dans la monture.

Comme il faut changer le verre à chaque instant et que cela détermine une perte de temps, on a recommandé l'emploi de règles qui portent une série de verres concaves ou convexes superposés.

RÈGLES SKIASCOPIQUES. — Les règles de Parent, Bitzos, Antonelli, Trousseau, etc., peuvent être utilisées avec avantage (fig. 95, 96, 97).

Le sujet élève graduellement la règle de façon à faire rapidement passer devant son œil des verres de plus en plus forts. Il faut veiller à ce que le verre soit placé concentriquement et parallèlement à la pupille.

OPTOMÈTRES SKIASCOPIQUES. — Dans le même but on a créé des optomètres où, par une série d'engrenages, on fait passer devant les yeux du sujet des verres concaves ou convexes. Ceux de Couper, de Sureau, sont les mieux appropriés. Malheureusement ce sont là des instruments de clinique et d'un prix trop élevé pour être répandus.

Le grand modèle de l'amétropomètre de Le Méhauté, que nous avons décrit dans un précédent chapitre, avec les méthodes subjectives, peut aussi servir comme optomètre skiascopique. Il a sur les appareils précédents le grand avantage d'être léger, portatif et d'une simplicité très grande. La roue peut être facilement tournée, dans un sens ou dans l'autre, par le sujet lui-même. De plus, les deux yeux peuvent être examinés rapidement, sans aucune perte de temps, puisque l'appareil est muni d'une double roue. Le diamètre utile des verres a été porté à 10 millimètres, dans le but de permettre de suivre facilement la marche des ombres dans l'espace pupillaire. Avec un peu d'habitude, on arrive à faire très rapidement une détermination skiascopique de la réfraction des deux méridiens principaux d'un œil astigmate. La mesure est d'autant plus précise que la lentille reste, pendant toute l'opération, à une distance invariable de l'œil.

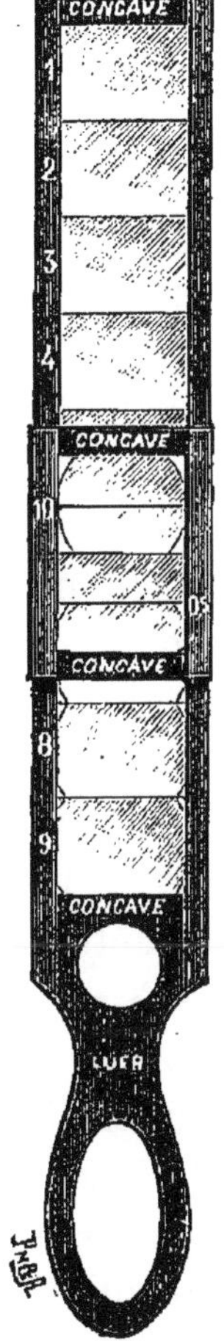

Fig. 96. — Palettes d'essai du Dr Trousseau.

2o Détermination skiascopique sans verres correcteurs. — Nous venons d'indiquer comment les examens ordinaires doivent être pratiqués. Mais la recherche du point neutre peut être obtenue d'une autre façon.

Nous avons vu comment on l'obtient *en déplaçant*

peu à peu le remotum pour le faire coïncider avec le plan pupillaire de l'observateur qui *reste fixe.*

Le résultat sera le même si, *sans toucher au remotum, c'est l'observateur qui se déplace pour faire coïncider avec lui son plan pupillaire.*

La chose est possible, sans aucun artifice, pour *la myopie supérieure à 1 dioptrie.*

On a dans ce cas une ombre *directe ;* pour arriver au *point neutre*, il suffit de se *rapprocher très lentement* et, faisant sans cesse pivoter l'ophtalmoscope, *on s'arrête au moment où l'ombre directe disparaît.*

On mesure la distance qui sépare les deux yeux et l'inverse donne le degré de myopie.

Si D = 33 cm., la myopie est de 3 dioptries.

Dans tous les autres cas (H. E. ou M < 1 D), on n'aurait qu'à rendre artificiellement ces yeux myopes de plus d'une dioptrie. Un verre de + 5 dioptries suffirait dans la plupart des cas.

De la sorte, un sujet dont on trouverait le remotum à 0 m. 20 serait *emmétrope*, à 0 m. 50, serait hypérope de 3 D. Il suffirait de retrancher de 5 D. la réfraction indiquée par la distance du remotum (+ 5 — 5 = 0 emmétropie; + 5 D. — 2D. = + 2D.). Dans les hypéropies très élevées, supérieures à + 5 D., on choisirait un verre convexe plus fort, + 10, par exemple, etc.

Ce procédé, qui permettrait de se passer d'une boîte de verres, est théoriquement vrai, mais en pratique il ne donne pas des résultats suffisamment précis. Même avec beaucoup d'attention, l'observateur peut dépasser le point neutre et, comme il est très difficile de mesurer exactement l'espace qui sépare les deux yeux, il en résulte qu'une erreur de 2 ou 3 cm. est vite commise et que les examens sont faux.

(Si au lieu de 8 cm. on note 10 cm. ou 12 cm., on conclut à une myopie de 10 D. ou de 8 D. alors qu'elle est de 12 dioptries.)

Les erreurs sont donc très considérables dans les amétropies un peu prononcées.

C'est une méthode à rejeter pour *la mesure* de l'amétropie.

Par contre, dans les cas de myopie, en cherchant, en se rapprochant, *le point neutre*, on a rapidement un renseignement précieux qui indique si la myopie est *faible* ou *forte* et évite des tâtonnements inutiles.

VII. Avantages de la skiascopie. — *La skiascopie est la meilleure méthode objective pour la détermination du remotum.* Elle ne présente que des avantages. Sans être d'une simplicité extrême, elle exige une éducation spéciale assez courte; elle permet, au malade de relâcher au maximum son accommodation, au clinicien de connaître exactement la réfraction des yeux amblyopes.

Elle donne la mesure de l'astigmie totale.

Nous pourrions dire que, pour les praticiens, elle est jusqu'ici la seule *méthode objective qu'on puisse recommander* sans aucune objection.

Les médecins de la guerre et de la marine ne sauraient trop y avoir recours. Ils verront, au bout de quelques semaines d'exercices, les immenses services qu'ils en retireront.

CHAPITRE VI

LA RÉFRACTION DYNAMIQUE OU ACCOMMODATION

Constatation et définition. Expérience de Porterfield et de Scheiner. Mécanisme de l'accommodation. Théorie d'Helmholtz et théorie de Tscherning. *Détermination du punctum proximum.* Lecture d'un fin caractère. Procédé de Donders. Procédé de la boîte de verres. Procédé de Badal. Parcours et amplitude d'accommodation. Chez l'emmétrope et chez les amétropes. Variation suivant la réfraction statique.— Variations de l'amplitude avec l'âge. Presbytie. Traitement de la presbytie. — Rapports de l'accommodation et de la convergence. Paralysie de l'accommodation.

RÉFRACTION DYNAMIQUE. ACCOMMODATION

Constatation. — Définition. — L'œil à l'état de repos est adapté pour un point déterminé. Il ne peut fournir des images nettes que des objets situés à cette distance invariable.

Supposons, par exemple, qu'un objet perçu à l'infini par un œil emmétrope se rapproche et arrive à une distance de 1 mètre, 0 m. 50 centimètres. A mesure qu'il se rapproche de l'œil, son image s'éloigne de la rétine ; elle ne forme plus sur celle-ci que des cercles de diffusion. Cet objet ne devrait donc être perçu nettement qu'à l'infini.

Voilà ce que nous dit le raisonnement, et cependant la pratique nous montre que l'œil jeune et normal voit, à des distances variables, le même objet.

Cela n'est possible que si l'œil est capable d'augmenter son pouvoir réfringent ou de déplacer l'écran rétinien.

Disons tout de suite que la situation de la rétine ne varie pas. Il en résulte donc que si l'œil voit à des distances variables *en deçà de son remotum*, c'est qu'il peut et qu'il doit augmenter sa réfraction.

Cette faculté de l'œil de s'adapter à des distances variables s'appelle l'*accommodation*.

« C'est le pouvoir, dit Donders, que possède l'œil d'ajouter à lui-même une lentille convexe. »

Cette définition est trop juste et trop simple pour ne pas être acceptée sans modification.

Supposons donc qu'un objet placé au remotum se rapproche de l'œil et qu'il soit perçu nettement à des distances variables et augmentons progressivement le rapprochement. Il arrivera un moment où l'objet deviendra flou, il ne sera plus distingué nettement, les cercles de diffusion apparaîtront et, plus nous augmenterons le rapprochement, plus la vision sera troublée.

De cette nouvelle constatation, il résulte que *cette faculté d'accommodation n'est pas indéfinie* et qu'elle a des limites. Le point le plus rapproché où l'œil puisse voir nettement se nomme *le punctum proximum* ou plus simplement le *proximum*.

Bien que l'existence de l'accommodation soit évidente, on peut, pour la démontrer, rappeler deux expériences bien simples : celles de *Porterfield* et de *Scheiner*.

Expérience de Porterfield. — Il suffit de planter, sur un morceau de bois ou de carton, deux épingles placées à des distances différentes de l'œil et dans la même direction. On fixe la plus rapprochée et on voit la plus éloignée confuse : si on fixe la plus éloignée, c'est à son tour la plus rapprochée qui paraît confuse.

Cela montre très facilement que l'œil peut se mettre au point pour des distances variables et que, lorsqu'il est accommodé pour une distance, les objets placés à cette distance sont *seuls* susceptibles d'être vus distinctement.

Deux objets placés à des *distances variables* ne peuvent pas être vus *simultanément* d'une façon nette.

Expérience de Scheiner. — On pratique dans une carte deux trous dont la distance est inférieure au diamètre de la pupille et on fixe comme dans l'expérience précédente successivement l'une ou l'autre des épingles à travers ces deux trous. On s'aperçoit alors que, lorsque l'une est vue nettement, l'autre donne sur la rétine deux images confuses ; *elle est vue double*. (Voir page 170.)

Cette expérience de Scheiner est, en raison de cette diplopie, employée pour le diagnostic des amétropies.

Ne pouvant expliquer l'accommodation, *Sturm* la nia et étudia la marche dans l'œil d'un faisceau astigmate pour expliquer que, la réfraction statique ne changeant pas, on voyait les objets éloignés avec la partie postérieure, et les objets rapprochés avec la partie antérieure de l'intervalle focal.

Mécanisme de l'accommodation. — La découverte du mécanisme de l'accommodation est une des plus jolies conquêtes scientifiques du siècle dernier. Il faut rappeler ici tout d'abord la découverte des images catoptriques de l'œil par *Purkinje* (1825) et celle du muscle ciliaire étudié par *Brücke* et *Müller*.

Mais avant d'arriver à l'établissement des théories modernes, il est juste de montrer comment l'accommodation est le résultat de l'augmentation de courbure du cristallin par la contraction du muscle ciliaire.

En raisonnant théoriquement, l'œil pourrait accommoder de plusieurs façons :

1° Par l'allongement du globe et le recul de la rétine ;

2° Par l'avancement du cristallin ;

3° Par la contraction de la pupille ;

4° Par l'augmentation de courbure du cristallin.

1° Reçul de la rétine ; allongement du globe. — Certains pensaient que, dans les mouvements de convergence qui accompagnent l'accommodation, les muscles extérieurs de l'œil comprimaient le globe qui s'allongeait. C'est ainsi que de *Arlt* découvrit l'allongement pathologique de l'œil myope. A l'heure actuelle, on sait que la rétine reste fixe pendant l'accommodation. Il suffit d'instiller dans un œil de l'atropine qui paralyse le muscle ciliaire, sans toucher aux muscles extérieurs de l'œil, pour démontrer au contraire que le siège de l'accommodation est bien dans l'intérieur du globe.

2° Augmentation de courbure de la cornée. — Lobe (1742) prétendait de même que les muscles extérieurs augmentaient la courbure de la cornée. Les examens les plus minutieux ont montré qu'il n'en était rien.

3° **Avancement du cristallin.** — Képler, le premier, prétendit que le ligament ciliaire éloignait ou rapprochait le cristallin de la rétine et Jacobsen explique à son tour le mécanisme de ce déplacement par le passage de l'humeur aqueuse en arrière. Il ne faut pas examiner bien longtemps cette théorie pour en montrer le peu de consistance. Le déplacement du cristallin, fût-il vrai, pourrait-il avancer jusqu'à la cornée, que cela ne serait pas suffisant pour expliquer une amplitude notable.

Or les déplacements, s'ils existent, sont bien faibles.

4° **Contraction de la pupille.** — Depuis longtemps on avait remarqué que la pupille se contracte pour la vision rapprochée et se dilate pour la vision éloignée. De là à croire que l'accommodation était sous la dépendance de l'iris il n'y avait qu'un pas ; Scheiner (1619) était de cet avis. La contraction du sphincter de l'iris a pour effet de diminuer les cercles de diffusion et pouvait suffire à la rigueur pour expliquer la vision nette à des distances variables : mais de Graefe démontra la fausseté de cette théorie par son fameux cas d'aniridie complète où l'*accommodation était intacte*, et disparaissait sous l'influence de l'atropine. Ce qui démontrait bien que l'iris n'était pour rien dans l'accommodation.

5° **Augmentation de courbure du cristallin.** — L'accommodation ne pouvant être le résultat d'un allongement du globe, d'un changement de courbure de la cornée, d'une contraction de la pupille ou d'un déplacement du cristallin, ne pouvait être le fait que d'une *augmentation de courbure de cette lentille.*

Mais pour arriver à la démonstration de cette vérité, il fallut longtemps.

C'est à Descartes que revient l'honneur d'avoir le premier indiqué cette hypothèse. Ses paroles doivent être rapportées ici.

Dans son « Traité de l'Homme », il admet que la modification du cristallin est « *le fait des filets noirs venant de la choroïde et embrassant l'humeur cristalline* ». Il avait donc prévu l'importance de la zonule de Zinn.

Dans sa « Dioptrique », il suppose, en dehors de là, que « *la lentille cristalline change de forme par le pouvoir musculaire de ses fibres* ».

Nouvelle découverte admirable qu'on a trop longtemps oubliée. En remplaçant *musculaire par élastique* nous arrivons à la théorie d'Helmholtz.

Déjà Young (Mécanisme de l'œil, 1801) avait aussi démontré que l'accommodation devait se faire par l'augmentation de courbure des surfaces cristalliniennes. Il prouva, en se mettant la cornée sous l'eau, que l'accommodation persistait, et il montra, en se comprimant l'œil entre deux anneaux, qu'elle ne dépendait pas du recul de la rétine.

A toutes ces raisons, on peut en ajouter une qui démontre péremptoirement que le cristallin est indispensable : c'est la suppression de cette fonction chez tous les jeunes opérés de cataracte.

Seuls les gens pourvus de cristallin peuvent accommoder.

Young, à son époque, ignorait l'existence du muscle ciliaire et ne pouvait en prévoir l'importance ; comme Descartes, il expliquait ce phénomène par la contractilité des fibres du cristallin.

Jusqu'ici, on n'avait pas trouvé le moyen de saisir les variations de courbure du cristallin.

Images de Purkinje. — C'est à une importante découverte qu'est attaché le nom de Purkinje (1835). Quand on observe le champ pupillaire éclairé par une source lumineuse, soit au moyen des ophtalmomètres, ou mieux de l'ophtalmophacomètre de Tscherning, on voit de cette source lumineuse *trois images* (voir fig. 97).

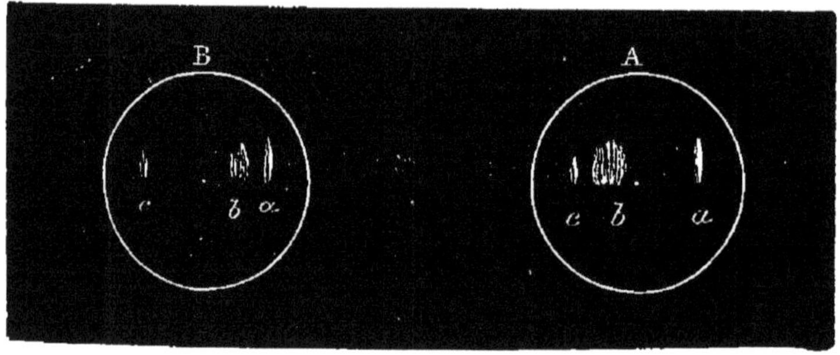

Fig. 97. — Images de Purkinje.

1° *Une première, droite*, brillante, très nette, c'est l'image formée par la face antérieure de la cornée ;

2° *Une deuxième, droite*, nébuleuse, très faible, qui demande à être vue avec soin ; elle est de dimensions considérables et formée par la cristalloïde antérieure;

3° *Une troisième* plus petite, moins brillante que la première, *est renversée*, et formée par la cristalloïde postérieure.

Pour bien examiner ces images, il faut employer un objet lumineux situé obliquement par rapport à l'axe de l'œil et d'une intensité assez faible pour avoir une pupille aussi large que possible.

Ces images ne sont pas placées sur le même plan.

La deuxième est plus haute que les deux autres, ce qui démontre bien que l'œil n'est pas centré et que le

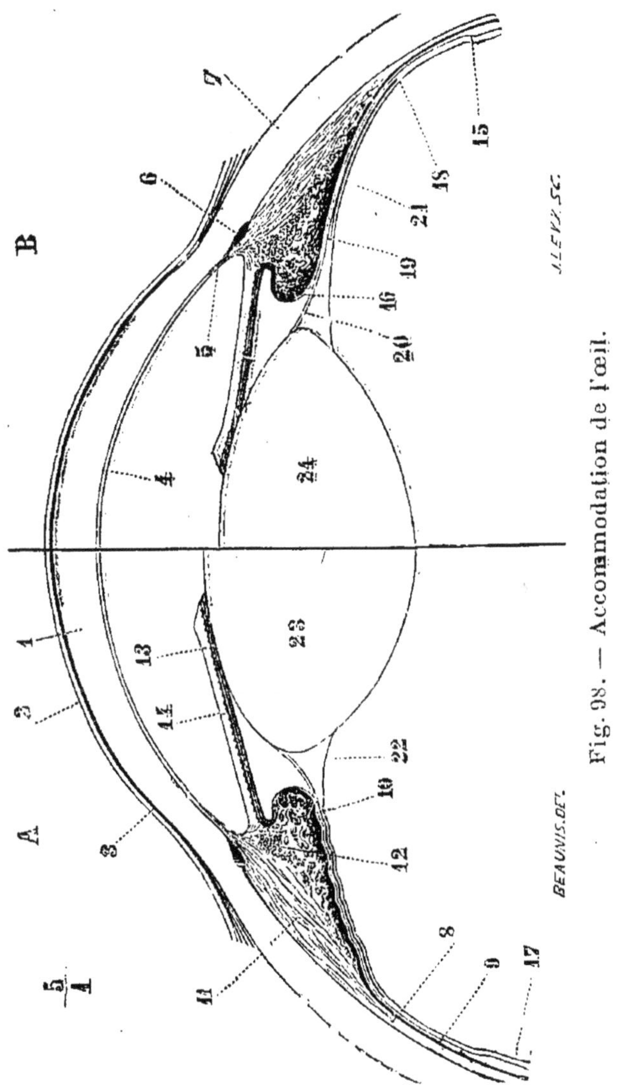

Fig. 98. — Accommodation de l'œil.

cristallin est placé obliquement par rapport à l'axe de l'œil.

Tscherning a mesuré cette obliquité. Il semble que

le cristallin soit incliné autour d'un axe vertical d'un angle de 3° à 7°, le côté externe étant en arrière, et qu'il ait subi une rotation autour d'un axe horizontal de 0° à 3°, la partie supérieure étant penchée en avant. Cette déviation peut être considérée comme négligeable.

Purkinje signale l'existence de ces images, mais ne cherche pas à les appliquer à la démonstration du mécanisme de l'accommodation.

Langenbeck (1849), le premier, signale le rapetissement de la deuxième image dans la vision rapprochée.

En 1851, Cramer, avec un instrument appelé ophtalmoscope vit que l'image catoptrique de la cristalloïde antérieure avait un *mouvement* centripète et il croyait que c'était la contraction de l'iris qui maintenait l'équateur du cristallin, tandis que le muscle ciliaire juste découvert tirait la choroïde et le vitré en avant. Le cristallin ainsi comprimé, sauf au niveau de la pupille, bombait à cet endroit.

De Graefe, en publiant son fameux cas d'aniridie traumatique, où l'accommodation était intacte, réduisait le mécanisme au néant démontrant que l'iris n'avait aucun rôle important.

Théorie d'Helmholtz. — En même temps, Helmholtz étudiait la question : il signalait la diminution de la *deuxième image* et concluait à l'augmentation de courbure de la face antérieure du cristallin. La *troisième image* diminue aussi de grandeur, mais très peu.

Donc, d'après Helmholtz, pendant *l'accommodation :*

1° *La face antérieure du cristallin augmente de courbure ;*

2° *Le pôle de cette face avance dans la chambre antérieure;*

3° *La courbure de la face postérieure augmente légèrement;*

4° *Le pôle de cette face reste à la même place;*

5° *Le cristallin augmente d'épaisseur;*

6° *Le diamètre équatorial diminue.*

Par conséquent, *l'augmentation du pouvoir réfringent de l'œil* dépend de l'AUGMENTATION DE COURBURE DE LA FACE ANTÉRIEURE DU CRISTALLIN.

C'est ce que toutes les recherches faites depuis n'ont fait que corroborer.

Mais comment expliquer cette voussure cristallinienne? C'est ici qu'intervient le muscle ciliaire.

Le cristallin chez l'enfant est très malléable; détaché de sa zonule, il prend la forme sphérique; à mesure que l'âge avance, il s'éloigne de plus en plus de cette forme. Dans l'œil, il est tendu par la zonule qui maintient à ses faces une certaine courbure. Mais cette zonule va d'autre part s'insérer sur les procès ciliaires dans la région voisine du muscle ciliaire. (Voir fig. 99.)

Quand celui-ci se contracte, il avance la zonule; celle-ci se relâche et le cristallin se bombe, en vertu de son élasticité; la contraction disparaissant, la zonule est de nouveau tendue et le cristallin reprend sa courbure primitive.

L'élasticité du cristallin diminuant à mesure que sa consistance augmente, c'est-à-dire avec l'âge, nous avons l'explication de l'abaissement progressif de l'amplitude de l'accommodation.

En résumé, le muscle ciliaire tirant la choroïde en avant, puisque son insertion cornéenne est immobile, relâche la zonule et le cristallin se bombe en vertu de son élasticité.

Théorie de Tscherning. — D'après Tscherning, le mécanisme serait différent. La contraction du muscle ciliaire ne produit pas un relâchement de la zonule, mais une *traction* et cette traction a pour résultat de

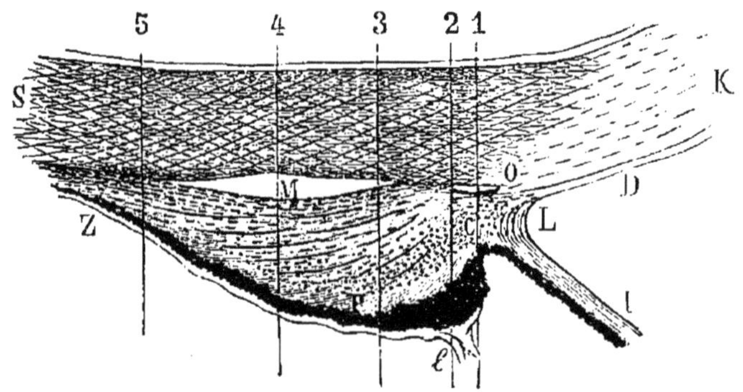

Fig. 99. — Coupe méridienne de la région ciliaire.

faire augmenter la courbure de la face antérieure du cristallin dont les masses périphériques molles se moulent sur le noyau central. De nombreuses expériences lui ont démontré *que l'accommodation centrale* est très notablement supérieure à *l'accommodation périphérique*. La théorie d'Helmholtz du relâchement de la zonule fait comprendre difficilement comment il fait bomber certaines parties pendant que d'autres s'aplatiraient.

Or les faits *établis par Tscherning prouvent* que la face antérieure du cristallin augmente de courbure dans sa région centrale pendant que les bords s'aplatissent. La réfraction des parties périphériques est masquée par la contraction de la pupille qui accompagne l'accommodation (fig. 100).

Ce phénomène résulte de la structure particulière du cristallin qui aurait un *noyau central sphérique entouré de parties molles* qui se moulent plus ou moins énergiquement sur lui par la traction de la zonule tendue par la contraction du muscle ciliaire.

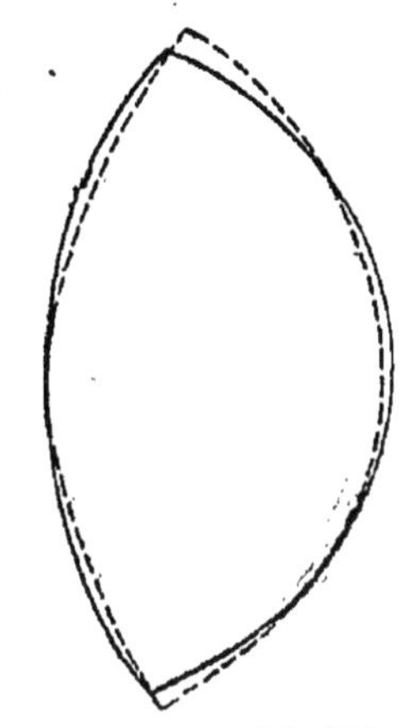

Fig. 100. — Modification de courbure du cristallin pendant l'accommodation (Tscherning)

En résumé, pour Tscherning, l'accommodation se fait *par la formation passagère d'un lenticone* antérieur, les couches molles périphériques constituant la *couche accommodative* qui se moule sur le noyau. Quelle que soit la théorie vraie, il n'en résulte pas moins que l'accommodation est bien due au changement de courbure de la face antérieure du cristallin et cela par l'intermédiaire du muscle ciliaire qui agit sur la zonule par traction (Tscherning) ou relâchement (Helmholtz).

Punctum proximum. — Si l'œil O, emmétrope, était dépourvu d'accommodation, ce qui est le cas chez les vieillards, il ne pourrait recevoir sur la rétine R que les images des objets situés à l'infini. (Voir fig. 101.)

Le point P placé près de lui aurait son image en P′ derrière la rétine et l'œil n'aurait pas une vision nette des objets situés en ce point. Que faudrait-il pour la vision nettte ? Il faudrait que *les rayons divergents* provenant de P arrivassent à l'œil *parallèles*, comme s'ils provenaient de l'infini ; dès lors l'image de P' serait transportée de P′ en R et l'œil aurait une vision parfaite du point P.

Il n'est pas nécessaire de réfléchir longtemps pour comprendre qu'une lentille convergente placée devant l'œil, recevant des rayons divergents, pourra les ren-

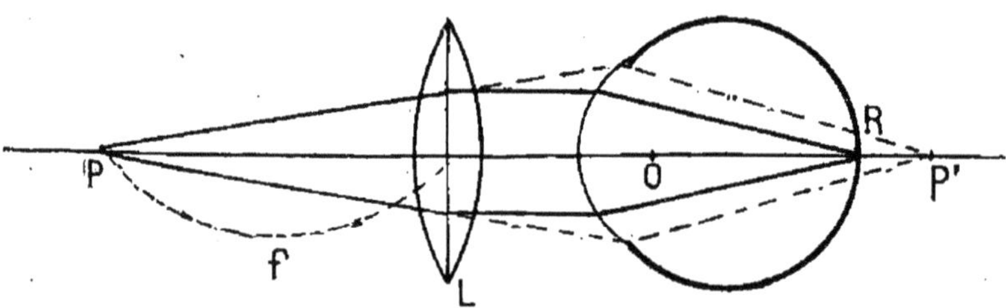

Fig. 101. — Punctum proximum. L'accommodation est égale à une lentille convexe qui donne aux rayons émanés du proximum la même direction que s'ils provenaient du remotum.

dre moins divergents, parallèles ou convergents, suivant sa puissance dioptrique; *et celle* dont la *distance focale coïncidera avec P* les rendra *parallèles*.

C'est donc avec cette lentille que l'œil emmétrope verra aussi bien à une distance variable P qu'à l'infini, sans verre.

Nous avons vu que, dans la jeunesse, c'est l'œil lui-même qui fournit cette lentille convexe en augmentant la courbure du cristallin suivant les distances. Mais cette augmentation de puissance dioptrique n'est pas infinie et il arrive un moment où l'œil ne peut plus distinguer les objets trop rapprochés. Nous avons dit que ce point limite, en deçà duquel la vision devient confuse, se nomme le *punctum proximum*.

La situation de ce *proximum* est variable suivant la puissance de l'accommodation et permettra de la mesurer; plus il sera rapproché de l'œil, plus l'accommodation sera considérable.

On peut donc dire que *l'accommodation est égale à une lentille convexe qui donnerait aux rayons émanés du proximum la même direction que s'ils provenaient du remotum.*

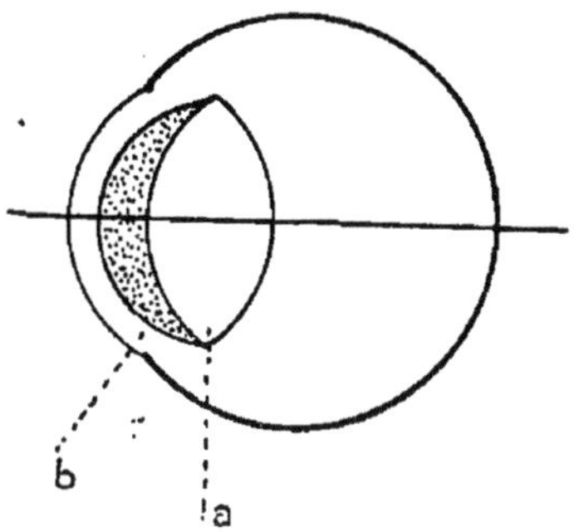

Fig. 102. — Accommodation représentée par un ménisque convergent (*b*) ajouté au cristallin (*a*).

Détermination du proximum. — Les moyens de déterminer la position du proximum sont assez nombreux, nous les indiquerons rapidement.

1° Lecture d'un caractère très fin. — Le procédé le plus simple consiste à rechercher la plus courte distance à laquelle un fin caractère d'une

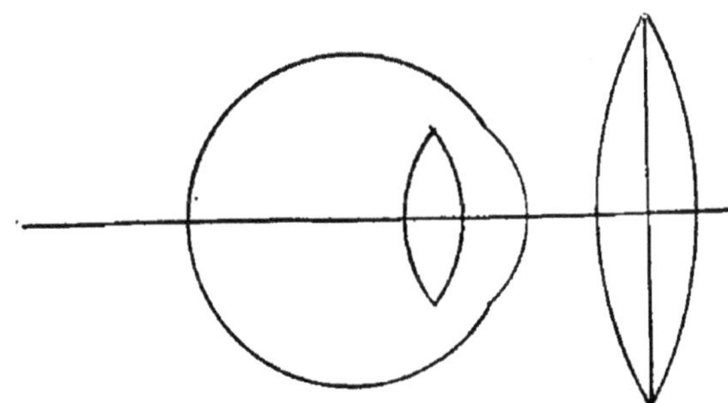

Fig. 103. — En pratique, l'accommodation est remplacée par une lentille convexe placée devant l'œil.

échelle métrique peut être lu et à mesurer la distance qui sépare l'œil du livre. Si la lettre cesse d'être lue en deçà de 10 ou 20 centimètres, on dira que le proximum est à 10 ou 20 centimètres.

2° Procédé clinique de Donders. — Voici le procédé auquel l'illustre ophtalmologiste eut recours. « La détermination du proximum s'effectue au moyen d'un optomètre à fils. Il consiste en un petit châssis, sur lequel sont tendus quelques fils noirs verticaux très fins et muni d'une mesure que l'on peut dérouler; la graduation commence au châssis et la bobine est appliquée à la tempe sur la même ligne que la face antérieure de la cornée. »

Il suffit de rapprocher de l'œil les fils et de noter l'endroit précis où leurs contours deviennent flous.

3° PROCÉDÉ DE LA BOITE DE VERRES. — Certains ont proposé de mesurer le proximum en cherchant avec quelle lentille concave la plus forte la vision au loin pouvait s'effectuer. Car la vision ne peut se maintenir bonne que si le cristallin augmente sa puissance réfringente d'une quantité égale à la lentille concave mise au devant de lui.

Cette méthode est très mauvaise et doit être rejetée pour plusieurs raisons : 1° parce que les verres concaves diminuent les images rétiniennes : celles-ci deviendront d'autant plus petites que les verres seront plus forts. Les caractères cesseront donc trop tôt d'être lus, non pas parce que les images rétiniennes ne sont pas nettes, mais parce qu'elles sont trop petites;

2° Parce que l'échelle typographique est éloignée et que l'observé maintient, pour voir au loin, ses axes visuels parallèles. Or cet état de *parallélisme* constitue *un obstacle à l'accommodation*. On n'accommode fortement qu'en faisant fortement converger.

4° PROCÉDÉ DE L'OPTOMÈTRE DE BADAL. — Cet instrument est parfait pour la mesure de l'accommodation. Il donne le proximum avec une exactitude bien plus rigoureuse que les procédés cliniques dont nous avons parlé.

Les mesures obtenues avec lui sont vraiment exactes,

car il permet de mesurer le proximum à *partir du centre optique de l'œil*. On y arrive en enlevant l'œilleton et en accolant l'œil du sujet à l'orifice du tube, de façon à ce que le *foyer de la lentille coïncide avec le centre optique de l'œil* (Voir p. 182).

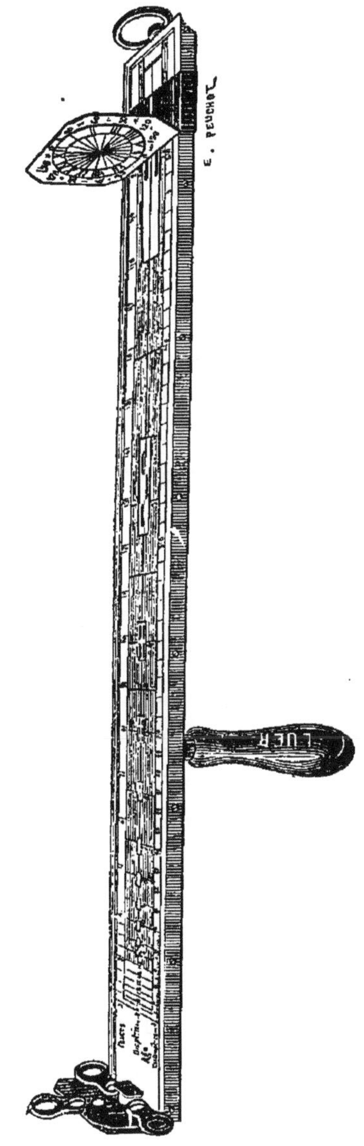

Fig. 104. — Optomètre du Dr G.-J. Bull.

Après avoir cherché le *remotum* du sujet, on enfonce *lentement* le tube qui porte la plaque photographique, de façon à obtenir une accommodation progressive et on note le moment précis où le sujet ne lit plus le caractère qu'il lisait à son remotum.

La diminution de l'acuité visuelle qui se produit dès que le proximum est dépassé est beaucoup plus facile à contrôler que le moment d'apparition des doubles contours des fils du procédé de Donders.

Enfin, la graduation de l'instrument permet de mesurer des différences de 0,25 D, c'est-à-dire qu'on obtient des résultats absolument précis que ne peuvent donner les autres méthodes.

C'est avec cet optomètre que doivent être exécutés tous les travaux scientifiques sur l'amplitude d'accommodation.

On peut utiliser dans le même but, mais avec moins de précision, l'optomètre de Bull (Voir fig. 104).

5° On peut encore déterminer le proximum avec un verre convexe mis au-devant de l'œil.

Supposons qu'il faille un verre de 2 Dioptries à un emmétrope pour voir à 20 cent., distance en deçà de laquelle il ne voit plus. Nous arriverons à la détermination du proximum par le raisonnement suivant : pour voir à 20 cent., il faut employer une accommodation de 5 Dioptries, mais comme, pour arriver à ce résultat, il a fallu employer une lentille de 2 D. il en résulte que l'amplitude du sujet est de $5 - 2 = 3$ D. et que par conséquent son proximum est à $\frac{100}{3} =$ 33 centimètres.

Parcours de l'accommodation. — L'accommodation ne peut être connue que si on a déterminé exactement le *remotum* et le *proximum*. L'espace qui sépare le remotum du proximum s'appelle le *parcours de l'accommodation.*

Amplitude de l'accommodation. — *A l'état de repos*, l'œil est adapté pour son *remotum ; à l'état dynamique maximum*, il est adapté pour son proximum.

En nommant A cette amplitude et $\frac{1}{R}$ et $\frac{1}{P}$ les deux états extrêmes de réfraction de l'œil on a : $A = \frac{1}{P} - \frac{1}{R}$ ou plus simplement : $A = p - r$.

Accommodation chez les emmétropes. — En examinant la formule $A = \frac{1}{P} - \frac{1}{R}$, on voit que chez les

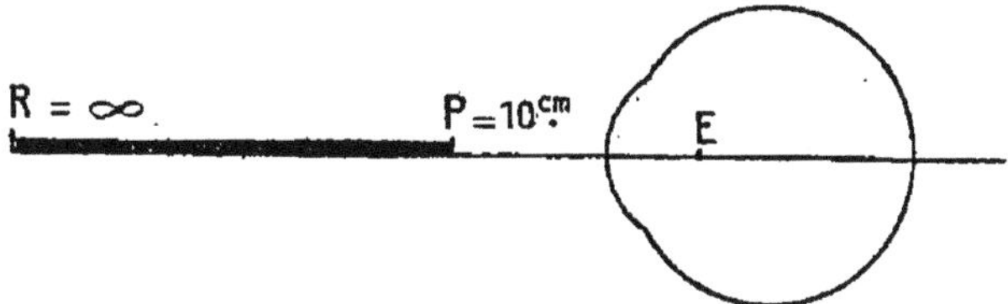

Fig. 105. — Parcours et amplitude d'accommodation chez un emmétrope. $A. = \frac{1}{p} = \frac{100}{10} = 10$ D.

Fig. 106. — Parcours et amplitude d'accommodation chez un hypérope de 2 D ;

$$A = \frac{100}{R} + \frac{100}{P} = 2 + 10 = 12 \text{ D.}$$

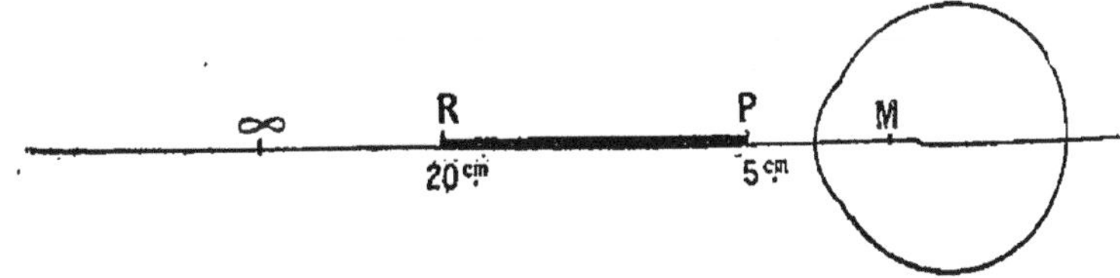

Fig. 107. — Parcours et amplitude d'accommodation chez un myope de 5 D.

$$A = \frac{1}{P} - \frac{1}{R} = \frac{100}{5} - \frac{100}{20} = 20 - 5 = 15 \text{ D.}$$

emmétropes elle devient $A = \frac{1}{P}$ puisque R est l'infini. Il suffira donc chez un emmétrope de connaître le *proximum* et l'inverse donnera l'amplitude d'accommodation (fig. 105).

Si le *proximum* est à 10, 20, 25 cent., l'amplitude sera de : $\frac{100}{10}$, $\frac{100}{20}$, $\frac{100}{25}$, soit 10 D., 5 D., 4 Dioptries.

Accommodation des hyperopes. — Le parcours de l'accommodation de l'hypérope n'est pas celui de l'emmétrope (fig. 106).

L'hypérope présente un déficit de réfraction; pour voir à l'infini il est obligé de faire un effort d'accommodation égal à ce déficit, pour se rendre emmétrope, et s'il veut voir à une distance rapprochée, à 10 cent. par exemple, il lui faudra ajouter à cette première accommodation la même quantité que l'emmétrope.

La formule de l'amplitude devient ainsi : $A = \frac{1}{R} + \frac{1}{P}$ ou $A = r + p$. Ainsi un hypérope de 2 D. pour voir à 20 cent. devra employer : $\frac{100}{50} + \frac{100}{20} = 2 + 5 = 7$ Dioptries, au lieu de 5 comme l'emmétrope.

L'hypérope, pour voir à la même distance que l'emmétrope, emploiera donc toujours une quantité d'accommodation plus considérable.

Accommodation des myopes. — L'œil myope est le contraire de l'œil hypérope, son remotum étant réel et situé à une distance finie, la formule de l'amplitude reste : $A = \frac{1}{P} - \frac{1}{R}$ ou $A = p - r$.

L'œil myope accommode très peu, son remotum étant le plus souvent très rapproché de lui, tout effort est inutile.

Un œil myope de 5 D. a son remotum à 20 cent. : pour voir à cette distance, il n'a besoin d'aucune accommodation, alors qu'un emmétrope emploierait

5 D. et un hypérope une quantité supérieure, la même augmentée de son degré d'amétropie (fig. 107).

Variations du parcours et de l'amplitude d'accommodation. — Ces explications nous montrent bien simplement que les différents yeux font travailler leur muscle ciliaire d'une façon très inégale.

Chez l'hypérope, cet organe fournit le travail maximum et le parcours de l'accommodation est très considérable puisqu'il s'étend d'au-delà de l'infini jusqu'au proximum.

Chez l'emmétrope, le travail accommodatif est moindre et le parcours va de l'infini au proximum.

Chez le myope, le travail accommodatif est très faible ou nul, le parcours est très restreint, puisqu'il va du remotum réel au proximum.

Ces différences de travail du muscle ciliaire se traduisent par une structure différente; ainsi que l'ont démontré les travaux d'Iwanoff, le muscle ciliaire est d'autant plus puissant qu'il fonctionne davantage.

Chez l'hypérope, ce muscle est hypertrophié, surtout dans sa portion circulaire. Chez le myope, ces fibres sont atrophiées et on ne rencontre presque exclusivement que des fibres longitudinales. Chez l'emmétrope, les proportions sont moyennes. Il semble donc que la partie qui préside à l'accommodation est le muscle circulaire et qu'il est d'autant plus développé qu'il est davantage utilisé (fig. 108 à 110).

Ces faits étant indiscutables, il semble en résulter que l'amplitude d'accommodation doit varier suivant la réfraction statique. Il semble *a priori* qu'un muscle ciliaire plus puissant peut produire une accommodation plus forte.

Et cependant, quand on ouvre tous les traités

d'ophtalmologie, on voit inscrit comme une vérité indiscutable que l'*amplitude d'accommodation* est

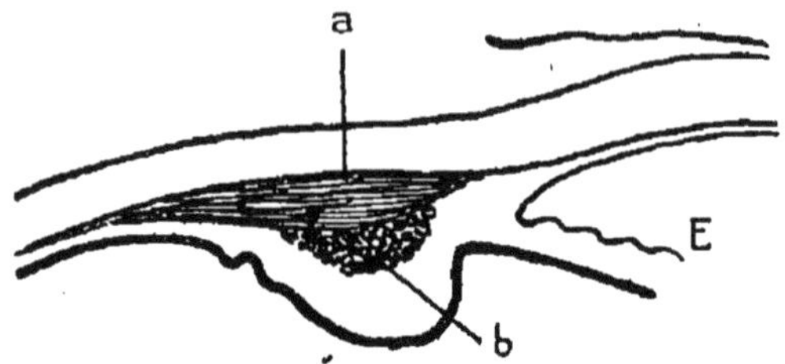

Fig. 108. — Muscle ciliaire de l'emmétrope (d'après Fuchs, *a*, fibres longitudinales ; *b*, fibres circulaires.)

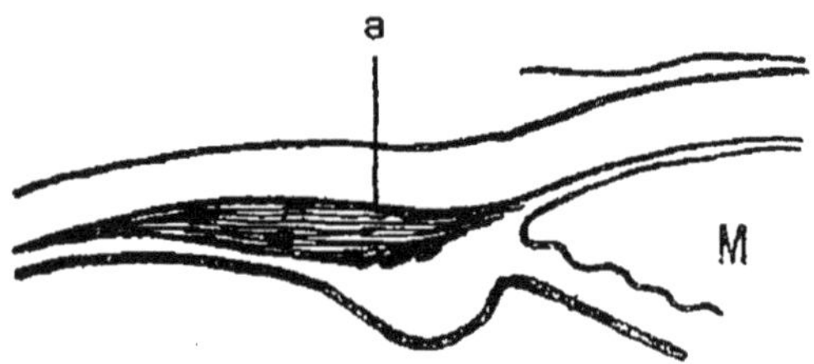

Fig. 109. — Muscle ciliaire du myope. Les fibres circulaires ont presque disparu.

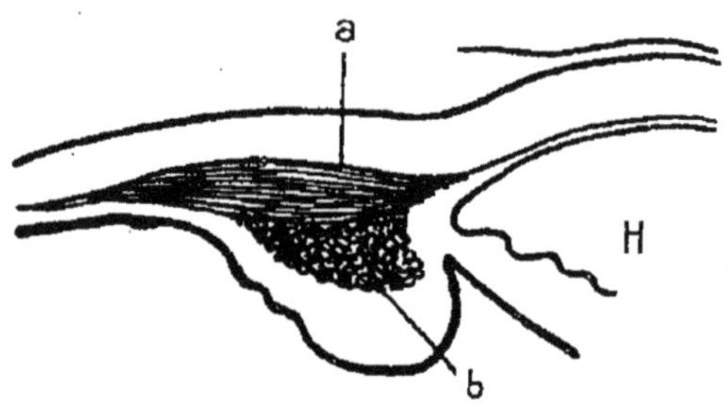

Fig. 110. — Muscle ciliaire de l'hypérope. Les fibres circulaires *b* sont hypertrophiées.

indépendante de l'état de réfraction. C'est-à-dire qu'à un âge donné tout œil myope, emmétrope ou hypérope, possède une amplitude identique.

Fromaget et Bordier (1897) ont déterminé avec soin l'amplitude de 408 lycéens qui se répartissaient en :

Hypéropes : 156 ;
Emmétropes : 179;
Myopes : 73.

Ils avaient éliminé tous ceux qui étaient astigmates ou dont l'acuité était défectueuse. L'âge des sujets variait de 7 à 21 ans.

Jusqu'à dix ans, ils n'ont guère trouvé que des

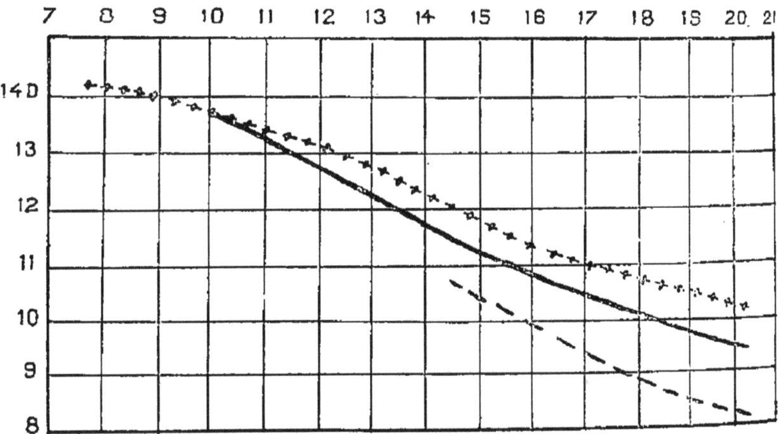

Fig. 111. — Variations de l'amplitude d'accommodation suivant la réfraction statique d'après Fromaget et Bordier.

hypéropes. A 7 ans, l'amplitude est de 14 D. 40. Elle va en décroissant jusqu'à 10 ans, où elle n'est plus que de 12, 80 D. A dix ans commence la courbe de l'emmétrope. Les 73 myopes avaient de 13 à 21 ans.

En considérant les 3 courbes (fig. 111) qui résultent de leurs travaux, on peut voir que les 3 états différents de l'œil ont trois courbes bien distinctes.

La courbe des hypéropes est la plus élevée. La courbe de l'emmétrope est inférieure; à 10 ans, elle se confond avec celle de l'hypérope, mais à mesure que l'élève travaille davantage, la distance qui les sépare augmente et, à 20 ans, l'amplitude de l'emmétrope n'est plus que de 9, 5 D., environ 1 Dioptrie de moins que celle de l'hypérope.

Pour les myopes, la différence est encore plus sensible, la courbe est de 2 D. inférieure à celle des hypéropes, et de 1,20 D. à celle des emmétropes. On voit que, depuis 14 ans, les 3 courbes cheminent parallèles, décroissant dans les mêmes proportions.

Les amétropies de ces sujets étaient légères (de 1 à 4 D.), et tous les yeux pathologiques avaient été éliminés.

La conclusion de ces recherches est donc, contrairement à ce qu'on affirme, que *l'amplitude d'accommodation varie d'une façon constante avec l'état de la réfraction statique.*

Fromaget a continué ces recherches avec Seguin chez des soldats de 20 à 30 ans et ces 400 nouvelles observations montrent que *la réfraction dynamique varie avec la réfraction statique.*

Ces variations ne sont point évidemment énormes, mais elles sont assez notables pour être signalées.

On peut encore montrer la véracité de cette variation en recherchant ce que devient l'amplitude d'accommodation chez les *amétropes corrigés.*

Elle devient égale à celle des emmétropes.

Tous les myopes qui ne portent pas de verres correcteurs ont une amplitude *inférieure* à celle des emmétropes, ceux au contraire dont l'*amétropie est corrigée* ont une amplitude *sensiblement égale.*

L'amplitude d'accommodation des hypéropes diminue dès qu'ils emploient des verres correcteurs et l'atrophie de l'accommodation est un fait clinique facile à constater chez tous ceux qui font usage d'une façon intempestive des verres convexes.

La physiologie clinique est donc enfin d'accord avec les recherches anatomiques et les hypothèses théoriques.

Les hypéropes aux muscles ciliaires volumineux et puissants ont une amplitude maxima. Les emmétropes dont les muscles sont de dimensions normales ont une amplitude plus faible. Enfin les myopes ont une amplitude minima. Il résulte donc que *l'amplitude d'accommodation est proportionnelle au travail accommodatif.*

D'autres preuves viennent encore confirmer ce fait. L'amplitude varie avec *la profession :* un paysan illettré aura toujours une amplitude plus faible qu'un étudiant de son âge.

L'amplitude varie avec l'état général, les maladies, les fatigues; toutes les causes capables d'affaiblir la contraction musculaire abaissent notablement l'amplitude.

Toutes ces variations sont évidemment sous la dépendance de l'énergie plus ou moins grande du muscle ciliaire.

Variations de l'amplitude d'accommodation avec l'âge. — Presbytie. — La plus importante et la plus intéressante des variations de l'amplitude accommodative est celle qui survient sous l'influence de l'âge.

Nous avons vu que l'accommodation est sous la dépendance de deux facteurs : *la contraction du muscle ciliaire et l'élasticité du cristallin.*

Celui-ci perd sa souplesse avec l'âge, il devient de moins en moins malléable, et il arrive un moment où il est incapable de changer de forme, malgré les contractions du muscle ciliaire.

Cette diminution progressive de l'élasticité du cristallin et de l'amplitude d'accommodation est un phé-

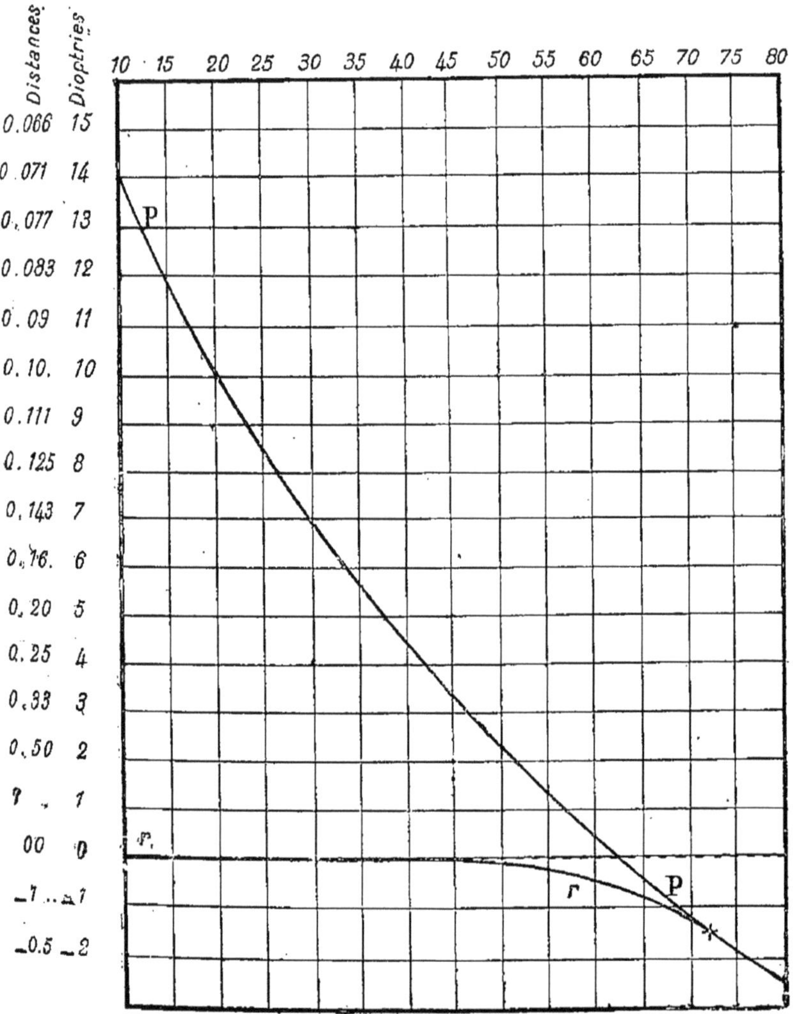

Fig. 112. — Schéma de l'amplitude d'accommodation.

nomène physiologique normal qui se produit dans tous les yeux, quelle que soit leur réfraction.

C'est Donders qui, le premier, a établi et figuré dans

une courbe classique le tableau de l'amplitude aux différents âges de 10 à 75 ans (fig. 112).

En voici le résumé :

A 10 ans, A équivaut à	....	14	Dioptries
15	—	....	12	—
20	—	....	10	—
25	—	....	8,50	—
30	—	....	7	—
35	—	....	5,50	—
40	—	....	4,50	—
45	—	....	3,50	—
50	—	....	2,50	—
55	—	....	1,75	—
60	—	....	1	—
65	—	....	0,75	—
70	—	....	0,25	—
75	—	....	0	—

La courbe montre mieux cette diminution de la puissance accommodative. Les chiffres de Donders représentent des moyennes qui sont considérées comme exactes. Nous avons établi que l'amplitude varie un peu suivant l'état de la réfraction statique, mais les variations ne sont pas considérables et les chiffres indiqués peuvent être utilisés en clinique, pour étudier comparativement l'accommodation des sujets.

En parcourant le tableau, on voit qu'à 45 ans l'amplitude n'est plus que de 3 D. 50. A ce moment, le *proximum* est reculé à 28 cent.

En deçà, l'œil ne peut voir et, à cette distance, il doit, pour distinguer nettement, faire appel à toute sa puissance accommodative. C'est dire que le sujet sera vite fatigué et que la vision à cette distance sera de courte durée. Pour éviter d'employer toute son amplitude, le sujet y remédie en allongeant le bras pour éloigner l'objet qu'il fixe au-delà de 28 cent. Ce geste d'éloignement, qui permet de voir au-delà du proximum, est le geste du *presbyte*.

On dit en effet que l'œil est *presbyte* ou atteint de *presbytie* ou *presbyopie*, lorsque *son accommodation ne lui permet plus de travailler à une distance de 33 cent. environ*. Donders, qui avait établi le mot de presbyopie (de πρεσβυς, vieillard), disait que l'œil était presbyte lorsque le proximum dépassait 22 cent. Cette distance nous semble un peu trop courte ; en général, le travail (lecture, écriture, couture) s'effectue à une distance moyenne de 30 à 35 cent., et la presbytie *se déclare chez l'emmétrope entre 45 et 50 ans, vers 47 ans*, au moment où l'amplitude n'est plus que de trois dioptries.

Dans les premiers temps, le presbyte lutte contre l'insuffisance de son amplitude en reculant les objets, mais comme le proximum s'éloigne toujours de plus en plus, il arrive un instant où la lutte est impossible et où il doit remédier par un autre procédé à cet état défectueux.

Traitement de la presbytie. — Pour remédier à la presbytie, il suffit de remplacer l'accommodation défaillante par un verre sphérique convexe qui sera de plus en plus fort, à mesure que l'accommodation diminuera.

Les tableaux, indiqués par certains auteurs, nous semblent ne pas concorder avec la clinique. Celui de Parinaud est cependant l'un de ceux qui est le plus conforme avec les faits.

Nous avons à ce sujet établi le tableau suivant qui

vise les emmétropes lettrés, ceux qui ont constamment besoin de leur vision rapprochée.

Ce tableau montre qu'entre 45 et 56 ans, temps pendant lequel la presbytie se montre et arrive presque à son apogée, il suffit d'ajouter à l'œil *un verre convexe de 0,25 D. par année*. De la sorte, l'augmentation progressive et continue du verre correcteur suit la diminution progressive et continue de l'accommodation.

Age	A	Verre correcteur
45	3,50	0,25
46	»	0,50
47	»	0,75
48	»	1,00
49	»	1,25
50	2,50	1,50
51	»	1,75
52	»	2,00
53	»	2,25
54	»	2,50
55	1,50	2,75
56	»	3,00

Le plus souvent, le presbyte ne réclame des soins qu'à 47 ou 48 ans et à ce moment-là il accepte, comme correction, très facilement 0,75 D. Il suffit ensuite d'augmenter progressivement dès que le sujet éprouve à nouveau le besoin d'éloigner son travail.

En se reportant à ce tableau que nous avons établi conformément aux faits cliniques, il sera facile, connaissant l'âge d'un sujet, de lui donner des verres correcteurs. Mais il faut *toujours faire l'essai*, avant de formuler la prescription.

Car il y a des variations très nombreuses suivant

les personnes et suivant la distance à laquelle elles ont coutume de travailler. On fera lire, pour s'en rendre compte, les caractères les plus fins; si le sujet, pour mieux voir, rapproche le livre, c'est que le verre *est trop fort*, on le diminuera. Si, au contraire, il éloigne dans le même but, il faudra augmenter le verre correcteur trop faible.

La presbytie chez les hypéropes. — Les hypéropes ont besoin de verres correcteurs plus élevés que les emmétropes. Le verre correcteur devra être égal à celui de l'emmétrope du même âge *augmenté* du verre correcteur de l'hypéropie.

Ex. : Un hypérope de 2 Dioptries de 56 ans emploiera pour lire, non pas 3 D., comme l'emmétrope, mais $3 + 2 = 5$ D.

La presbytie chez les myopes. — Au-dessous de trois Dioptries, il sera nécessaire de donner aux myopes qui deviendront presbytes des verres convexes. Ce verre sera celui de l'emmétrope du même âge *diminué* du degré de myopie.

Ex. : Un myope de 2 D. de 56 ans emploiera pour lire, non pas 3 D., comme l'emmétrope, mais $3 - 2 = 1$ D.

Rapports de l'accommodation et de la convergence. — Jusqu'ici nous nous sommes occupés de la vision monoculaire, mais nous devons envisager comment l'accommodation se comporte dans la vision binoculaire. Pour que celle-ci soit possible, il faut que les deux lignes de regard soient dirigées sur l'objet fixé, afin que s'accomplisse la fusion des deux images en une seule.

Cette direction que les deux yeux doivent prendre

pour que leurs lignes de regard soient dirigées sur le point fixé se nomme la *convergence.*

Les lignes de regard sont parallèles pour voir à l'infini ; mais, dès qu'il faut voir en deçà, elles doivent converger et cela d'autant plus que l'objet est plus rapproché.

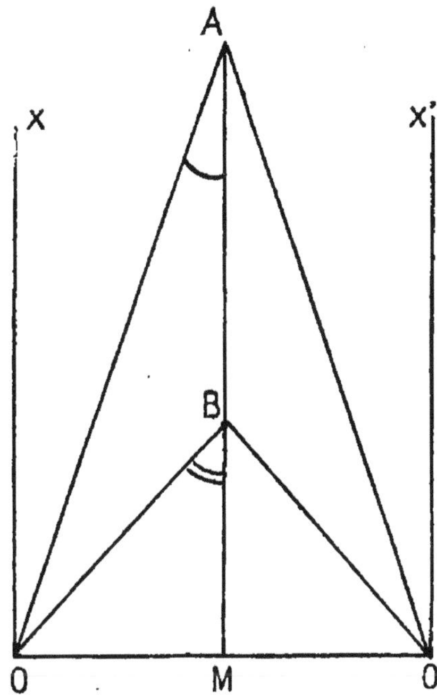

Fig. 113. — Rapports de l'accommodation et de la convergence; angle métrique.

Cette convergence se mesure par l'angle que fait la ligne visuelle avec la ligne médiane perpendiculaire à la ligne de base. Cet angle s'appelle *l'angle de convergence.*

Soit la ligne de base OO′ qui joint les deux centres de rotation et AM la ligne médiane. Pour voir en A, l'angle de convergence est XOA = OAM. Pour voir en B, il est XOB = OBM (fig. 113).

On voit ainsi que cet angle est d'autant plus grand que l'objet est plus rapproché. Si A est à 2 mètres, B à 1 mètre, l'angle de convergence sera de $\frac{1}{2} = 0,50$ et de $\frac{1}{1} = 1$.

On a choisi comme unité de convergence *l'angle nécessaire pour voir binoculairement* un objet situé sur la ligne médiane à *1 mètre* de la ligne de base.

Cette unité s'appelle l'angle métrique (Nagel).

La convergence, comme l'accommodation, est limitée et il arrive une distance en deçà de laquelle la vision binoculaire n'est plus possible, c'est le *proximum de la convergence*.

De même, il existe un point éloigné au delà duquel nous ne pouvons plus diriger simultanément les lignes de regard. C'est *le remotum de la convergence*. La différence entre ces deux angles donne *l'amplitude de convergence*. Le minimum et le maximum de convergence se mesurent facilement avec des prismes à base interne ou à base externe jusqu'à production de la diplopie.

Amplitude d'accommodation binoculaire. — La convergence et l'accommodation sont intimement liées et, chez l'emmétrope, la chose est plus particulièrement frappante. Pour voir à 1 mètre, à 50 cent., l'emmétrope emploiera 1 D., 2 D. d'accommodation et 1 am., 2 am. de convergence.

Cependant, cette liaison n'est pas complète : l'amplitude d'accommodation est inférieure à l'amplitude de convergence. Le *remotum* de la convergence est au delà de l'infini et le *proximum* est plus rapproché que celui de l'accommodation. Malgré tout, il y a une étendue pendant laquelle l'accommodation et la convergence marchent de pair; cette étendue mesure *l'amplitude d'accommodation binoculaire*.

Cette amplitude s'obtient en cherchant le point le plus éloigné et le plus rapproché où les objets sont vus binoculairement. Il arrive cependant un moment où ces deux phénomènes se dissocient, c'est à l'époque de la presbytie; à ce moment, l'accommodation diminue et peu à peu disparaît, alors que la convergence persiste.

On démontre facilement que l'accommodation et la convergence ne sont pas trop étroitement liées. En faisant accommoder l'œil pour un point, on peut faire varier sa convergence pour la même distance avec des prismes.

De même, on peut modifier l'accommodation sans toucher à la convergence, en mettant devant les yeux des verres concaves ou convexes. Donc, malgré les rapports étroits qui unissent la convergence et l'accommodation, l'œil peut, pour une convergence donnée, augmenter ou diminuer sa réfraction.

Amplitude d'accommodation relative. — Cette *variation* dont les yeux sont susceptibles pour un même *degré de convergence* s'appelle *l'amplitude d'accommodation relative.*

Ces brèves explications permettent de comprendre sous quels aspects on peut envisager l'accommodation et ce qu'il faut entendre par :

1° *Amplitude d'accommodation absolue* (monoculaire) ;

2° *Amplitude d'accommodation binoculaire ;*

3° *Amplitude d'accommodation relative.*

L'existence de cette amplitude d'accommodation relative est un phénomène fort heureux. Car, si elle n'existait pas, les amétropes seraient obligés de renoncer à la vision binoculaire, de loucher en dehors ou en dedans, l'équilibre entre la convergence et l'accommodation étant impossible.

Un myope de 4 D. voit *sans accommoder*, à 25 cent., mais, à cette distance, il doit converger de 4 angles métriques. Le 0 de son accommodation correspond donc à 4 am. ; chez le myope, la *convergence* sera toujours supérieure à l'accommodation. Chez l'hypérope, c'est le contraire : l'*accommodation* sera toujours *supérieure* à la *convergence*, puisque l'œil doit déjà accommoder pour voir à l'infini.

Lorsque, pour des raisons diverses, la dissociation se produit, le strabisme éclate, strabisme interne dans l'hypéropie et strabisme externe dans la myopie. Nous y reviendrons dans l'étude des amétropies.

Paralysies de l'accommodation. — L'étude des variations de l'amplitude d'accommodation est importante, non seulement dans la presbytie, mais aussi dans les paralysies partielles ou totales du muscle ciliaire. Cette paralysie est plus ou moins accusée suivant l'état de la réfraction.

Le myope n'est nullement gêné, car son remotum est le plus souvent rapproché. L'emmétrope distingue mal les objets rapprochés, la vision au loin restant normale. L'hypérope est gêné, non seulement par la vision rapprochée, mais aussi pour voir au loin.

En dehors des troubles visuels : impossibilité de lire, d'écrire plus ou moins accentuée, suivant les cas, les malades accusent un phénomène assez intéressant : *la micropsie.*

Pour voir les objets rapprochés, nous faisons un certain effort d'accommodation et cet effort correspond à une image rétinienne d'une certaine étendue. Le malade atteint de paralysie accommodative est obligé de faire un *effort d'accommodation beaucoup plus grand, comme s'il voulait voir l'objet beaucoup plus près;* mais comme, malgré cet excès d'effort accommodatif, l'image rétinienne reste la même, il croit l'objet *plus près* et partant *plus petit.*

Quand ces paralysies se montrent à l'âge de la

presbytie, il faudra mesurer l'amplitude pour se rendre compte s'il s'agit d'un fait physiologique ou pathologique.

Plus tôt, l'affaiblissement de l'accommodation se montre chez les sujets affaiblis, convalescents, les neurasthéniques, les diabétiques. Mais souvent ces affaiblissements ne sont que temporaires. Il s'agit de simples *parésies*.

Quand l'amplitude est *paralysée*, cela résulte d'un vice de fonctionnement du muscle ciliaire innervé par la 3ᵉ paire.

C'est un signe très important qui peut accompagner les paralysies partielles ou totales du moteur oculaire commun.

Le muscle ciliaire peut être *seul paralysé*, c'est ce qui se produit dans la diphtérie. Cette paralysie se montre en général vingt jours après l'infection, quelques jours après la paralysie du voile du palais, et guérit seule en quelques semaines.

Le plus souvent, la paralysie du muscle ciliaire s'accompagne de paralysie du sphincter de l'iris ou *mydriase*. Quand ces deux paralysies sont associées, on a ce qu'on appelle une *ophtalmoplégie interne*.

On cherchera, avec soin, les causes de cette paralysie. Chez les simulateurs, on s'assurera qu'il ne s'agit pas d'une cause médicamenteuse (atropine, duboisine, etc.).

L'ophtalmoplégie interne est un signe important pour le diagnostic de la syphilis cérébrale et le tabes. Plusieurs maladies infectieuses, certaines intoxications (belladone, botulisme) peuvent aboutir au même résultat.

L'étude de l'accommodation est donc très importante dans certains cas cliniques.

CHAPITRE VII

VERRES EMPLOYÉS EN OPHTALMOLOGIE

Verres correcteurs. Sphériques concaves, sphériques convexes. Verres périscopiques. — Verres à double foyer. Verres à la Chamblant. — Verres coniques et hyperboliques. Verres de contact. — Verres prismatiques. — Verres neutres, dépolis. — Conserves. — Verres colorés. — Matière première des verres. Monture des verres. — Centrage des verres et décentrage. — Numérotage des verres correcteurs. Ancien et nouveau numérotage. — Moyen de reconnaître le numéro d'un verre. Focomètres, sphéromètres. — Procédé clinique de la boîte de verres.

Verres correcteurs. — Les différentes amétropies sont corrigées par des verres qu'on devra choisir avec beaucoup de soin et dont il faut savoir reconnaître la nature et la valeur.

Verres correcteurs de la myopie : Sphériques concaves. — La myopie se corrige avec des *verres sphériques concaves*, lentilles ou ménisques qui seuls peuvent rendre divergents, également dans tous les méridiens, les rayons qui ne possèdent pas la divergence voulue pour que le foyer postérieur coïncide avec la rétine. Ces verres ont pour résultat de diminuer le pouvoir réfringent de l'œil myope qui possède un excès de réfringence ou de longueur.

Le verre concave dont le foyer coïncide avec le remotum du myope fait diverger les rayons parallèles comme s'ils provenaient de *r* et grâce à cette divergence les rayons émanés de l'infini vont former les images sur la rétine R. Le foyer postérieur est reporté de F en R (fig. 114).

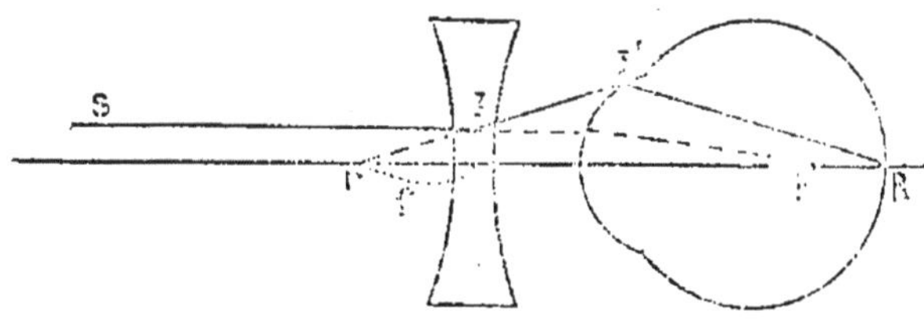

Fig. 114. — La myopie est corrigée par des verres sphériques concaves. Le verre concave dont le foyer coïncide avec le remotum de l'œil myope fait *diverger* les rayons parallèles comme s'ils provenaient de *r* et, grâce à cette divergence, il fait former les images des objets éloignés non plus en F, mais sur la rétine R.

Verres correcteurs de l'hypéropie, de la presbytie. — L'hypéropie est corrigée par des verres *sphériques convexes* qui augmentent la puissance dioptrique d'un œil trop peu réfringent ou trop court.

L'œil presbyte, qui ne peut plus augmenter sa puissance réfringente, est également corrigé par les mêmes verres qui remplacent la perte de l'accommodation (fig. 115).

Pour distinguer les verres concaves des verres convexes, on les fait précéder des signes — et + ; — précède le numéro des verres *concaves* ou *négatifs* ; + le numéro des verres *convexes* ou *positifs* : les signes sont les mêmes pour les verres cylindriques.

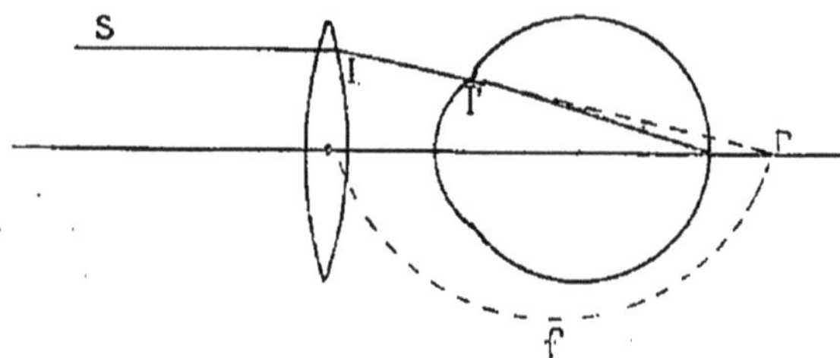

Fig. 115. — Correction de l'hypéropie. Le verre sphérique convexe dont le foyer coïncide avec le remotum r de l'œil hypérope fait converger les rayons parallèles suivant S, I, T', comme s'ils provenaient de r; et, grâce à cette convergence, les rayons vont former les images sur la rétine R.

Verres périscopiques. — Le plus souvent, les verres concaves ou convexes employés sont des lentilles biconcaves ou biconvexes (A, A' fig. 116). Les verres plans concaves ou plans convexes sont souvent préfé-

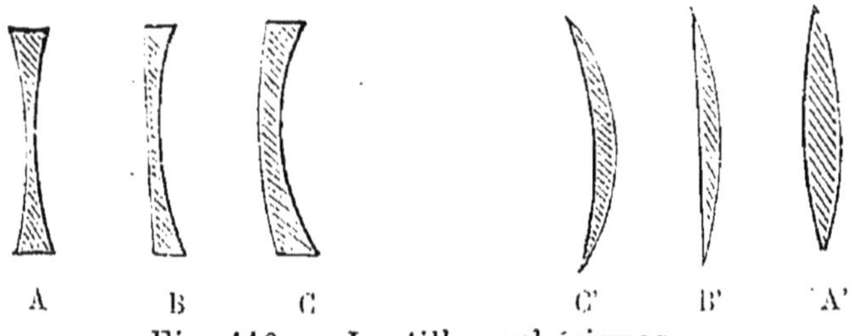

Fig. 116. — Lentilles sphériques.

rables (B, B', fig. 116). Mais, quand il s'agit de verres un peu forts, il en résulte des troubles de la vision dont on se rend compte facilement en regardant un quadrillage à travers un verre de 10 D. On voit très bien les lignes du milieu, mais celles des côtés sont floues, déformées en forme de croissant ; de plus, il s'ajoute un effet prismatique fort gênant et dont il faut tenir grand compte chez les opérés de cataracte.

Les verres qui remédient le mieux à ces défauts sont des ménisques qui constituent les verres dits *périscopiques* de Wollaston (1804).

Ces ménisques (C, C′, fig. 116) seront convergents ou divergents suivant les amétropies qu'on veut corriger et cet effet s'obtient en faisant varier les courbures antérieures et postérieures. Avec eux le champ de la vision binoculaire est plus étendu, l'axe visuel traversant presque toujours les parties du verre plus ou moins près de la normale. D'après Tscherning, les verres périscopiques sont ceux qui remplissent le mieux les conditions d'anastigmatisme et d'orthoscopie ; d'après lui, les verres biconvexes et biconcaves devraient disparaître, les plans concaves ou plans convexes même leur sont préférables.

Verres à la Franklin. — A DOUBLE FOYER. — Ceux qui ont besoin d'y voir de loin et de près et qui ne

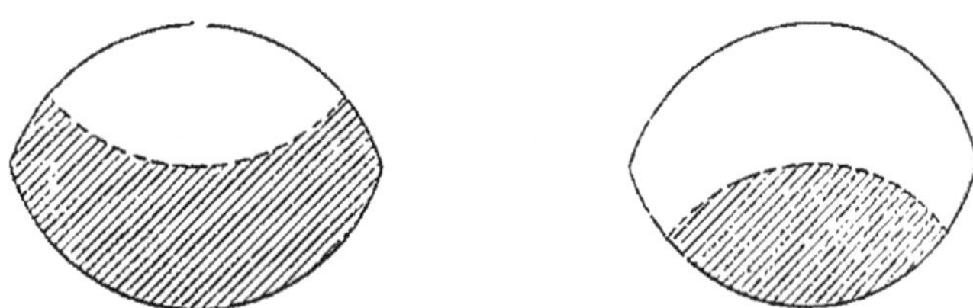

Fig. 117 et 118. — Verres à double foyer.

peuvent changer leurs verres à toute minute peuvent utiliser des verres qui sont dans la même monture par moitié.

Chez les emmétropes, la moitié supérieure est un verre neutre; elle peut même être supprimée et le verre a la forme d'une *demi-lune*, d'où leur nom. Cette même moitié est constituée par un verre concave ou convexe, en cas de myopie ou d'hypéropie. La moitié inférieure est un convexe plus ou moins fort, ou un concave, qui sert pour le travail rapproché. On les nomme verres à la Franklin, en souvenir de l'illustre physicien qui les employa le premier (fig. 117 et 118).

Mais ces verres fort disgracieux ont été remplacés avantageusement par les verres à *double foyer* qui sont des verres d'une seule pièce dans lesquels on a taillé des courbures différentes dans le haut et dans le bas.

Actuellement, on emploie des verres bien moins coûteux qui sont composés de verres à la partie inférieure desquels on colle, avec du Baume de Canada, une autre lentille très légère qui donne à la partie inférieure du verre la réfraction voulue pour le travail rapproché. Ces verres collés en *application* réalisent ainsi des verres à double foyer très faciles à confectionner (fig. 119.)

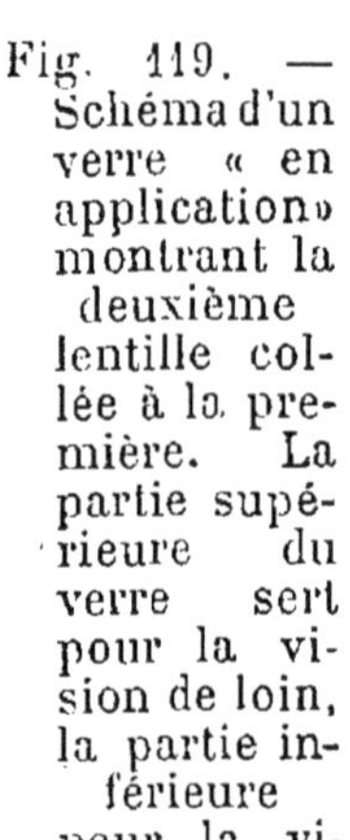

Fig. 119. — Schéma d'un verre « en application » montrant la deuxième lentille collée à la première. La partie supérieure du verre sert pour la vision de loin, la partie inférieure pour la vision de près.

Verres correcteurs de l'astigmie. — Cylindriques. — L'astigmie régulière simple se corrige avec des verres plans *cylindriques*. Ces verres ne dévient pas les rayons qui les traversent parallèlement à l'axe; ils permettent donc de corriger les autres méridiens amétropes sans toucher à celui qui est normal et qui sera toujours parallèle à l'axe du cylindre. La réfraction du verre cylindrique est maxima dans le plan *perpendiculaire* à l'axe (fig. 120).

Le verre cylindrique convexe se comporte dans le plan X B A Y comme un verre sphérique convexe;

tous les rayons parallèles viennent se réunir en F. Tous les autres plans parallèles donnent le même résultat. En définitive, l'ensemble du faisceau parallèle qui tombe ira former une droite focale FF', comme si

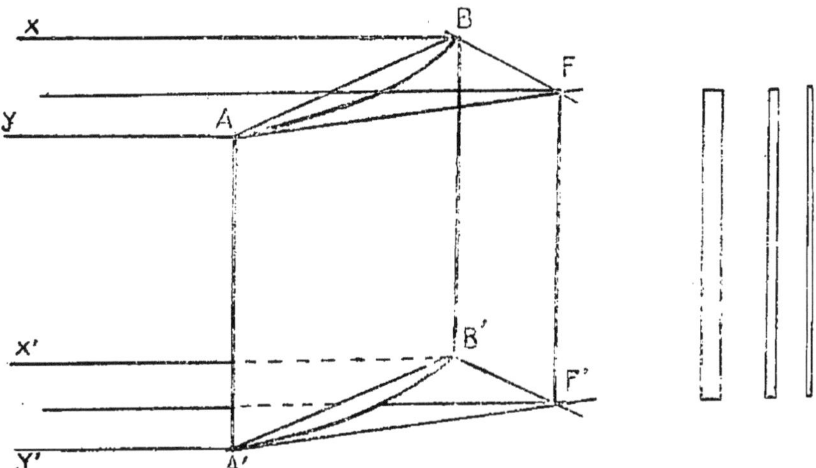

Fig. 120. — Marche des rayons lumineux dans un verre cylindrique. Celui-ci se comporte comme un verre sphérique dans le plan XBAY. Dans le plan vertical, les rayons traversent des rectangles d'épaisseurs variables et ne subissent aucune réfraction.

on avait pris les rayons réfractés dans une pince verticale.

Si nous coupons la lentille suivant un plan vertical, nous aurons une série de rectangles plus ou moins épais suivant l'endroit où aura porté la section, les rayons lumineux traversant ces corps à faces parallèles ne subiront aucune réfraction.

Verres sphéro-cylindriques et toriques. — L'astigmatisme composé peut être corrigé soit par des verres *sphéro-cylindriques*, soit par des verres *toriques*, qui jouissent des mêmes propriétés.

Le tore est, en effet, la surface engendrée par un cercle qui tourne autour d'une droite située dans son plan. C'est l'anneau qu'on trouve à la base des colonnes. Ces verres agissent comme un cylindre dans un sens et comme une sphère dans l'autre. Ils sont plus périscopiques que les verres sphéro-cylindriques.

Verres à la Chamblant. — Pour l'astigmie mixte, on prescrit des verres *cylindriques croisés* ou verres *à la Chamblant.*

Chamblant reconnut aux verres bicylindriques une supériorité incontestable sur les verres sphériques. Dans l'aphakie, chaque fois qu'il s'agit de verres convexes forts, il y a avantage à remplacer les verres sphériques par des bicylindriques qui ne déforment pas les lignes parallèles en barillet. Ils donnent plus de champ que les verres sphériques.

Verres coniques. — Hyperboliques. — Pour l'astigmie irrégulière, en dehors des verres que nous venons de relater, on a fabriqué des verres *coniques*, *hyperboliques*, souvent sans grand bénéfice.

Verres de contact. — Fick, en 1888, eut l'idée d'appliquer au-devant de la cornée un ménisque convexe en verre soufflé de façon à supprimer l'irrégularité du dioptre cornéen. Sulzer a perfectionné la méthode et préconisé des verres taillés qui sont constitués par une calotte sphérique d'un rayon de courbure de 8 mm. La partie périphérique a 13 mm. et s'applique sur la sclérotique.

Ce sont les *verres de contact*, dont le port présente malheureusement beaucoup de difficultés, ce qui les rend pratiquement inutilisables.

Verres prismatiques. — Pour remédier aux insuffisances ou aux paralysies musculaires, on emploie parfois des verres prismatiques qui portent des numéros en degrés de 1° à 12° environ. Ces derniers, en raison de leur volume, ne peuvent être prescrits. Les numéros indiquent la valeur, en degrés, de l'angle du prisme. Ce numérotage des verres qui ne tient aucun compte de l'indice de réfraction n'est pas très logique. Un meilleur moyen serait de classer les prismes d'après la *déviation qu'ils impriment* aux rayons lumineux. C'est dans ce sens que Prentice a proposé une unité qu'il appelle la *Dioptrie prismatique : c'est le verre qui produit à un mètre une déviation d'un centimètre.*

Cela devrait être adopté depuis longtemps. En pratique, il faut retenir qu'un prisme de 1°, dont l'indice est de 1,53, produit à *peu près* à un mètre cette déviation de 1 cm. (0,009).

Verres neutres. — Il arrive assez souvent que lorsqu'un œil est amétrope et que l'autre est emmétrope ou amblyope, on prescrive pour ce côté un verre plan à faces parallèles, transparent qui ne modifie nullement la réfraction oculaire ; c'est ce qu'on nomme un *verre neutre*. Ces verres sont prescrits dans les pince-nez ou lunettes au point de vue purement esthétique, le port du monocle étant plutôt incommode et impraticable pour tous ceux qui n'en font pas un ornement de luxe.

Verres dépolis. — Pour faire disparaître la diplopie, ou pour supprimer, dans la cure du strabisme, le fonctionnement d'un œil, on prescrit le port de verres dépolis qui arrêtent tous les rayons lumineux et permettent d'arriver au résultat cherché.

Ces verres doivent être bien placés et avoir des dimensions suffisamment grandes pour que l'œil ne puisse recevoir aucune image des objets extérieurs.

Dans ce but, les lunettes seront toujours préférées aux pince-nez ou binocles.

Conserves. — Verres colorés. — Sous le nom de *conserves*, le public use et abuse souvent de verres *bleutés* ou *fumés* qui ont pour but d'atténuer l'éclat de la lumière qui impressionne douloureusement certains yeux malades ou hyperesthésiques.

Tantôt, ce sont des verres neutres plans, tantôt, ils sont bombés en forme de coquilles, et, dans ce cas. il faut veiller à ce qu'ils ne présentent pas d'irrégularités de courbures engendrant une astigmie plus ou moins régulière. Ces verres seront prescrits si la chose est nécessaire : les *bleutés* pour la lumière artificielle, les *fumés* pour le soleil. On devra en supprimer le port aussitôt que cela sera possible.

Les teintes ont des intensités de plus en plus grandes qui vont de 0 à 8 par unité croissante.

Dans les yeux atteints de lésions chorio-rétiniennes et lorsqu'il ne s'agit pas uniquement d'atténuer l'éclat de la lumière, on prescrira, au lieu des verres bleus ou noirs, les verres *jaunes verts* de Fieuzal qui ont remplacé les verres verts d'autrefois. Ces verres arrêtent l'extrémité violette et tous les rayons chimiques du spectre. C'est dans ce même but que Motais a préconisé l'emploi des verres *jaunes orangés* qui donnent un éclairement très notable et pourront être prescrits suivant les circonstances.

Matière première des verres de lunettes. — La glace de Saint-Gobain est une très bonne matière employée pour la fabrication des verres. C'est un crown léger excellent ainsi que celui de la verrerie Mantois. L'indice de réfraction des verres varie suivant la composition. L'indice de celui-ci est de $N = 1,51$. Les crowns glass sont à base de potasse et de chaux ; le flint glass est un verre à base de potasse et de plomb, l'indice est beaucoup plus élevé : N = 1,60.

Le quartz a un indice de 1,54. Cette dernière substance, dite cristal de roche, a un avantage pratique assez important : il est assez bon conducteur de la chaleur et ne se couvre pas de buée comme les autres quand on change brusquement de température. Il se raye moins facilement. Mais la taille est difficile, plus coûteuse et si elle n'est pas faite, exactement, perpendiculaire à l'axe, ce cristal peut provoquer des troubles par son pouvoir biréfringent.

Le verre isométrope, à base de baryte, a un indice de réfraction de 1,57 : il ne présente pas d'avantage appréciable sur les verres extra-blancs ordinaires et sa forte dispersion nuit dans les degrés élevés.

Monture des verres. — Les verres sont maintenus devant les yeux par des *lunettes* ou des *pince-nez* ou des *face-à-main*. Cette dernière monture est très employée par les dames myopes qui ne veulent pas porter des verres constamment et aussi par les presbytes qui n'ont pas besoin de regarder de près pendant longtemps.

Pince-nez ou lunettes peuvent être employés indistinctement, suivant les goûts, pour les verres sphériques chez les adultes, mais quand il s'agit de verres cylindriques pour enfants ou personnes non habituées au port du binocle, les lunettes sont préférables, indispensables. Dans les verres cylindriques, l'axe du verre doit être toujours placé dans la même direction ; avec un binocle, suivant l'endroit où il est placé, suivant la grosseur de la base du nez, les verres sont plus ou moins écartés et l'axe des cylindres subit une rotation plus ou moins grande.

Dans le cas où le port des lunettes n'est pas accepté par le sujet, on prescrira le pince-nez dit *correcteur* ou le pince-nez de Motais, qui sont construits de telle

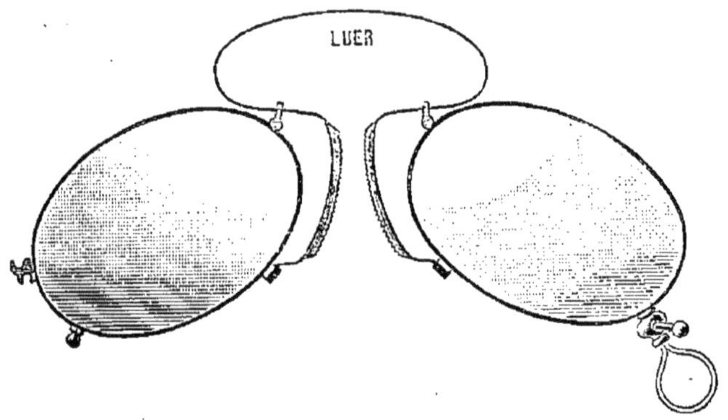

Fig. 121. — Pince-nez japonais.

façon que les verres peuvent s'écarter ou se rapprocher sans que l'axe du verre subisse le moindre déplacement. Un ressort à boudin et deux tiges glissant l'une sur l'autre réalisent ce perfectionnement (fig. 124). On peut aussi employer comme binocle correcteur la forme *américaine*.

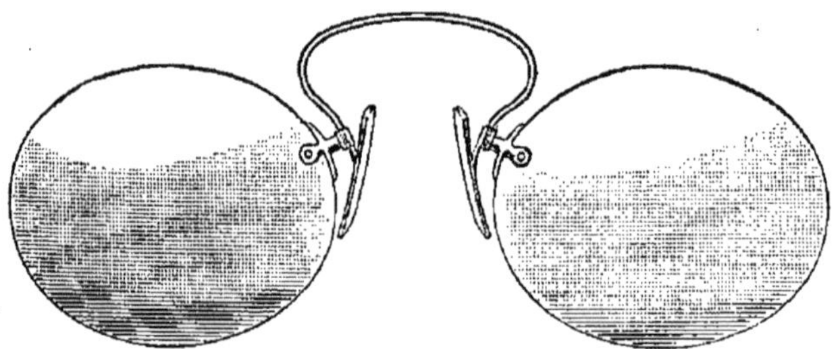

Fig. 122. — Pince-nez américain.

Centrage des verres. — Décentrage. — L'ordonnance devra toujours indiquer l'écartement des verres qui doivent être exactement centrés ou légèrement décentrés suivant les cas. On mesurera donc l'écartement pupillaire soit avec la monture de Chevalier, soit simplement avec un double décimètre

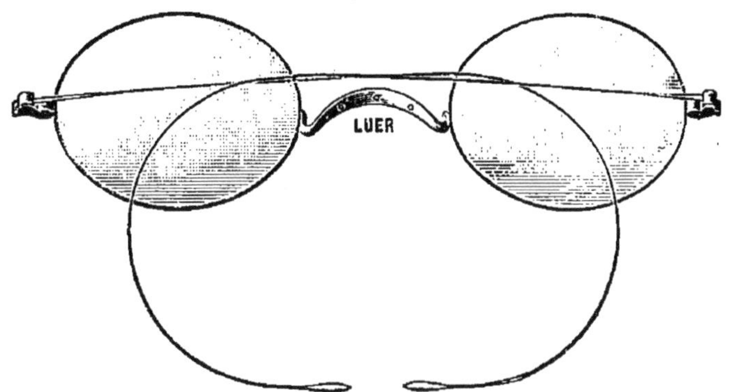

Fig. 123. — Lunettes nez chinois.

placé au devant des yeux au-dessous des pupilles dont on fixera les deux centres.

Ces points de pratique sont très importants, ainsi

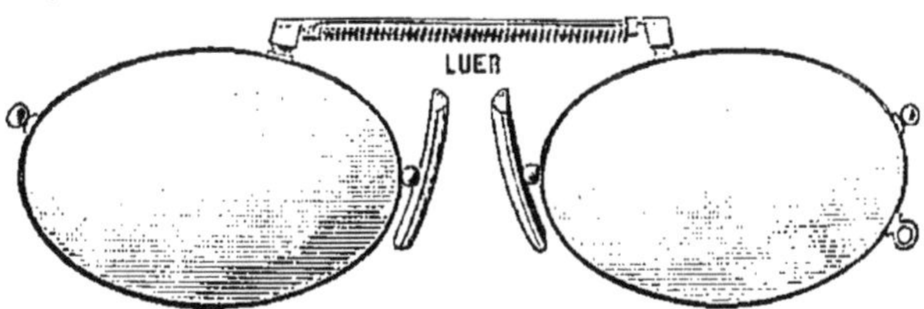

Fig. 124. — Pince-nez correcteur horizontal.

que la forme des ponts, qui variera suivant les nez (fig. 124).

Quand on ne veut pas recourir aux prismes pour soulager la convergence, on décentre les verres concaves ou convexes.

Mais on est, en pratique, souvent embarrassé pour savoir de combien il faut décentrer.

Voici un tableau de Triepel qui indique en millimètres le décentrage nécessaire pour obtenir un effet prismatique de 1° à 4°.

Décentrage en mm. pour un effet de :

Convexes

Numéro du verre :	1°	2°	3°	4°
2	4,2	8,4	12,6	16,9
2,5................	3,3	6,6	10	13,3
3	2,7	5,5	8,2	10,8
4	2,0	4	6	8
5	1,6	3,1	4,7	6,3

Concaves

Numéro du verre :	1°	2°	3°	4°
2	4,5	9,1	1,36	18,2
2,5................	3,7	7,3	11	14,7
3	3,1	6,2	9,3	12,3
4	2,4	4,7	7,1	9,4
5	1,9	3,8	5,8	7,7
6	1,6	3,3	4,9	6,5
8	1,3	2,5	3,8	5,1
10	1	2,1	3	4,2

Ce tableau montre combien, dans les degrés élevés, un mauvais centrage des verres peut être nuisible.

Numérotage des verres correcteurs.—Ancien et nouveau numérotage. — Pour indiquer et classer les verres correcteurs, il a fallu les numéroter. Cela a été fait dès l'origine, mais l'ancien procédé a disparu et, si nous en parlons, c'est à titre historique et aussi parce que certains marchands et fabricants s'obstinent encore à conserver l'ancien système.

En quoi consistait-il ?

Le numéro du verre indiquait le rayon de courbure en pouces : un verre du n° 36 était un verre dont le rayon de courbure était de 36 pouces. Mais le rayon de courbure ne peut suffire pour indiquer le pou-

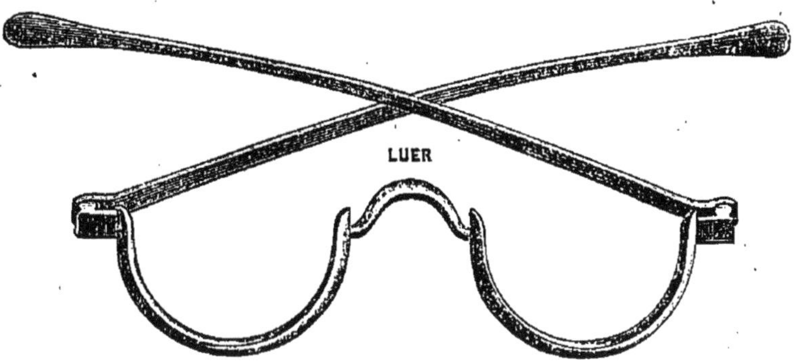

Fig. 125. — Lunette d'essai simple.

voir réfringent d'une lentille, il faut aussi connaître *l'indice* de réfraction.

On admettait que l'indice de réfraction du verre employé était de 1,50 : dans ce cas particulier, *le rayon de courbure était égal à la distance focale, de*

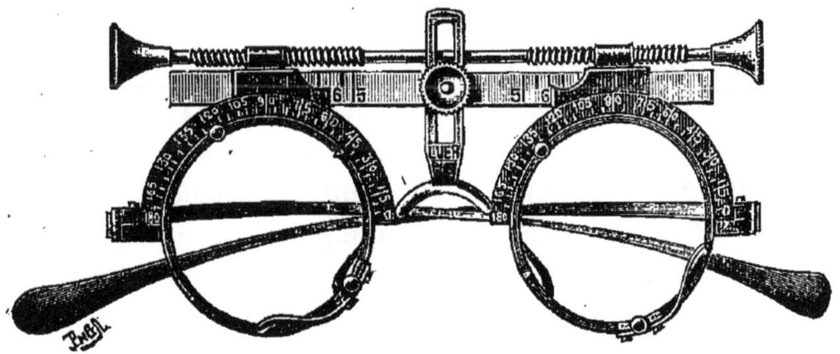

Fig. 126. — Lunette d'essai divisée du Dr Javal.

sorte que le numéro indiquait aussi la distance focale.

Mais cela était loin d'être vrai, puisque jamais l'indice du verre n'est de 1,50. Les verres de crown-glass, à base de potasse et de chaux, ont : N = 1,53 ;

ceux en quartz ont : N = 1,54 ; ceux en flint-glass à base de potasse et de plomb, ont : N = 1,60.

Par conséquent, avec une *même courbure*, les verres n'ont pas le même foyer suivant la matière avec laquelle ils sont fabriqués.

Mais il y avait mieux encore, le pouce n'était pas une mesure invariable. Tantôt il valait 25 mm., 26 mm., 27 mm., suivant les pays et les contrées.

De telle sorte que les lentilles obtenues n'avaient rien de constant : ni courbure, ni indice de réfraction.

De plus, l'unité ou lentille de 1 pouce, inemployée, étant beaucoup trop forte.

Nouveau système. — Après les protestations des ophtalmologistes et les travaux de Giraud-Teulon, Javal, Nagel, etc., on décida, en 1875, à Bruxelles, sur le rapport de Donders, de numéroter les verres d'après *leur force réfringente* et de se servir du *mètre comme mesure* au lieu du pouce.

Le verre qui porte le N° 1 est celui dont la distance focale est de 1 mètre (Nagel).

Ce verre unité porte le nom de *Dioptrie* (Monoyer).

Il est évident que plus la distance focale est courte, plus le pouvoir réfringent de la lentille est considérable. Le numéro des verres est donné par la formule générale : P ou D $= 1/f$.

Suivant que la distance focale sera de 1 m. ; 0,50 ; 0,33 ; 0,25 ; 0,20 ; 0,10, nous aurons des verres de $\frac{1}{1}$, $\frac{1}{0,5}$, $\frac{1}{0,3}$, $\frac{1}{0,25}$, $\frac{1}{0,20}$, $\frac{1}{0,10}$, soit 1, 2, 3, 4, 5, 10 dioptries.

De cette façon, les numéros les plus faibles sont les plus employés, surtout pour les verres convexes.

Mais, comme la différence entre 2 D. est trop considérable, on a fabriqué des verres valant des 1/2 et des 1/4 de Dioptries.

Boite de Verres. — C'est ainsi que les boîtes de verres renferment des verres de 0 D. 25 à 3 D. allant progressivement par 1/4 ; et par 0 D.50 de 3 D. à 6 D. au delà de 6 D. elles augmentent d'une unité.

Ces séries répondent à tous les desiderata.

Pour transformer en Dioptries les anciennes lentilles, la chose est d'une extrême facilité.

Il suffit de se souvenir que, dans l'ancien système, on disait f = le numéro de la lentille et que de plus le mètre valait tantôt 36, 37 ou 39 pouces. En appliquant la formule qui donne le pouvoir en Dioptries $D = \frac{1}{f}$ on a $D = \frac{1}{n} = \frac{39}{n}$.

On obtiendra donc le résultat cherché en divisant 39 ou 36 ou 40 pouces suivant les pays par le numéro du verre.

Ex. : Combien de Dioptries vaut le verre du N° 13?

$$D = \frac{39}{13} = 3 \text{ Dioptries.}$$

Pour passer du nouveau système à l'ancien, c'est tout aussi simple, car si $D = \frac{39}{n}$, $n = \frac{39}{D} = \frac{39}{3} = 13$.

Moyens de reconnaître le numéro d'un verre. Focomètres. — Sphéromètres. — Pour arriver à faire le diagnostic d'un verre porté par un sujet, il existe des instruments très ingénieux et très pratiques. Tels sont les focomètres de Silbermann, de Snellen et surtout de Badal, qui donne très rapidement le numéro d'un verre sphérique.

Le focomètre ou phakomètre de Badal se compose de deux tubes métalliques glissant l'un dans l'autre. Le tube externe porte à son extrémité une ouverture contre laquelle le verre à mesurer est maintenu par un ressort.

A 10 cent. de l'extrémité, se trouve une charnière à laquelle est fixée une lentille de 10 D. qui peut à volonté pénétrer dans le tube ou en être enlevée. Le tube interne porte d'un côté un œilleton et de l'autre une plaque de verre dépoli ; il porte une graduation dont le 0 est marqué lorsque la plaque de verre dépoli est au foyer de la lentille. Pour se servir de l'instrument, on fixe un objet éloigné et on enfonce ou on retire le tube jusqu'à ce que l'objet visé donne une image nette sur le verre dépoli ; on lit alors que la graduation est le N° de la lentille. Pour les verres de 0 à 10 D., on utilise la lentille de 10 D. de l'appareil, pour les verres convexes supérieurs à 10 D. on l'enlève.

Un instrument extrêmement pratique est le sphéromètre ou cylindro-sphéromètre, qui donne de suite, d'une façon automatique, le numéro du verre sphérique et cylindrique.

Le cylindro-sphéromètre est un instrument très ingénieux qui sert à donner le numéro d'un verre sphérique ou cylindrique d'après la courbure (fig. 127). Il se compose d'une pointe en acier mobile qui fait saillie au-dessus de quatre autres pointes fixes placées sur le même plan et sur lesquelles le verre doit être maintenu à plat. On comprend aisément que les verres concaves enfonceront peu la tige ; les verres convexes le feront d'autant plus que leur rayon de courbure sera plus petit. La tige est en rapport avec une aiguille qui se meut sur un cadran gradué. Si on met un verre plan sur les 5 pointes, l'aiguille doit correspondre au 0.

Manière de procéder. — Le verre à déterminer est maintenu à plat sur les cinq pointes, l'aiguille indique de suite le chiffre correspondant à la courbure.

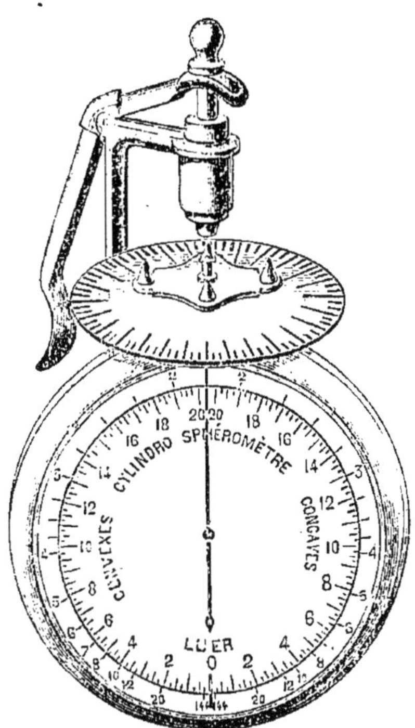

Fig. 127. — Cylindro-Sphéromètre.

S'il s'agit d'un verre sphérique, on aura beau tourner le verre dans tous les sens, l'aiguille ne bougera pas, le chiffre marqué sera toujours le même. S'il s'agit d'un verre cylindrique l'aiguille ira de 0 à un maximum qu'elle atteint dans un sens perpendiculaire au premier.

Pour déterminer la force d'un verre sphérique, il faut mesurer les 2 surfaces, prendre la moitié du chiffre indiqué pour chaque surface et les ajouter.

Si nous trouvons de chaque côté + 2d, le verre sera un verre de + 2 d ; il s'agit d'un *verre biconvexe*.

Si nous trouvons + 2D, d'un côté et 0 de l'autre, le numéro du verre sera de 1D. il s'agit d'un *verre plan convexe*.

Pour les verres périscopiques, on mesure les deux courbures et on fait la différence, puis on prend la moitié.

Ex. : Nous trouvons + 10 D. pour un côté et — 4 D. pour l'autre ; en retranchant 4 de 10, il reste + 6 D. le verre est donc un verre de + 3D.

Pour les verres cylindriques, on tourne le verre sur les pointes de façon à trouver le 0, puis on tourne lentement jusqu'à ce que l'aiguille ait atteint son maximum de déviation : on note ce maximum et la moitié donne le numéro du verre cylindrique.

Mais il faut compter que l'on n'a pas toujours ces précieux instruments sous la main et nous exposerons ici, pour ne pas sortir de notre cadre, le moyen le plus simple qui permet d'arriver à cette détermination.

Procédé clinique. — Voici comment on doit procéder.

S'assurer si le verre est *plan*, *sphérique*, *cylindrique* ou *sphéro-cylindrique*.

Pour cela on met au devant de l'œil à quelque centimètres le verre inconnu ; on fixe un objet de forme déterminée situé à distance, un cercle ou mieux un rectangle ou un carré, et on fait tourner le verre dans tous les sens autour de son centre.

A. — Si les objets conservent leurs formes, il est *sphérique* ou *plan*.

B. — S'ils se déforment, il est *cylindrique* ou *sphéro-cylindrique*.

A. — Verre plan. — Verre sphérique concave et convexe. — 1° Pour établir si le verre est plan ou neutre, il suffit de le déplacer de droite à gauche, de haut en bas, au devant de l'œil, et comme un pareil verre ne dévie pas les rayons lumineux, les objets fixés à travers lui seront *immobiles*.

Les déplacements du verre ne s'accompagnent d'aucun déplacement de l'objet.

2° Si le verre est sphérique, l'objet se déplace de deux façons.

A. — En *sens direct*, si c'est un verre *concave;*

B. — En *sens inverse*, si c'est un verre *convexe.*

Le sens du déplacement indique d'une façon très simple la nature du verre sphérique.

Il ne reste plus qu'à déterminer *quel est le numéro* de cette lentille concave ou convexe.

On y arrive aisément en prenant dans la boîte de verres une lentille de signe contraire et en cherchant, par des tâtonnements successifs, quelle est celle qui fait *cesser tout déplacement* de l'objet fixé.

Comme les deux lentilles sont accolées, il faut en effet qu'elles soient de puissance dioptrique égale et contraire pour pouvoir se neutraliser.

La valeur de celle qui est connue donne celle de l'autre.

C'est ainsi que le déplacement inverse causé par une lentille de + 5 D. cesse absolument en lui accolant une lentille de — 5 D. + 5 — 5 = 0. Avec 4 D. nous aurions encore un déplacement inverse (+ 5 D. — 4 D. = + 1 D.) et avec — 6 D. nous aurions un déplacement direct (+ 5 D. — 6 D. = — 1 D.).

B. — Verre cylindrique. — Sphéro-cylindrique ou torique. — On peut, par ce procédé, déterminer la direction de l'axe d'un verre cylindrique et son pouvoir réfringent.

Le verre cylindrique simple déforme les objets quand on le fait tourner autour de son centre, mais, quand on le déplace latéralement dans différents sens, il y en a un où l'objet fixé ne bouge pas plus que s'il était vu à travers un verre plan.

On a trouvé à ce moment l'axe du cylindre ; il suffit, en orientant le verre, de voir si cet axe est horizontal ou vertical ou oblique et dans ce cas on notera le méridien auquel il est parallèle (15°, 45°, 135°, etc...) en suivant la notation que nous indiquons pour l'astigmie.

Dans le méridien perpendiculaire, au contraire, *le déplacement* est maximum et, s'il est *direct*, nous aurons un verre cylindrique *concave*.

S'il est *inverse*, nous aurons un verre cylindrique *convexe*.

On prendra alors une lentille sphérique ou cylindrique dont on mettra l'axe parallèle à celui du verre inconnu et on cherchera le verre qui fait cesser tout déplacement dans le *sens perpendiculaire à l'axe*.

Ce verre indiquera le numéro du verre cylindrique.

Dans le cas d'un verre *sphéro-cylindrique* ou *torique*, ce qui revient au même, on cherchera le verre qui fait cesser tout déplacement dans un sens, alors qu'il persiste dans les autres. On notera la réfraction dans ce premier méridien et on cherchera le verre qui neutralise dans le sens perpendiculaire. On a ainsi déterminé les deux méridiens principaux ; la différence indique le degré de l'astigmie et la direction de l'axe : celui-ci est *parallèle au méridien le moins réfringent*.

Ex. : Un verre sphéro-cylindrique imprime aux images que nous examinons un déplacement direct, c'est un verre concave. Nous prenons donc des verres convexes de + 1, + 2, + 3 D. et nous nous assurons qu'avec ces verres le déplacement est *toujours direct dans tous les sens*.

Mais un verre de + 4 D. fait cesser tout déplacement dans le sens horizontal, pendant que le déplacement est toujours direct dans le sens vertical.

Nous disons alors que la réfraction du méridien horizontal est de — 4D. et, ne nous occupant plus que du méridien perpendiculaire ou vertical, nous continuons avec les verres + 5D. + 5, 50 et nous trouvons que + 6D. amène à son tour la cessation de tout déplacement dans le sens vertical. Nous concluons que la réfraction dans le méridien vertical est de — 6D.

Il en résulte donc que ce verre est constitué par la combinaison d'un verre sphérique concave de — 4D. et d'un cylindre concave de — 2D. dont l'axe est horizontal ; la formule est : 0° — 2 — 4D.

CHAPITRE VIII

LA SIMULATION. MOYENS DE LA DÉCELER

Amaurose et amblyopie simulées. — Amaurose monolatérale. — Procédés pour déceler l'amaurose et l'amblyopie monoculaires. Méthodes objectives et méthodes subjectives. — A. *Méthodes objectives;* Etat de la pupille. Direction des axes visuels. Epreuve de Von Welz. — B. *Méthodes subjectives :* Procédés ne nécessitant pas d'appareils spéciaux. Procédés de Roth, de Boisseau, de la bougie. Procédé de Javal ou de la règle. Boite de Martin, de Barthélemy. — Epreuve des verres non colorés. — Epreuve par les verres et les objets colorés, Snellen, Stillinge, tc. — Epreuves par les prismes. — Diploscope de Rémy. Emploi de l'instrument. — Epreuves par les procédés pseudoscopiques. Boîte de Chauvel, etc. — Epreuves avec les miroirs. — Amaurose bilatérale. — Amblyopie unilatérale. — Amblyopie bilatérale. Epreuve du miroir plan. — Amblyopie hystérique.

AMAUROSE ET AMBLYOPIE SIMULÉES

Dans l'examen fonctionnel de l'œil, il peut arriver que le sujet examiné, ayant intérêt à tromper l'expert, simule l'existence d'une amaurose ou d'une amblyopie, soit mono-latérale, soit bi-latérale, qui n'existe pas en réalité. La simulation peut se rencontrer, par exemple, au conseil de révision dans l'armée, chez des jeunes gens désireux de se voir exempter du service militaire ; elle peut se rencontrer aussi chez des « accidentés du travail » cherchant à obtenir des indemnités ou des pensions, chez des personnes voulant acquérir un certificat d'inaptitude au travail de leur profession ; on peut enfin la constater encore chez des enfants, qui « mentent pour mentir », ou chez des hystériques.

Dans l'armée, la myopie était fréquemment simulée autrefois, dans les conseils de révision, quand on se contentait, comme expertise, de faire lire les conscrits avec des verres concaves : en essayant, plusieurs jours avant l'épreuve médico-légale des verres concaves de plus en plus forts, certains sujets arrivaient à mettre en jeu une accommodation suffisante ou à acquérir un degré de myopie déterminé pour la lecture avec des verres et aux distances réglementaires.

Aujourd'hui que les méthodes objectives d'examen tiennent la plus grande place dans les expertises, le nombre des simulateurs est minime : c'est ainsi que Chavasse et Toubert, à la clinique de chirurgie spéciale du Val-de-Grâce, n'en relèvent qu'une dizaine de cas par an en moyenne, chiffre minime, eu égard au nombre considérable d'examinés. Les « grands simulateurs » ont reculé à mesure que les méthodes d'examen se perfectionnaient; on ne rencontre plus guère, dans l'armée, que des « petits simulateurs », alléguant une diminution inexistante de l'acuité visuelle ou exagérant le faible degré d'amblyopie dont ils sont atteints.

Par contre le nombre des simulateurs et des exagérateurs, soumis à des examens médico-légaux après des accidents du travail, paraît avoir augmenté. Il faut aussi compter avec l'hystéro-traumatisme, plus fréquent ou plus fréquemment décelé qu'autrefois.

Il arrivera donc, trop souvent encore, que des sujets de mauvaise foi, quelquefois très armés et d'autant plus tenaces qu'ils sont plus documentés, mettront à l'épreuve la science, la sagacité et la patience des médecins militaires et des spécialistes.

Dans tous les cas, quelle que soit la situation de l'examiné, quelles que soient les préventions ou les soupçons de supercherie et d'allégation fausse que puisse avoir l'expert, ce dernier devra toujours user avec son sujet de beaucoup de calme, de beaucoup de douceur même : à la ténacité opposer la patience, ne jamais trancher la question de simulation sans avoir acquis une certitude. Le médecin doit constamment opérer comme s'il s'agissait d'une maladie réellement existante, pratiquer un examen d'autant plus complet et d'autant plus rigoureux que la bonne foi du patient peut paraître suspecte. « Plus que la simulation elle-même, le médecin doit étudier le simulateur, chez lequel se révélera toujours, en même temps que la fraude, le ou les facteurs (biologiques, sociologiques, pathologiques, etc...) dont elle dépend (Trombetta). »

En résumé, l'examen d'un simulateur doit être d'abord parachevé avec des moyens exclusivement scientifiques, auxquels il sera permis, en certaines occurrences, d'adjoindre les moyens de surprise, fréquemment destinés surtout à prouver au simulateur qu'il est démasqué. Les moyens de coercition sont inutiles : ils ne conviennent pas à la dignité de la profession médicale, et, même s'ils sont inoffensifs, ils n'ont fréquemment d'autre résultat que de buter le simulateur et le faire persister dans ses dires contre toute évidence.

L'expert doit se comporter comme si la maladie alléguée est réelle : par là, il gagne la confiance de l'examiné, qui sera moins en garde contre lui. Aussi bien, il ne faut pas oublier que l'influence morale de l'expert est considérable dans tous les cas où la simulation ou l'exagération sont sous la dépendance de phénomènes hystériques : l'hystérie, on le sait, constitue le substratum de la plupart des simulations obstinées.

L'expert sera tout d'abord conduit à soupçonner la tromperie quand il y aura *manque de concordance entre les résultats de l'examen fonctionnel et les signes objectifs :* une évolution inaccoutumée ou une étiologie inacceptable de l'affection, des incompatibilités dans les données fournies par l'expertise de chaque fonction (acuité visuelle, étendue du champ visuel, du champ chromatique, etc...), des réponses contradictoires au cours de l'examen le mettront également en éveil. C'est alors qu'il devra, soupçonnant l'imposture, mettre en œuvre les moyens afférents à la mise en lumière de celle-ci.

Les différentes simulations que peuvent rencontrer les experts sont :

I. Amaurose	Monolatérale, Bilatérale.
II. Amblyopie	Monolatérale, Bilatérale.

A. Amaurose monolatérale. — C'est la forme de supercherie que l'expert est le plus souvent exposé à observer ; elle est très souvent alléguée après des traumatismes de l'œil ou des régions voisines (chutes sur la tête, contusions oculaires, plaies par instruments piquants, etc.). La simulation porte le plus souvent sur l'œil droit, considéré encore à tort comme le plus important du point de vue militaire.

Il est peut-être plus fréquent de voir simuler l'amblyopie très forte d'un œil : les procédés employés pour reconnaître la simulation de l'amaurose et de l'amblyopie très forte unilatérales étant les mêmes, nous pouvons décrire ensemble ces deux formes. Si la simulation est complète, il est relativement facile de confondre l'imposteur; si, au contraire, il ne s'agit que d'une exagération, si l'un des yeux a une vision inférieure à son congénère, il en va autrement, et l'expertise est parfois ardue.

Il est à remarquer que la nouvelle Instruction sur l'aptitude physique au service militaire (22 octobre 1905) admet, pour le service armé, la limite extrême d'une acuité visuelle égale à 1/20 pour l'un des deux yeux. C'est là une très forte amblyopie, si l'on se souvient que bien des opthalmologistes, avec Truc et Trousseau, considèrent une acuité visuelle de 0,1 comme la limite inférieure de toute acuité visuelle *professionnelle*.

Pour arriver à déceler la simulation de l'amaurose ou de l'amblyopie très forte monoculaire, nous avons deux ordres de méthodes d'examen à notre disposition :

A) Méthodes objectives :
- I. Etat de la pupille ;
- II. Direction des axes visuels ;
- III. Epreuve de Von Welz.

B) Méthodes subjectives.

Ces dernières sont très nombreuses, de valeur inégale, et il est difficile de les classer ; pour jeter un peu de clarté dans leur description, nous adopterons le classement suivant, renouvelé presque exactement de celui de Chavasse et Toubert.

I. Procédés simples ne nécessitant aucun appareil spécial;

II. Epreuves par les verres non colorés ;

III. Epreuves par les verres et les objets colorés;

IV. Epreuves par la production de la diplopie monoculaire ou binoculaire ;

V. Epreuves par les procédés pseudoscopiques;

VI. Epreuves par les miroirs.

Nous ne décrirons que les méthodes d'examen les plus simples et les plus sûres, d'un emploi rapide et d'une exécution facile. Avec S. Baudry, nous admettrons, une fois pour toutes, que, dans tous les examens, c'est l'œil droit qui est amaurotique ou amblyope.

***A. Méthodes objectives.* — I. Etat de la pupille.** — Cet examen ne sert d'une façon irréfutable que dans les cas d'amaurose; l'exploration de la pupille ne donnera pas de résultats concluants si l'œil, seulement amblyope, possède encore la perception quantitative de la lumière. Ces réserves faites, rappelons, en deux mots, que si nous projetons un faisceau lumineux sur un œil, la pupille de cet œil se contracte, c'est la *réaction directe;* si l'on éclaire au contraire son congénère, le premier étant couvert, sa pupille se rétrécit cependant : c'est la *réaction consensuelle.* Cette association d'action se retrouve encore dans l'acte de l'accommodation et de la convergence.

Voici comment on procède à l'exploration pupillaire :

C'est l'œil droit, nous l'avons dit, qui est supposé

amaurotique. On couvre l'œil gauche et l'on dirige un faisceau lumineux sur le droit.

Deux cas peuvent se présenter :

1° *Cas.* — La pupille *se contracte :* ou il y a simulation, ou il existe un certain degré d'amblyopie, mais *pas d'amaurose.*

2° *Cas.* — La pupille *reste dilatée :* on peut conclure :

A une amaurose réelle ;

A une paralysie du sphincter de l'iris (mydriase vraie ou provoquée).

Le diagnostic entre ces différents états se fera par la *réaction consensuelle.*

A. *Est-ce une amaurose réelle?* La réaction directe étant nulle, l'œil droit est maintenant couvert, mais de telle façon que l'on puisse se rendre compte de l'état de sa pupille. Sur l'œil gauche on fait agir, par intermittences, une source lumineuse de manière à provoquer des contractions et des dilatations alternatives de l'iris.

Si la pupille de l'œil droit réagit comme celle de l'œil gauche, on conclura à l'amaurose. On pourra confirmer cette épreuve en couvrant l'œil sain et découvrant l'œil malade : la pupille de ce dernier, contractée par réaction consensuelle, se dilatera lentement devant la source lumineuse.

B. *Est-ce une paralysie de l'iris?* Dans ce cas, la dilatation du sphincter pupillaire est permanente; la réaction directe et la réaction consensuelle sont nulles.

Cette paralysie peut être alors consécutive à un trauma (surtout un traumatisme du globe) et, dans ce cas, nous en constaterons les traces; ou elle est le résultat d'une affection cérébro-spinale et, partant, ordinairement binoculaire; ou elle est produite par une paralysie du moteur oculaire commun et se trouve, alors, associée à une paralysie d'un ou de plusieurs des muscles innervés par ce nerf (releveur de la paupière, droit interne, supérieur, inférieur, petit oblique).

C. *Est-ce une mydriase frauduleuse?* La pupille est paralysée artificiellement par un mydriatique, et, le plus communément, par l'atropine. La dilatation pupillaire atropinique a parfois des caractères particuliers : la pupille est souvent dilatée au maximum, l'iris, réduit à un fin liseré, étant presque imperceptible; il persiste quelquefois une légère conjonctivite, due à l'usage prolongé du médicament. Les simulateurs instruits, toutefois, n'en usent qu'avec modération de manière à n'avoir, pour aborder l'expertise, qu'une dilatation moyenne.

Le sujet qui a recours à la dilatation atropinique accuse d'autant plus facilement de l'amaurose que sa vision est moins nette du fait de la paralysie de l'accommodation et de l'éblouissement qui résulte de sa dilatation irienne.

Pour déceler la mydriase provoquée, on procède ainsi :

On couvre l'œil sain, mais incomplètement, avec la main, de manière à surveiller l'iris, puis on éclaire brusquement l'œil supposé amaurotique.

Si la pupille de l'œil sain se contracte, la vision existe, et le sujet ment, s'il prétend être aveugle de cet œil.

Si la pupille de l'œil sain reste immobile, il y a *réellement amaurose.*

Retenons, en résumé, que le fait que la pupille reste immobile en face d'une vive lumière, tandis qu'elle se contracte sous l'influence de l'excitation lumineuse de l'autre œil (il en va de même pour la convergence et l'accommodation) est un signe de probabilité très grande de l'amaurose unilatérale.

N'oublions pas que, dans *l'amaurose hystérique* (et celle-ci n'est pas rare), les *pupilles réagissent normalement* à la lumière et à l'accommodation, et que l'œil amaurotique conserve la possibilité de participer à la vision binoculaire. Le diagnostic est particulièrement délicat en pareille occurrence.

II. Direction des axes visuels. — Dans l'acte de la vision binoculaire, les deux lignes visuelles convergent vers l'objet fixé, de manière que celui-ci impressionne les points identiques de la rétine. Si l'un des yeux est amaurotique ou fortement amblyope, il tend à se dévier en dehors tandis que l'œil normal se dirige vers l'objet fixé. Ce fait se rend encore plus manifeste, si l'on fait regarder au sujet la flamme d'une bougie placée à une distance de 2 mètres environ : on couvre alternativement l'œil gauche et l'œil droit. Si la vision binoculaire ne s'accomplit pas, l'un des deux yeux reste immobile quand on couvre l'autre.

La vision monoculaire s'accompagne très fréquemment de strabisme : celui-ci est très ardu, impossible même à simuler pendant un examen prolongé.

III. Epreuve de Von Welz. — On fait lire le patient en plaçant devant son œil droit un prisme de 20-25° avec la base tournée en dedans. Si l'œil voit, il se produira, pour éviter la diplopie, un strabisme convergent. Retirons rapidement le prisme : si l'œil droit est sain et prend part à la vision binoculaire, il se redresse et reprend sa position normale dès qu'on retire le prisme.

B. Méthodes subjectives. — **I. Procédés simples ne nécessitant pas des appareils spéciaux.** — PROCÉDÉ DE ROTH. — On donne au sujet dont les deux yeux sont ouverts une feuille de papier et on lui fait inscrire son nom, il l'écrit correctement. On recouvre l'œil gauche : le simulateur déclare qu'il ne peut plus écrire ou écrit très mal. On lui fait voir alors que ses camarades écrivent convenablement les yeux fermés. L'épreuve est nulle, si le sujet écrit bien son nom, l œil gauche recouvert.

PROCÉDÉ DE BOISSEAU. — On fait lire le sujet, ou, s'il est illettré, on lui fait regarder un objet : on presse sur l'œil sain, mais très légèrement. Si le sujet s'arrête dans sa lecture ou accuse une image double, c'est un simulateur.

PROCÉDÉ DE LA BOUGIE. — Porter horizontalement une bougie de l'œil sain vers l'œil dit amaurotique. Si le sujet persiste à dire qu'il voit la bougie quand le reflet de la flamme de celle-ci a disparu sur l'œil sain, c'est qu'il simule, car il la voit avec l'œil prétendu amaurotique.

PROCÉDÉ DE JAVAL-CUIGNET OU DE LA RÈGLE. — Ce procédé, comme ses dérivés (dont la boîte de Martin et les appareils de Barthélemy, d'Armaignac, sont les plus utiles) est basé sur ce fait que le champ visuel commun persiste entièrement malgré l'interposition d'un objet étroit (règle, crayon, index, etc...), entre les yeux et une page d'impression, tandis qu'en cas d'amaurose unilatérale une partie du champ visuel de l'œil sain est supprimé par le fait. Ce procédé, très simple, donne fréquemment de bons résultats.

On tient à 30-35 centimètres des yeux de l'examiné une feuille de papier sur laquelle sont tracés des points.

des chiffres, des caractères d'imprimerie choisis de dimension telles qu'ils puissent servir à mesurer l'acuité visuelle. A égale distance du nez et de la feuille de papier, sur la ligne médiane, on interpose un crayon ou un doigt de manière à rendre invisibles, dans chacun des champs visuels, quelques points, chiffres ou lettres. Si l'individu lit précisément ces lettres ou toute la ligne, la simulation est révélée ; en outre, en tenant compte des dimensions des caractères, on peut, en même temps, mesurer approximativement l'acuité visuelle.

Ce procédé exige cependant quelques précautions : il faut tenir le corps interposé assez loin de la feuille sous peine de rendre l'épreuve nulle ; l'expert doit avoir soin de vérifier préalablement lui-même cette épreuve et se familiariser avec celle-ci de manière à interpréter rapidement les réponses du sujet. Il faut *exiger une immobilité absolue de la tête du sujet et de la feuille de papier*.

Cependant Von Zéhender conseille, pour mieux surprendre le patient, de faire subir des mouvements de latéralité au doigt, au crayon ou bien à la feuille.

Le procédé de Javal, le premier en date, consiste à interposer la règle ou le crayon à 3 centimètres en avant de l'œil sain, un peu vers le nez : la moitié presque entière d'une ligne disparaît par cette interposition.

Dans tous ces procédés, il faut s'assurer que l'examiné *ouvre les deux yeux ;* au moindre clignement, il faut suspendre l'expertise. Les appareils de l'expérience de Javal-Cuignet sont assez nombreux : nous décrirons seulement la boîte de Martin et de l'appareil de Barthélemy.

Boîte de Martin. — L'appareil du médecin principal Martin consiste en une boîte de 0 m. 20 de largeur sur 0 m. 35 de longueur; deux œilletons sont sur la paroi antérieure, des caractères typographiques sur la paroi postérieure. A 0 m. 15 en avant de celle-çi est une baguette de 1 cent. de diamètre, qui peut se relever ou s'abaisser à volonté.

L'expert, placé face au jour, tient la boîte, la face postérieure contre sa poitrine ; le sujet regarde par les œilletons ; la baguette est relevée. Si tous les caractères sont lus, la supercherie est dévoilée et l'acuité visuelle mesurée. Si le sujet déclare ne voir seulement que certaines lettres, il faut s'assurer que celles-ci sont en réalité cachées à l'œil dit amaurotique.

Appareil de Barthélemy. — Il est très simple et très facile à faire construire : il peut rendre de grands services.

Il se compose d'une grosse règle graduée en centimètres, longue de 50 centimètres et montée en son milieu sur une poignée.

A l'une des extrémités une plaque de tôle percée de deux œilletons latéraux et d'un orifice médian pour le nez : les œilletons peuvent être obturés par des opercules ; ils peuvent recevoir des verres correcteurs ou des prismes.

Sur la règle peuvent se déplacer deux curseurs, l'un supportant un écran, l'autre un carton portant des caractères typographiques ou des signes pour les illettrés. L'écran, large de 2 cent., joue le rôle de la règle de l'expérience de Cuignet : dans les cas d'amaurose, d'amblyopie vraie et unilatérale, il supprime certaines lettres du carton : on peut s'en rendre compte soi-même en fermant alternativement l'un et l'autre œil.

L'observateur se rend ainsi compte des conditions de l'expérience. Pour l'œil droit, que nous supposons toujours l'œil prétendu mauvais, l'observateur supprime sa vision à l'aide du petit opercule et note les lettres qui ont été cachées.

Les deux œilletons ouverts, il place alors le sujet devant eux et l'invite à lire les lettres qu'il aperçoit : il sera facile de voir si les réponses ne sont pas concordantes avec les propres constatations de l'expert. On peut aussi faire glisser le carton, tantôt à droite, tantôt à gauche, pour mieux dérouter l'examiné.

L'essentiel *est de veiller à ce que celui-ci ne ferme pas ou ne cligne pas l'œil* tenu pour suspect, parce que la production ainsi voulue d'une amaurose, même instantanée, ferait apparaître aussitôt la combinaison.

II. Epreuve par les verres non colorés. — Epreuve de A. Graefe. — On place devant *l'œil sain* une lentille convexe de 6D. et l'on invite le patient à lire des caractères d'épreuve, d'abord à courte distance, puis à mesure qu'on éloigne de son visage les caractères; si le sujet arrive encore à lire quand ceux-ci sont portés au delà de la distance focale de la lentille, il est clair que le sujet les a lus avec son œil prétendu amaurotique ou amblyope et non avec l'œil sain, puisque ce dernier, rendu myope de 6 Dioptries, ne peut distinguer les caractères au delà de son remotum, qui se trouve à 16 cent. 6.

Cette épreuve doit être faite évidemment après que l'expert s'est assuré, par les examens appropriés, que l'œil suspect est emmétrope. L'épreuve demande à être rapidement menée, de même que la suivante, que nous lui préférons; elle est plus facile et plus concluante.

Vision a distance avec des verres sphériques et des verres plans. — On place devant l'œil droit un verre plan (ou, suivant le cas, un verre correcteur); devant l'œil sain, un verre convexe de 4 D., le sujet étant à 5 mètres de l'échelle typographique. Si la lecture est possible, elle ne l'est qu'avec l'œil supposé amaurotique, *dont on mesure en même temps l'acuité visuelle.*

Ce procédé avec les verres et ses modifications (Schenkl, Baroffio, Jakson) est très facile à mener à bien pourvu que les deux yeux du sujet restent bien ouverts, car si le malade ne cligne pas, il ne se doute pas qu'on mesure l'acuité de l'œil prétendu amaurotique. Il donne des résultats immédiats, permet de montrer au sujet son imposture, si c'est nécessaire, et surtout il donne *l'acuité visuelle de l'œil incriminé,* chose indispensable pour l'expert et le médecin militaire. C'est enfin un procédé simple, n'exigeant aucun appareil; chez les blessés du travail, il nous a toujours donné d'excellents résultats.

On peut aussi employer les verres cylindriques de la façon simple indiquée par Jakson : devant l'œil dit aveugle, on place un verre plan, ou le verre correcteur approprié, si l'on a reconnu une certaine amétropie de cet œil ; devant l'œil sain, sont placés deux forts verres cylindriques se neutralisant. Le sujet lit; on fait tourner rapidement l'un des cylindres de 90°; si la lecture est encore faite, elle l'est avec l'œil prétendu malade, et l'acuité visuelle est mesurée, en même temps que la supercherie démontrée.

III. Epreuve par les verres et les objets colorés. — Les procédés divers mis en œuvre dans ces épreuves sont basés sur les deux principes d'optique suivants :

1° Sur fond noir, on ne peut reconnaître, à travers un verre rouge, que les rayons de coloration semblable et non ceux de la couleur complémentaire (verte);

il en est de même pour les couleurs vues par transparence ;

2° SUR FOND BLANC, un verre rouge rendant uniformément rouge le fond, on ne peut distinguer sur celui-ci des caractères rouges (et aussi des caractères jaunes) ; les caractères tracés avec la couleur complémentaire apparaissent noirs.

Sur le premier principe sont basées des épreuves de

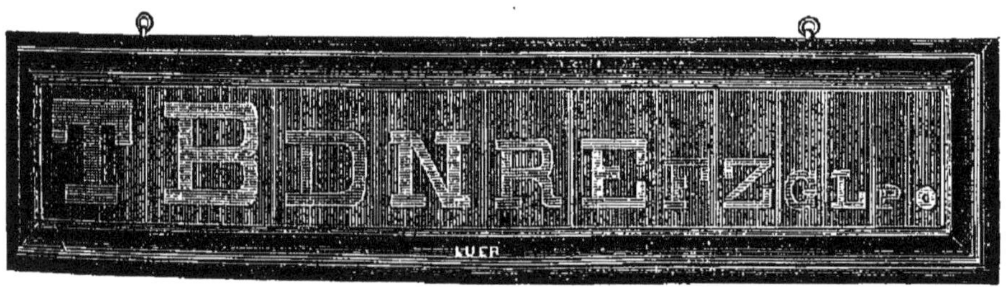

Fig. 128. — Tableau de Snellen.

Snellen, de Stilling et de Stoeber ; sur le second des épreuves de Fontorbe, de Bravais et de Michaud.

Il faut avoir bien soin, avant de procéder à ces expériences, *de se rendre compte que le sujet possède bien le sens des couleurs*, qu'il n'est pas atteint de dys- ou d'achromatopsie, car la méthode serait alors entachée d'erreur. On se servira, pour cet examen, comme nous le disons plus loin de laines de Holmgreen, ou des tables colorées *de Stilling ou de Pflüger*. Si l'on soupçonne que le sujet cherche à tromper sur son acuité chromatique, on multipliera les épreuves exigeant des réponses rapides et nettes, ou bien on le fera regarder (S. Baudry) à trouver un verre coloré. Par exemple, si le sujet déclare confondre le rouge et le vert, on le fera regarder à travers un verre rouge :

comme les rayons verts ne traversent pas le verre, le rouge doit lui paraître moins sombre que le vert.

A. ÉPREUVE SUR FOND NOIR. SNELLEN-STILLING-STOEBER. — Sur un fond noir, sont tracées des lettres rouges et des lettres vertes d'une grandeur déterminée.

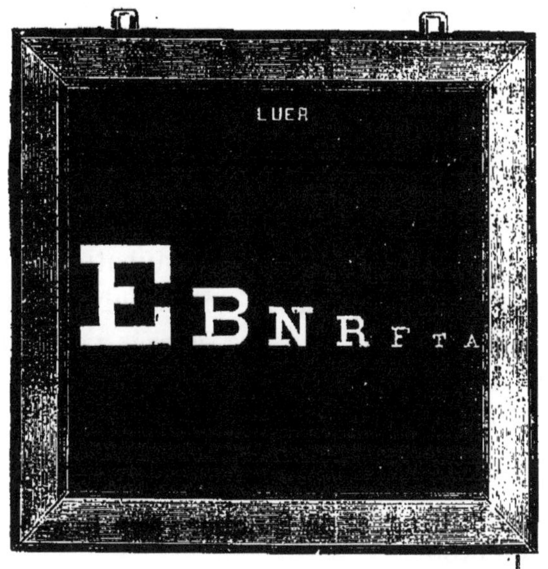

Fig. 129. — Tableau en lettres transparentes pour simulateurs.

En plaçant l'examiné à 5 mètres de ce tableau, on met devant l'œil sain un verre rouge ou vert, et on invite le sujet à lire les caractères. Il ne verra, si l'autre œil est réellement amaurotique, que les lettres de la même coloration que le verre ; si l'amaurose est simulée, les caractères des deux couleurs seront vus.

Quelques causes d'erreurs peuvent exister, le sujet reconnaissant les lettres à leur forme, que dessinent leurs bords : il faut que le fond noir soit mat, que les caractères ne puissent se distinguer par un luisant et que les teintes soient bien complémentaires.

B. Appareil de Stoeber. — Sur le même principe, Stoeber a fait construire un petit appareil composé de carrés en verre rouge et vert : sur chaque carré, est collée une lettre noire de la dimension des optotypes de l'échelle de Monoyer.

On applique l'appareil contre une fenêtre de manière à l'éclairer par transparence et l'on met devant les yeux du sujet une paire de lunettes à verres rouge et vert. Supposons l'œil droit amaurotique et cet œil couvert par le verre rouge ; l'œil gauche, couvert par le verre vert, ne verra que les carrés verts et les lettres qui y sont collées ; si le sujet y voit des deux yeux ou bien il lira tout ou bien il fera des réponses embarrassées et contradictoires.

L'appareil peut se replier comme un portefeuille et est très maniable.

Michel trace lui-même sur un tableau noir des lettres ou des chiffres avec des craies de couleurs : il faut avoir soin de ne pas appuyer trop fortement.

C. Épreuves sur fond blanc. — Bravais trace sur une feuille de papier blanc des lettres rouges et des lettres bleues avec des crayons colorés ordinaires, en prenant soin de ne pas appuyer trop fortement de manière à ne pas creuser des sillons. Il place devant les yeux du sujet une paire de lunettes ayant un verre rouge pour l'œil sain et un verre bleu pour l'œil prétendu amaurotique. L'œil armé du verre rouge ne voit que les caractères bleus et inversement. On peut tracer des phrases avec des mots en bleu, les autres en rouge, de sorte que chacune ait un sens propre. Ex. :

Je ne vois pas bien
Bleu, R. Bl. R. Bl.

Si le sujet simule, il lit toute la phrase; s'il est de bonne foi, il lira seulement « je vois bien ».

Fontorbe met un verre rouge devant l'œil sain de l'examiné et l'invite à lire; si le sujet est amaurotique, il ne voit pas les lettres rouges; s'il simule, il lit les rouges et les bleues.

Michaud(1) trace des lettres correspondant à la série typographique la plus petite de l'échelle de Snellen sur une feuille blanche quadrillée avec carrés d'un millimètre (papier d'architecte). Ces lettres sont constituées de traits de couleur différente, bleue et rouge, de manière à leur enlever leur aspect et leur valeur ordinaires.

C'est ainsi que le mot tête écrit en bleu et rouge peut se lire complètement TÊTE ou partiellement FIL;

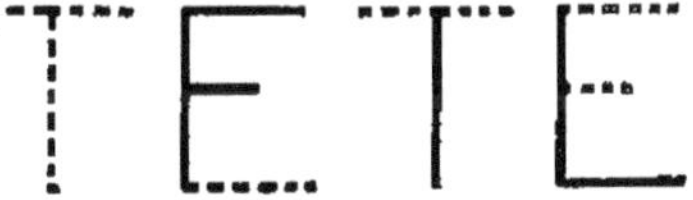

de même ŒIL peut donner ŒIL et FIL;

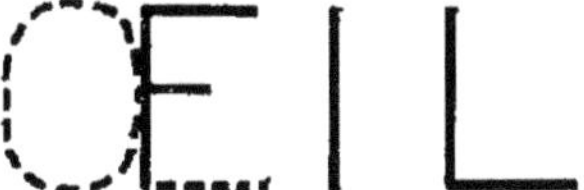

ÉPONGE donne ÉPONGE ou LION,

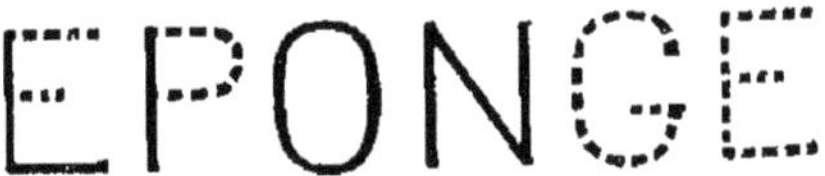

(1) *Arch. de médecine et de pharm. milit.*, 1888, n° 4.

PRÉTER peut se lire PRÊTER OU PILIER, etc...

PRETER

L'examiné lisant avec une lunette ayant un verre rouge et un verre vert ne voit pas le bleu à travers le verre vert et le rouge à travers le verre rouge. Ce procédé est bon, mais il faut empêcher tout travail mental et tout clignement d'yeux ; aussi Barthélemy (De l'examen de l'œil au point de vue de l'aptitude au service militaire) conseille de placer seulement un verre rouge devant l'œil sain, l'œil amaurotique ou prétendu tel restant découvert et facile à surveiller. Si l'œil prétendu amaurotique l'est réellement, le mot réduit sera seul lu à travers le verre rouge ; sinon, le mot sera lu en entier.

Vanderstræten craignant qu'il est de notion courante que les caractères rouges ne se lisent pas à travers un verre rouge, trace des lettres jaunes, qui sont aussi effacées ; le simulateur ne le sait pas.

Kugel n'emploie que des verres bleus de teintes différentes ; le plus foncé est placé devant l'œil sain, le plus clair devant l'œil suspect. Les caractères bleus ont été tracés de façon à n'être visibles qu'à travers le verre bleu le plus clair.

Dans toutes ces expériences, il faut s'assurer à l'avance que les couleurs, dans les lettres et les verres, sont bien choisies, sont bien identiques ou complémentaires, la moindre différence de teinte suffisant pour rendre l'expérience nulle ou non probante.

IV. Epreuves par les prismes. — Habilement conduites, les épreuves par les prismes donnent de bons résultats. Elles reposent sur la propriété qu'ont les prismes de dévier les rayons lumineux vers leur base. Un prisme placé devant un œil, base en haut ou en bas, dissocie en hauteur la vision binoculaire ; le sujet déclarant voir une double image confesse par là même sa supercherie et, souvent, dévoile en même temps l'acuité visuelle de l'œil prétendu amaurotique, si l'on a choisi comme objet d'épreuve des caractères d'une grandeur déterminée.

1° Procédé de von Graefe. — C'est le plus ancien ; il est simple. Mais, pour bien le réaliser, il faut, ainsi que le conseille S. Baudry, interroger l'examiné d'une certaine façon. Il ne faut pas lui demander s'il voit deux images, ce qui le mettrait en éveil, mais lui dire de préciser si les deux images sont bien au-dessus l'une de l'autre, ou obliquement, etc... Etonné, le simulateur répond d'une façon précise à la question posée.

Le sujet regardant la flamme d'une lampe ou d'une bougie, on place devant son œil sain un prisme de 12°, *base en haut*. Si le sujet accuse deux lumières, la simulation est flagrante. La diplopie est aussi facile à produire en mettant la base en bas.

2° Procédé du prisme. — On peut encore, pendant que l'examiné lit à haute voix, placer brusquement devant l'œil amaurotique un fort prisme de 18° à 20°. Si l'amaurose est simulée, le trouble apporté dans la vision par la diplopie verticale ainsi produite fait que le sujet hésite ou s'arrête dans sa lecture.

3° Procédé d'Armaignac. — On place devant l'œil sain du sujet un prisme de 19° à 20°, base haute ou basse ; puis on lui présente brusquement une feuille sur laquelle est tracée une ligne avec un petit cercle noir au milieu. Si la vision binoculaire existe, l'individu verra deux cercles noirs disposés le long d'une même ligne; en avouant qu'il les voit, il se trahit.

4° Epreuve d'Alf. Graefe. — Plaçons un prisme de 15° à 20° avec la base en haut devant l'œil sain et invitons le sujet à fixer la flamme d'une bougie placée à 2 ou 3 mètres de distance. S'il la voit simple, c'est que le sujet est amaurotique ou que, simulateur, il connaît l'action du prisme ; s'il la voit double, c'est que la fonction binoculaire est normale. Pour préciser, on couvre l'œil supposé amaurotique et on place le prisme devant l'œil sain, de telle sorte que la base, en haut, recouvre la moitié de la pupille ; le sujet doit dire qu'il voit deux flammes, puisque l'on a donné naissance à une *diplopie monoculaire*.

Le sujet s'étant convaincu, par cette épreuve, qu'il peut voir double avec un seul œil, on avance le prisme de manière à ce que toute l'ouverture pupillaire soit couverte et on découvre l'œil prétendu anormal. Si le sujet accuse encore deux images, la vision binoculaire est intacte : la simulation est avouée. Les épreuves de Galezowski, de Monoyer, de Trombetta, sont plus compliquées que la précédente ; elles sont passibles des obligations que leur adresse Baudry :

A. Il existe une différence de netteté et de coloration assez sensible entre l'image réelle et l'image virtuelle donnée par le prisme ; de plus, les bords de cette dernière sont irisés.

B. La forme spéciale des verres employés permet à un simulateur tant soit peu prévenu de reconnaître qu'on lui a placé tantôt la base ou l'arête du prisme, tantôt le prisme lui-même ; de plus, les déplacements que l'expert fait subir au prisme avertissent l'examiné qu'on va changer les conditions de l'expérience.

Pour remédier à ces causes d'erreurs, S. Baudry a mis en pratique le procédé suivant. Le voici tel qu'il le décrit :

« On place devant la flamme d'une bougie, située à 2 ou 3 mètres, un verre rouge foncé, de couleur bien homogène. La coloration des images virtuelles étant produite par la décomposition de la lumière blanche à travers le prisme, si, au lieu de lumière blanche, on emploie de la lumière rouge, il ne peut y avoir de décomposition, et, partant, les images réelles et virtuelles sont identiques.

« L'interposition de ce verre rouge rend à peine sensible la différence qui existe encore entre les images, dans la diplopie binoculaire et la diplopie monoculaire.

« L'instrument dont je me sers a la disposition suivante : Un prisme triangulaire, à section triangle rectangle, partagé en deux parties par un trait de section horizontal est accolé, par sa base, à un milieu à faces parallèles de même épaisseur ; l'ensemble du verre représente un fragment de glace biseautée divisé en trois parties distinctes A, B, C, restant juxtaposées par leur surface de section dépolie (fig. 130).

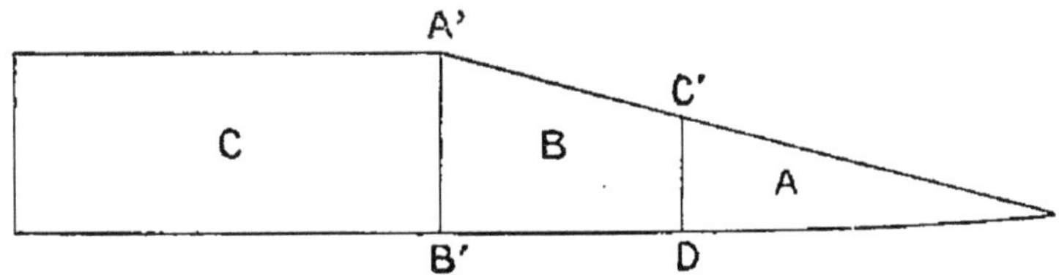

Fig. 130. — Prisme de Baudry pour déceler la simulation.

« Ce verre est dissimulé dans une boîte métallique de forme ronde percée, sur chacune de ses faces, d'une ouverture centrale dont l'une a 6 millimètres de diamètre et l'autre 3 millimètres seulement. Un mécanisme très simple permet d'amener devant la pupille de l'œil sain tantôt l'une, tantôt l'autre des lignes de séparation (A'B' ou C'D) en même temps qu'une petite portion (3 millimètres) des parties contigües du verre c'est-à-dire, comme effet optique, tantôt la base du prisme, tantôt le prisme lui-même. Or, comme les traits de section et les parties contiguës des verres amenés devant la pupille sont d'aspect absolument identique, on provoquera, avec la plus grande facilité, tantôt la diplopie monoculaire, tantôt la diplopie binoculaire, à l'insu du simulateur, même instruit.

« Il est presque superflu d'indiquer les différentes phases de l'expérience. Laissant croire à l'examiné que l'on est convaincu de la réalité de sa maladie, on recouvre d'une main, sans exercer de pression, l'œil supposé aveugle, et on engage le sujet à fixer la flamme d'une bougie située à 2 ou 3 mètres, et devant laquelle est un verre rouge foncé ; on dispose alors l'appareil devant l'œil normal, la ligne de séparation du prisme et du milieu à faces parallèles (A'B') coupant horizontalement la surface de l'ouverture centrale, qui est placée en regard de la pupille. Sous peine de mauvaise foi évidente, l'examiné accusera deux images de la flamme de la bougie. Retirant alors l'instrument, on amène instantanément, à l'insu du simulateur, la ligne de séparation des deux portions du prisme (C'D) au lieu de la précédente (A'B') et on place de nouveau l'appareil devant l'œil sain, mais en oubliant à dessein de fermer l'œil déclaré malade. L'examiné avoue-t-il encore deux images ? Il est complètement trahi, puisque la diplopie monoculaire a fait place à une diplopie binoculaire. »

« Si le sujet avait pris le parti de nier obstinément l'existence d'une diplopie, on a la ressource d'intervertir, à plusieurs reprises, les deux parties de l'épreuve et de prendre ainsi le simulateur en défaut. »

5° Épreuve de Magnani. — Elle est basée sur ce fait que deux prismes forts étant opposés par l'arête, si la ligne d'union des deux arêtes se trouve au milieu de la pupille de l'œil sain, aucun rayon lumineux ne vient jusqu'à elle et le sujet ne voit rien, si l'autre œil est réellement amaurotique.

Plaçons le sujet devant une échelle murale, les deux yeux ouverts : il déclare n'en voir qu'une. Le prisme est placé devant l'œil sain de telle sorte que la ligne d'union ne tombe pas sur la pupille : il joue alors le rôle d'un prisme simple ; le sujet voit deux échelles, mais il croit devoir n'en avouer qu'une. On amène alors devant la pupille la ligne d'union des deux prismes ; si le sujet est sincère, il ne voit plus rien ; s'il simule, il voit une image, mais avec l'œil prétendu anormal. Si on l'invite à lire les caractères de l'échelle, on a son acuité visuelle.

Pendant qu'il lit, on fait glisser le prisme : la diplopie réapparaissant, la lecture est troublée et hésitante.

6° Diploscope de Rémy. — Dans les épreuves par la production de la diplopie, on peut utiliser un excellent appareil, le diploscope de Rémy. Voici la description de cet appareil telle qu'elle est donnée, très clairement, d'après la monographie du Dr A. Rémy, par Chavasse et Toubert.

La construction de cet appareil repose sur le phénomène de la diplopie physiologique. On combine son emploi avec celui des prismes pour certaines épreuves.

Théorie et fonctionnement. — Si l'on place sur une

table deux bougies l'une devant l'autre, la première A, à 0 m. 60 de l'observateur, la deuxième B, à une distance double environ, et qu'on fixe la flamme de la bougie la plus éloignée B, la bougie située en A est vue double, et, avec un verre rouge placé devant un œil, les deux images de A sont vues en diplopie croisée. L'inverse a lieu si l'on fixe la première bougie: c'est alors la deuxième bougie qui paraît double en diplopie homonyme. Supposons qu'à la place de la première bougie, on mette un écran percé d'un trou de deux centimètres de diamètre, et, à la place de la deuxième bougie, un carton blanc sur lequel sont imprimées des lettres. Si on regarde les lettres à travers le trou de l'écran, ce trou apparaît double en image croisée ; si, au contraire, on fait un effort de convergence en regardant en avant de l'écran au lieu de regarder au delà, les trous sont vus en image directe.

Soit le premier cas, diplopie avec images croisées : les deux bougies sont placées, l'une à côté de l'autre et on perce dans l'écran, deux trous voisins à environ 6 centimètres de distance de centre à centre (1er dispositif). Il se produira alors deux fois le phénomène indiqué plus haut. La bougie ou le trou de gauche seront vus deux fois en images croisées; et, à droite de celles-ci, deux autres bougies et deux autres trous apparaîtront également en images croisées.

L'appareil construit d'après ces principes consiste essentiellement en un cylindre de cuivre de 20 centimètres de long et d'environ 8 à 9 centimètres de diamètre, noirci à l'intérieur, entièrement ouvert du côté de l'observateur. Le côté opposé à l'observateur est fermé par un diaphragme ou écran qui est percé de quatre trous en croix ; les deux trous d'un des diamètres ont 20 millimètres de diamètre avec une distance des centres égale à 6 centimètres, les deux autres trous perpendiculaires aux précédents ont le même diamètre, avec un écart des centres de 33 à 34 millimètres. L'écran est mobile autour d'un axe central. Deux opercules peuvent, à volonté, recouvrir les trous éloignés ou les trous rapprochés (voir fig. 50).

A la partie antérieure du tube, se meut une petite réglette de 2 centimètres de large, qui peut être placée soit verticalement sur la ligne médiane, soit dans une position oblique, soit enfin être relevée quand elle n'est pas nécessaire. Elle sert à empêcher la lecture d'une lettre à un œil seulement ou de deux lettres dont une à chaque œil suivant la manière dont elle est interposée entre les yeux de l'observateur et le tube.

Du côté de la réglette, le tube se continue par une tige d'environ 45 cent. de long terminée par une mentonnière.

A l'autre extrémité du tube, une tige semblable à la précédente, de 60 cent. de long, supporte un petit pupitre invariable.

Le corps de l'instrument est supporté par une colonne avec trépied sur laquelle il se meut comme un balancier.

Technique des épreuves. — On emploie des cartons sur lesquels sont imprimés, ou composés avec des lettres découpées et collées, des mots ou des associations de lettres soit dans le sens horizontal, soit dans le sens vertical. Pour les mots horizontaux, on les choisit de quatre lettres, deux voyelles et deux consonnes :

GARE, KOLA, CAFE, IRAN, ARAS.

L'œil droit voit la première et la troisième lettres,

l'œil gauche la deuxième et la quatrième, mais on a l'illusion de les voir chacune avec les deux yeux. A la moindre altération de la vue du sujet, les lettres ne sont pas toutes vues.

L'appareil permet plusieurs expériences, ce qui est un grand avantage, et une surveillance des plus faciles des deux yeux que rien ne cache.

Il est nécessaire que les deux yeux soient égalisés; si l'œil allégué amaurotique est plus faible que l'autre, on affaiblira suffisamment les images de ce dernier à l'aide de verres appropriés, variables suivant l'état de la réfraction de cet œil sain, permettant encore la lecture, tout en la rendant difficile; on met un verre plan devant l'œil malade; si l'on est obligé de changer les verres placés devant l'œil sain, on doit aussi changer d'expérience. On a recours, dans ces cas, tout d'abord aux 2e, 3e et 7e expériences (V. plus loin), après avoir eu soin, pour ne laisser voir qu'une lettre à la fois, de boucher l'un ou l'autre trou avec le doigt ou un bouchon noirci. Si le sujet refuse de lire quand c'est l'œil sain qui doit voir, c'est qu'il simule.

Dans la recherche de la simulation, on peut, avec le diploscope seul, faire sept expériences; mais par l'emploi de verres prismatiques, on peut en ajouter trois autres à la première, ce qui donne en réalité dix expériences.

Les cinq premières expériences, ainsi que les trois autres dérivées de la première, se font à l'aide du premier dispositif; la sixième et la septième expériences, à l'aide du deuxième dispositif. Le premier dispositif est obtenu par l'ouverture des trous les plus éloignés et l'occlusion des deux autres; le deuxième dispositif est obtenu par l'occlusion des trous les plus éloignés et l'ouverture des deux autres, qui restent toujours horizontalement placés.

Ire Expérience. — La barrette est relevée; le carton présente un mot à quatre lettres, Gare, par exemple; les deux trous ouverts du premier dispositif sont placés horizontalement. La première et la troisième lettres (G R) sont lues par l'œil droit; la deuxième et la quatrième par l'œil gauche.

Les trois expériences dérivées de cette première s'obtiennent par l'adjonction devant les yeux de verres prismatiques.

1° Avec un prisme de 5° à sommet nasal devant chaque œil, le mot Gare, devient pour deux yeux normaux : Grae avec écartement des lettres un peu plus grand que précédemment;

2° Avec des prismes à 5° à sommet temporal, on obtient A G E R;

3° Avec des prismes de 10° à sommet temporal, les lettres sont plus écartées et forment A E G R.

IIe Expérience. — La barrette est abaissée verticalement, on prend un carton présentant deux lettres l'une au-dessus de l'autre. Les deux trous ouverts du premier dispositif sont amenés, le supérieur dans la position de l'aiguille d'une horloge marquant 11 heures, l'inférieur placé sur 5 heures pour un observateur tournant le dos au pupitre; soit $\frac{P}{S}$, l'œil droit voit seul la lettre du haut P, le gauche celle du bas S.

IIIe Expérience. — (Suite de la précédente). La barrette est abaissée verticalement; les trous du dispositif sont placés le premier dans la position de l'aiguille d'une horloge sur 1 h., la deuxième sur 7 h., l'œil droit voit seul la lettre du bas S, l'œil gauche la lettre du haut P.

IVe EXPÉRIENCE. — La barrette est déplacée légèrement à gauche. Le carton employé présente à gauche une partie noircie et à droite trois lettres TO N, par exemple. Les trous les plus écartés sont placés horizontalement. L'œil droit seul voit la seconde lettre, l'œil gauche voit la première et la troisième lettres.

Ve EXPÉRIENCE. — La barrette est portée un peu plus à droite de la ligne médiane et verticale, carton avec trois lettres et une partie noircie à droite. L'œil droit voit la première et la troisième lettres, l'œil gauche la seconde lettre, voir fig. 131.

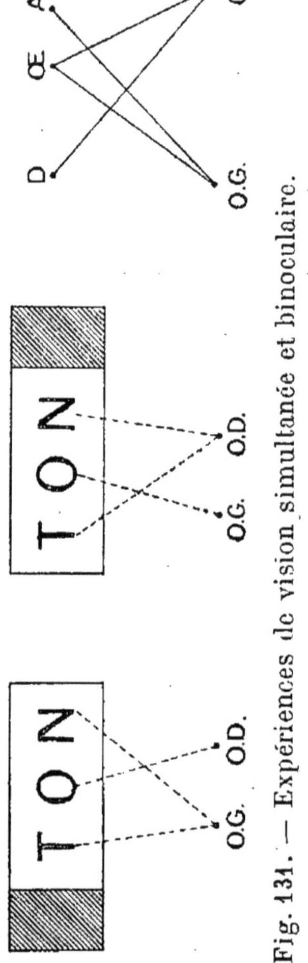

Fig. 131. — Expériences de vision simultanée et binoculaire.

Les cinq premières expériences permettent de déterminer simultanément ou séparément la vision de chaque œil.

VIe EXPÉRIENCE. — La barrette est relevée complètement. Les deux trous les plus écartés du premier dispositif sont bouchés et les deux autres sont placés horizontalement. Le carton présente trois lettres (D Œ A), dont *une médiane* qui est vue *par les deux yeux à la fois*, en même temps que chaque œil en voit une autre, le droit la première, le gauche la troisième (fig. 131). Cette expérience et la suivante démontrent l'existence ou non de la *vision binoculaire.*

VIIe Expérience. — La barrette est abaissée, dispositif et carton comme ci-dessus. Les deux yeux voient la lettre Œ seulement placée au milieu (fig. 131). En bouchant préalablement l'un des trous, on voit difficilement si c'est un œil ou les deux yeux qui lisent la lettre.

Quant une lettre accusatrice est lue, on remplace le carton par un autre sur lequel les lettres sont plus petites, et ainsi de suite, pour déterminer l'acuité visuelle.

Les cartons qui contiennent les lettres ont été arrangés par Bourdeaux, Armbruster, sous forme de véritables échelles métriques collées sur un cylindre, de façon à donner l'acuité visuelle des deux yeux. Les cartons peuvent être déplacés, grâce à une glissière qui permet de les amener soit dans la *première position* (écart de 6 cm.) pour examiner la vision *simultanée* des deux yeux, soit dans la *deuxième position* (écart de 33 mm.) pour examiner la vision *binoculaire.*

Pendant chaque changement d'expérience, un aide doit tenir un écran abaissé devant les yeux du simulateur et ne soulever légèrement l'écran qu'au commandement : « lisez » et l'abaisser au moindre mouvement du simulateur.

Cet appareil est non seulement un des meilleurs pour déjouer la simulation de l'amblyopie unilatérale, mais il sert aussi à la recherche des déviations oculaires et au redressement du strabisme.

V. Epreuves par les procédés pseudoscopiques. —

Dans ces procédés, qui comportent de nombreux appareils, par un jeu de miroirs ou d'écrans appropriés, on fait croire au sujet qu'il voit avec l'œil sain ce qu'il voit en réalité avec l'œil prétendu amaurotique.

Le plus simple des appareils employés est la boîte de Chauvel ; d'autres analogues existent : boîtes de Flees, Mareschal, Sans, Armaignac, etc...

Celle de Chauvel est un excellent appareil pseudo-

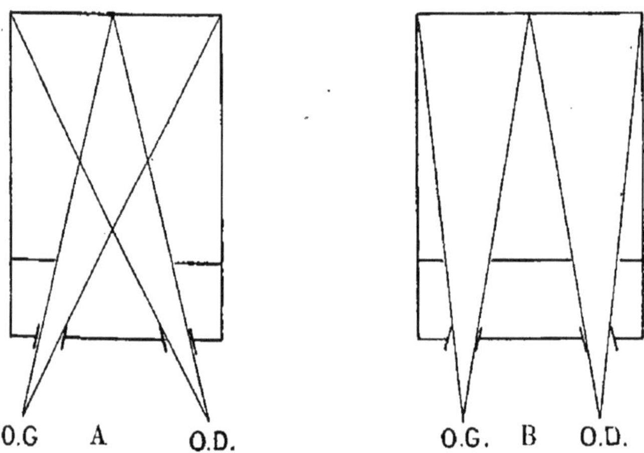

Fig. 132 et 133. — Boîte de Chauvel.

scopique : Chavasse et Toubert se louent de son emploi à la clinique du Val-de-Grâce.

Elle est constituée par une boîte rectangulaire, longue de 33 centimètres, large de 20, fermée par un couvercle à charnière. Sa paroi postérieure est formée par une plaque de verre divisée en deux parties, comme un carton de stéréoscope, sur lesquelles sont gravées des lettres de dimensions calculées de façon à mesurer l'acuité visuelle à la distance de 33 centimètres. Les lignes sont éclairées par transparence (fig. 132 et 133).

La paroi antérieure est munie de deux bonnettes écartées de la distance ordinaire des yeux, assez saillantes pour permettre au nez de se placer entre elles. Chacune d'elles est percée d'un orifice rectangulaire.

Dans l'intérieur de la boîte, à 6 cent. 1/2 de la paroi antérieure, deux plaques de bois mince sont réunies perpendiculairement l'une sur l'autre par un de leurs bords transversaux, qui forme ainsi pivot pour permettre d'amener sur les lignes visuelles l'une ou l'autre de ces plaques. Un petit levier, placé sur les côtés de la boîte et caché à l'examiné, permet de manœuvrer ces plaques sans donner l'éveil.

L'une des plaques, percée de deux trous latéraux, donne la vision directe (fig. B) ; la seconde qui n'a qu'un orifice médian, donne la vision croisée (fig. A); ces orifices sont munis de prismes légers qui facilitent la dissociation des images.

Si le sujet, l'appareil étant disposé comme en B, lit les lignes complètes, il donne en même temps la preuve de sa simulation et son acuité visuelle; s'il ne lit que la moitié des lignes on peut, disposant la plaquette comme en A, lui faire lire par l'œil droit ce qu'il croit lire avec l'œil gauche, et inversement; et, en modifiant l'épreuve à plusieurs reprises, en croisant et décroisant les images, on arrive à le prendre en défaut.

Il est de première nécessité de surveiller les yeux de l'examiné pendant toute la durée de l'épreuve; un clignement d'yeux le renseignerait bien vite sur le piège qui lui est tendu.

VI. Epreuves par les miroirs. — Herter recommande d'éclairer alternativement et assez rapidement les deux yeux du sujet avec un faisceau lumineux projeté par un miroir ophtalmoscopique; si le patient jouit de la vision binoculaire, au bout de quelques essais, il ne peut plus dire quel est l'œil sur lequel les rayons sont projetés.

Roth place, pour faire cette expérience, des verres de 10 Dioptries devant les yeux pour que le sujet ne puisse suivre les mouvements du miroir.

Fridenberg se sert d'un miroir concave, le miroir frontal de l'otoscopie, par exemple, et d'un petit tableau

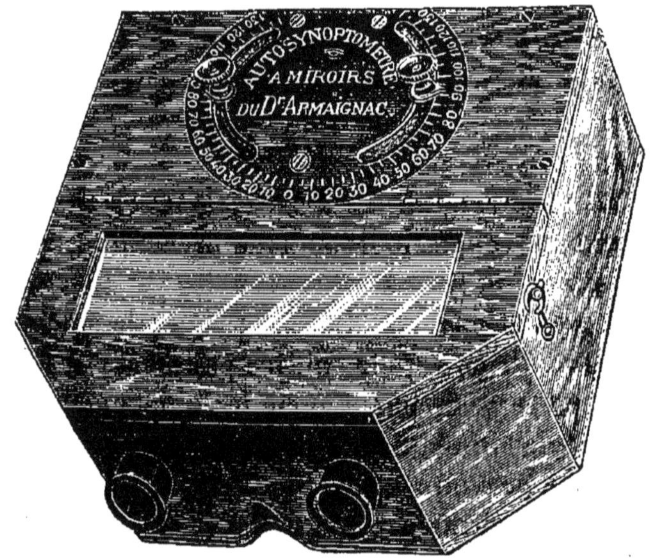

Fig. 134. — Autosynoptomètre à miroirs du Dr H. Armaignac.

d'optotypes formé avec des lettres qui peuvent être lues dans les deux sens : A H I T O, etc. L'observateur tient le miroir devant le sujet, un peu du côté de l'œil sain. Le tableau est placé contre la tempe du sujet du côté de ce même œil. L'examiné voit alors dans le miroir l'image de l'œil sain et les caractères avec l'œil prétendu mauvais. S'il lit, c'est donc qu'il simule ; il donne en même temps son acuité visuelle. Si l'on place le tableau vers l'œil dit anormal, le sujet prétend ne pouvoir rien lire.

B. Amaurose bilatérale. — Il est presque inutile de parler de l'amaurose bilatérale parce que sa simulation est exceptionnelle : le rôle est trop difficile à tenir pour être tenu longtemps. Le sujet invoque la plupart du temps une perte subite de la vision ; or, celle-ci, bilatérale, doit s'accompagner de graves altérations du fond d'œil, apparaissant au plus tard au bout de trois à quatre semaines ou de troubles cérébraux, à moins qu'il ne s'agisse d'une cécité hystérique; dans ce cas, les stigmates de la névrose devront être nettement reconnus.

L'attitude du simulateur doit nous renseigner aussi : le véritable aveugle marche avec précaution, tâtant le sol du pied, les mains en avant, les yeux levés vers le ciel, grands ouverts, ne fixant rien ; le simulateur a le regard dirigé vers le sol, les paupières demi-fermées, il ne regarde pas, heurte les objets maladroitement. Chez le simulateur, à moins qu'il n'y ait mydriase atropinique provoquée, les pupilles ont leur dilatation et leur forme normales et répondent à toutes les excitations lumineuses; de plus, la surprise provoquée par l'approche brusque d'un objet, la projection subite d'une vive lumière amène l'occlusion des paupières.

Schmidt-Rimpler dit au sujet de placer sa main à distance à hauteur de ses yeux ou de suivre cette main placée en des positions différentes ; le véritable aveugle cherche à suivre les mouvements de sa main, quoique lentement; le simulateur ne remuera pas les yeux ou regardera dans une direction opposée.

Burchardt invite le sujet à choquer ses deux index l'un contre l'autre; grâce au sens musculaire, comme dans l'épreuve précédente, le véritable aveugle réalise ce mouvement; le simulateur croit devoir ne pas le faire ou le faire maladroitement.

Ne pas omettre de faire procéder par la gendarmerie à une enquête sérieuse dans le pays du sujet.

La surveillance attentive de l'intéressé, le repos au lit avec application d'un pansement occlusif sur les yeux, divers moyens de surprise (dont plusieurs, très ingénieux, sont indiqués dans Chavasse et Toubert), auront raison des allégations mensongères du simulateur, si celui-ci, ce qui est peu probable, pouvait prolonger son rôle.

C. Amblyopie unilatérale. — Les procédés mis en œuvre pour déjouer la simulation de l'amaurose unilatérale conviennent, nous l'avons dit, pour l'amblyopie forte simulée.

Dans une amblyopie moins accusée, permettant au moins de compter les doigts à proximité de l'œil (Chavasse et Toubert), le sujet doit reconnaître à 25 ou 30 cent. les gros caractères de l'échelle typographique.

On peut employer encore, pour découvrir la supercherie, les moyens mis en usage pour la découverte de l'amaurose monolatérale, et, parmi eux, de préférence la détermination de l'acuité visuelle à différentes distances et avec différentes échelles, l'emploi des prismes, des boîtes, des verres sphériques et cylindriques, etc...

D. Amblyopie bilatérale. — Cette simulation est la plus délicate à découvrir quand elle n'est pas accusée à un degré excessif ou qu'il existe un substratum anatomique : il ne s'agit alors que d'une exagération.

Deux cas peuvent se présenter :

1° Le sujet déclare n'y voir presque pas, arriver à

se conduire avec peine; dans ce cas, après avoir éliminé l'hystérie, les affections organiques, les intoxications, on procédera comme pour l'amaurose bilatérale. Comme pour celle-ci, ne jamais oublier de faire procéder à une enquête dans le pays de l'intéressé;

2° Ou bien le sujet accuse un certain degré d'acuité visuelle. Alors on peut avoir recours aux méthodes suivantes :

On invite le sujet à écrire son nom. Le plus souvent, surpris, il écrit correctement, à la distance de la vision ordinaire. Ou bien comme l'indique Roth, pendant qu'il écrit son nom, on l'interrompt, sous un prétexte quelconque, puis on le fait reprendre : s'il replace la plume au point où il l'avait enlevée, sa vision est au moins 1/10. Puis on trace une ligne d'une netteté correspondante à son écriture et on l'invite à la prolonger : le simulateur prétendra ne pas pouvoir le faire.

On peut encore, variant les épreuves, faire lire isolément les caractères des échelles optotypiques, en enlevant ainsi au sujet les moyens de s'orienter sur leur grandeur ; on peut combiner ensemble divers caractères de confusion, en empêchant que le sujet puisse évaluer la distance qui le sépare des échelles, en le faisant regarder successivement avec chaque œil, l'autre étant couvert, à travers un tube placé dans un vaste écran : le sujet accusera des acuités différentes, alors qu'elles devraient être égales.

On peut aussi recourir aux épreuves du miroir plan, de Barthélemy et de Wick.

I. Epreuve du miroir plan.—Après avoir déterminé l'acuité visuelle par la méthode ordinaire, on maintient l'examiné à une distance de 5 mètres du mur auquel on append un miroir plan, tandis que l'on fait soutenir au sujet une échelle optotypique à lettres renversées (on peut aussi la lui suspendre devant la poitrine) : on l'invite alors à indiquer les lettres ou figures qu'il voit réfléchies dans le miroir. Puis on le fait s'approcher jusqu'à ce qu'il puisse distinguer les caractères qui correspondent à l'acuité visuelle compatible avec le service militaire ; si la lecture est possible à une distance supérieure ou égale à 2 m. 50, on en conclut que l'examiné est bon pour le service militaire puisque, comme on le sait, le miroir plan double la distance.

II. **Epreuve de Barthélemy.** — On suspend une glace à la paroi opposée à celle où est appliquée l'échelle optotypique, et on fait placer le sujet au milieu de la salle, à égale distance de l'échelle et du miroir, le dos tourné à ce dernier. L'acuité visuelle étant déterminée par les voies habituelles, on fait faire volte-face au sujet et on l'invite à lire les lettres : celles-ci sont choisies de telle sorte qu'elles sont lisibles après renversement (H, O, V, A, etc.). Dans ces conditions, il est évident, d'après les lois de construction des images fournies par les miroirs plans, que la distance est triplée ; l'intensité lumineuse des optotypes réfléchis est diminuée en proportion quadruple et l'acuité visuelle du patient réduite à 1/3 de celle qu'il alléguait. C'est pourquoi si le sujet lit la même ligne que celle lue d'abord, ce qu'il croit devoir faire, ou une ligne à peu près égale, il donnera une preuve manifeste de sa supercherie.

III. **Epreuve de Wick.** — Wick avait observé que l'individu de bonne foi, placé devant une échelle dont il déclare ne pas voir les lettres ou les signes distinctement et qui ne fait que les deviner, tombe juste

10 fois au moins sur 25 à 30 réponses. Le simulateur, au contraire, qui voit les lettres ou les signes, croit devoir déclarer toujours des indications inexactes.

Sur ces données, Wick fit préparer un certain nombre de petits cartons carrés de 10 cm. de côté, sur lesquels était figuré, vers le centre, un optotype fourchu, analogue à la lettre E et de grandeurs différentes, correspondant aux distances de 50, 30, 10 et 5 mètres. La méthode d'examen est des plus simples et se présente au sycophante avec de telles apparences d'ingénuité que rien n'éveille ses soupçons.

A l'observé qui allègue, par exemple, V = 5/30, on présente d'abord le signe qui correspond à la distance de 30 mètres ; dans ce cas, sauf de rares exceptions, il reconnaîtra dans quelle direction sont tournées les dents de la fourche. Dans un second temps, sans varier la distance (5 mètres), on présente le quadrant qui porte le signe correspondant à 20 mètres ; si l'observé dit ne plus reconnaître la fourche dans ses diverses positions, on lui laisse deviner ces positions, *et s'il donne des indications erronées 28 à 30 fois de suite, on peut être assuré qu'il a reconnu les positions exactes de la fourche*, parce que c'est seulement quand il distingue nettement les signes, qu'il peut donner invariablement des indications fausses.

On présente ensuite des signes d'ordre décroissant, et si les réponses sont les mêmes, toujours erronées, on arrive ainsi à déterminer l'acuité visuelle du sujet. Au moment où le sujet ne distingue pas les signes, il donne toujours un certain nombre de réponses exactes, parce que, ne voyant plus, il devine.

Cette expérience, qui repose en somme sur un calcul de probabilités, a donné d'excellents résultats à

Trombetta qui a employé les diverses gradations des optotypes de Landolt.

Nous terminerons ici l'exposé des procédés employés pour dévoiler la simulation : nous nous sommes bornés à décrire les plus usuels et les plus simples. D'autres existent encore, très nombreux, et leur relation exigerait le cadre d'une longue monographie. Ceux qui ont fait l'objet de ce chapitre seront suffisants pour les divers cas qui peuvent se présenter dans la pratique.

Il est une affection que l'expert ne doit jamais oublier quand il se trouve en face d'un cas d'amaurose ou d'amblyopie, mono ou surtout bilatérale, particulièrement lorsque le trouble allégué est consécutif à un traumatisme, même minime. C'est **l'hystérie**. On sait que « cette simulatrice toujours féconde » affecte fréquemment le sexe masculin, celui qui fournira communément les simulateurs et que l'hystéro-traumatisme occupe, de plus en plus, une grande place en médecine légale.

Ne pas oublier non plus que l'œil, dans cette névrose traumatique, est souvent atteint en premier lieu et seul, la grande hystérie, avec ses divers stigmates somatiques, pouvant manquer, ou mieux n'apparaître que tardivement.

L'œil hystérique, atteint de cécité lorsqu'il est examiné seul, peut participer à la vision binoculaire et surtout stéréoscopique. C'est spécialement dans ces cas que l'attention de l'expert doit être en éveil, afin d'éviter de conclure trop tôt à l'existence d'une lésion organique ou de déclarer la simulation.

Lorsque l'hystérie traumatique reste monosymptomatique (S. Baudry), tout porte à croire que l'on a affaire à de la simulation. Quand d'autres symptômes de névrose se déclarent, on peut croire plus aisément à son existence, car la simulation d'une affection aussi complexe est des plus malaisée. Il est rare que l'amblyopie ou l'amaurose hystéro-traumatique ne soient pas accompagnées de troubles moteurs de l'œil atteint (nystagmus, modifications pupillaires, paralysies des muscles moteurs,etc...).

L'amaurose et l'amblyopie hystéro-traumatiques sont le plus communément monolatérales, surtout au début. On ne trouve, dans ces cas, aucune lésion ophtalmoscopique, les réflexes iriens sont conservés, la vision bilatérale existe : plus tard, l'amblyopie devient double.

L'un des caractères les plus certains de l'amblyopie hystéro-traumatique consiste dans les **modifications du champ visuel**, qui est régulièrement et concentriquement rétréci de la périphérie au centre, avec inversion des couleurs, le champ du blanc étant parfois plus restreint que celui des autres couleurs et les limites du bleu étant circonscrites par celles du rouge (inversion du champ visuel). De plus, le champ visuel est extrêmement mobile, variable selon les différents examens et même au cours d'un seul examen par suite de la fatigue, de l'émotion du sujet, etc.

Chez nombre d'hystéro-traumatisés, on constate aussi de l'affaiblissement du sens lumineux et du sens chromatique, ce dernier portant d'abord sur le violet, le bleu, le vert et enfin le rouge. D'ailleurs, comme les modifications du champ visuel, ces troubles des sens lumineux et chromatique sont sujets à des variations et peuvent présenter des phénomènes de transfert.

Le rétrécissement concentrique du champ visuel et l'inversion des couleurs permettent de différencier l'*amblyopie hystérique de l'amblyopie toxique*, qui présente un scotome central pour les couleurs avec champ visuel à limites périphériques normales.

La **simulation du rétrécissement concentrique du champ visuel** est possible. Schmidt-Rimpler la considère comme très fréquente et des recherches faites à Montpellier, à la clinique du Professeur Truc, nous ont démontré que la simulation d'un rétrécissement concentrique d'un degré élevé est chose relativement aisée.

Schmidt-Rimpler confond les simulateurs au moyen d'une épreuve par les prismes, mais son procédé sera facilement mis en défaut par un sujet prévenu ; Wilbrand fait une installation de fils au périmètre, mais sa méthode ne tient pas compte des cas, rapportés par maints auteurs (Greef, de Schweinitz, Strumway, etc...), de champs visuels de forme cylindrique chez les hystériques : certains même font de cette forme cylindrique la caractéristique du champ hystérique.

L'examen attentif, complet et répété du sujet doit donc seul mettre l'expert en mesure de conclure à la simulation dans les cas d'expertises médico-légales en matière d'hystéro-traumatisme.

CHAPITRE IX

ETUDE CLINIQUE DE LA MYOPIE

Définition. Myopie axile, de courbure et d'indice. — Etiologie. Convergence et accommodation. Choroïdite postérieure. — Symptômes. Faux strabisme interne. Amplitude de l'accommodation. Insuffisance musculaire et strabisme externe. Acuité visuelle. — Myopies bénignes ou stationnaires et myopies malignes ou progressives. — Lésions de la myopie. Staphylome, choroïdite polaire postérieure. Chorio-rétinite maculaire. Synchisis. Décollement rétinien. — Anatomie pathologique. — Diagnostic de la myopie. Méthodes subjectives et méthodes objectives. — Marche et Pronostic. — Traitement. Prophylaxie. Traitement optique. — Traitement de l'asthénopie musculaire. Traitement de la presbytie chez les myopes. — Traitement médical et traitement chirurgical.

L'œil myope est celui dans lequel la rétine se trouve en arrière du foyer postérieur du système dioptrique (fig. 135).

C'est un œil malade, nous pouvons dire le seul malade des yeux amétropes et souvent un avenir très sombre attend les myopes élevés.

Le myope ne peut voir les objets éloignés, il ne voit nettement que ceux qui sont placés à des distances finies, variables suivant sa myopie (fig. 136).

Pour mieux voir les objets éloignés, le myope ferme les paupières partiellement, il cligne comme les astigmates de façon à diminuer par le rétrécissement de la fente palpébrale la grandeur des cercles de diffusion. Ce clignement constant a fait donner le nom à

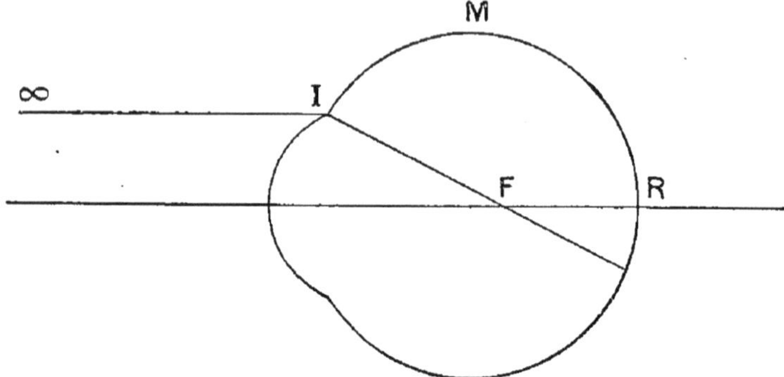

Fig. 135. — Le rayon parti de l'infini vient rencontrer l'axe optique de l'œil myope en F et non en R, où se trouve la rétine. L'œil myope ne peut donc voir nettement les objets situés au loin.

la maladie (μυειν, cligner) et a prévalu sur le terme de *brachymétropie* de Donders qui est le contraire d'hypéropie.

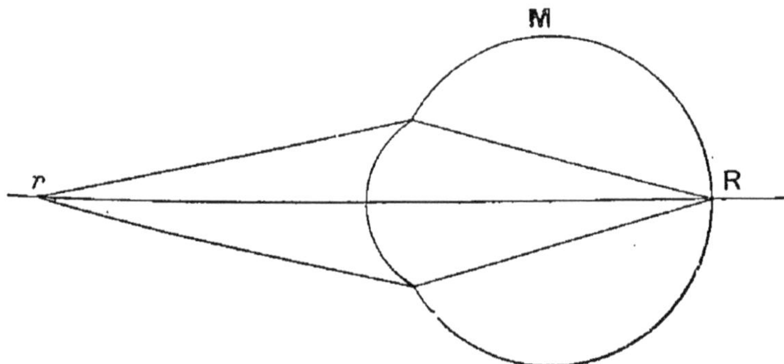

Fig. 136. — Les rayons divergents partis du remotum *r* placé en avant de l'œil viennent former leur foyer conjugué en R, *sur la rétine*. L'œil myope distinguera donc les objets situés à son remotum.

Myopie axile ; de courbure ; d'indice. — La myopie, le plus souvent, est le résultat de l'allongement de l'axe antéro-postérieur de l'œil, grâce auquel la rétine s'est peu à peu reculée, et suivant que ce recul est *définitif* et *faible* ou *progressif* et *considérable*, on a considéré cliniquement deux variétés de myopie :

La *myopie simple* ou *bénigne* ou *typique*, et

La *myopie progressive* ou *maligne* ou *atypique*.

Si les myopies axiles sont les plus fréquentes, on observe aussi des myopies dues à un *excès de courbure* des surfaces réfringentes (kérato-globe) ou *à une augmentation d'indice ;* le cristallin, en se cataractant chez les vieillards, détermine souvent de la myopie.

Etiologie. — La myopie peut être acquise. Nous n'en donnerons pour preuve que la myopie dite *de travail* ou *scolaire*, qui survient à l'occasion des études.

Chez les jeunes enfants, dans les écoles primaires, on ne trouve pas de myopes, ou très peu, et à mesure qu'on s'élève dans les classes et les milieux intellectuels, la myopie devient de plus en plus fréquente.

Depuis longtemps, Cohn a démontré que le nombre des myopes augmente avec la progression des travaux scolaires et atteint son maximum dans les lycées et dans les écoles scientifiques. Dans les lycées, on constate que le nombre des myopes augmente sans cesse avec la classe et que le degré de myopie s'accroît de classe en classe.

Cet état de l'œil semble être en effet l'apanage des peuples civilisés et instruits ; exceptionnelle à coup sûr chez les sauvages et les animaux, elle est le *résultat d'une adaptation de l'œil à la vision rapprochée*.

La dolichocéphalie, la profondeur de l'orbite semblent en rapport avec l'existence de l'œil myope.

Par quel mécanisme un œil emmétrope devient-il myope, et la myopie progresse-t-elle?

Il y a deux grands facteurs à incriminer :

1° La convergence continuelle des travailleurs. — L'œil, tiré en dedans plus ou moins fortement, est pris dans la sangle constituée par le droit externe et le droit interne et cette pression latérale augmente évidemment la tension intraoculaire qui se fait surtout sentir au pôle postérieur.

2° L'accommodation. — Elle se fait grâce à la contraction du muscle ciliaire; elle détermine des tractions répétées sur la choroïde, et ces tiraillements incessants ne font que favoriser l'éclosion d'une choroïdite et aggraver la myopie.

La contraction temporaire du muscle ciliaire se transforme peu à peu en spasme permanent et l'état myopique se constitue.

L'attitude penchée de la tête et du corps, l'écriture penchée, la défectuosité des tables et des sièges, l'existence d'astigmie, l'éclairage insuffisant, la finesse de certains travaux sont autant de causes qui amènent le *surmenage de la convergence*, de l'*accommodation ;* autant de motifs qui aident à la production et à l'aggravation de la myopie.

L'*astigmatisme* régulier et l'*astigmatisme* irrégulier qui accompagnent les *taies* de la cornée sont une cause fréquente de myopie acquise.

Toutes les professions qui nécessitent la fixation de près, toutes les carrières libérales fournissent le plus grand nombre de myopes. Le sexe féminin est plus souvent atteint de myopie maligne.

On signale des cas de myopie survenue à la suite d'une inflammation de l'œil (kératites interstitielles, irido-choroïdites), affections qui s'accompagnent d'une augmentation de pression intra-oculaire ; nous avons observé un cas de myopie de 6 D. chez un enfant primitivement emmétrope atteint d'irido-choroïdite sympathique et de glaucome secondaire.

Le travail de près sera surtout redoutable pour ceux qui ont des parents myopes. Ici on ne saurait nier l'influence de *l'hérédité*, qui peut sauter parfois une génération.

Chez les myopes élevés, on la retrouve presque toujours. Ceux-ci arrivent avec un œil prédisposé, sinon myope.

Beaucoup malheureusement héritent non seulement de la myopie, mais d'une lésion dont elle n'est qu'un symptôme, la *scléro-choroïdite postérieure*.

C'est cette affection qui est la cause des myopies progressives, c'est elle qui détermine la myopie maligne avec ses conséquences terribles.

Il importe, au point de vue thérapeutique, de faire un diagnostic exact, de savoir à quelle myopie on a affaire, de déceler les symptômes de la choroïdite postérieure pour éviter les progrès qu'elle ne peut manquer de faire.

Symptômes. — Un malade qui cligne pour mieux voir au loin, et, malgré cela, n'y voit que très mal, peut être un myope, mais toutes ces mauvaises acuités se rencontrent chez les astigmates et les hypéropes élevés, c'est là un fait qu'il ne faut pas oublier.

Dans les myopies un peu élevées, l'œil, plus volumineux qu'à l'état normal, est saillant, dans certains cas, même, on croirait avoir affaire à du goître exophtalmique.

Les yeux se meuvent lentement, leur excursion est

plus faible que celle des emmétropes, le champ visuel moins étendu.

Faux strabisme interne. — Souvent *l'angle α* étant très petit, *parfois négatif*, ils ont du strabisme interne apparent. Mais en recouvrant un œil et faisant fixer l'autre, on s'assurera qu'il n'y a aucune déviation vraie.

Amplitude d'accommodation. — L'accommodation est en général inférieure à celle des autres yeux, car pour peu que la myopie atteigne 3 Dioptries, les malades placent toujours les objets à leur remotum ou à son voisinage ; de cette façon, ils voient de près sans accommoder.

Ce peu de travail amène une *diminution de l'amplitude*, il explique l'*atrophie du muscle ciliaire*, qui est faible et petit chez le myope et ne contient presque pas de fibres circulaires.

De plus, les myopes ont des *images rétiniennes plus grandes* que les autres, ce qui leur permet de distinguer de près un peu au delà de leur remotum, nouvelle raison pour leur rendre facile le travail rapproché.

Insuffisance musculaire et strabisme externe. — Mais il résulte, de cet avantage bien petit, un inconvénient. Nous savons les rapports intimes de la convergence et de l'accommodation.

Tant que l'*amplitude relative* n'est pas dépassée, l'équilibre se maintient. Au delà, le rapport est brisé et le myope, n'ayant pas besoin d'accommoder, n'a pas de tendance à converger : les yeux se mettent *en strabisme externe*.

C'est ainsi que s'explique la fréquence de celui-ci dans la myopie. Souvent latent au début, se manifestant par une *simple insuffisance musculaire*, il peut devenir définitif; et lorsque l'œil est assez myope, les efforts de convergence exagérée nécessités par une myopie élevée déterminent une fatigue douloureuse qu'on appelle de l'*asthénopie musculaire*: c'est l'opposé de l'*asthénopie accommodative* des hypéropes.

Les myopes essaient souvent de lutter contre cette fatigue, mais bientôt la lutte devient pénible, la vision se trouble, la diplopie apparaît, due à la parésie d'un des droits internes qui laisse aller l'œil en strabisme externe.

Cette insuffisance de convergence est facile à mettre en évidence en masquant un œil et faisant converger l'autre de près sur la ligne médiane. On découvre brusquement l'œil caché qui, dévié en dehors, revient aussitôt en dedans pour converger à son tour.

Mais souvent, dans les fortes myopies, las de lutter contre son impuissance de convergence, le myope supprime un œil; il sacrifie la vision binoculaire, il met les objets *non plus sur la ligne médiane, mais devant le seul œil dont il se sert;* il ne converge plus et l'autre œil, définitivement dévié, s'en va en strabisme externe.

Le même fait se passe en cas d'anisométropie; quand la myopie est très inégale, le malade utilise l'œil le moins myope et l'autre tombe souvent en strabisme externe.

Cette divergence des yeux est favorisée d'ailleurs par des conditions anatomiques.

La forme allongée de l'œil, la sangle du droit externe et du droit interne, l'allongement exagéré des droits internes faibles et étirés sont autant de causes adjuvantes.

Acuité visuelle. — En général, dans les myopies faibles et moyennes, l'acuité visuelle est bonne et la correction permet de rendre à ces yeux une excellente vision.

Dans les degrés élevés, au contraire, la vision est toujours défectueuse, parfois très mauvaise suivant les lésions qu'on observe au pôle postérieur. Au delà de 10 D., elle est souvent réduite à 1/3, 1/4 et elle va toujours s'affaiblissant à mesure que l'âge avance et qu'augmentent les lésions diffuses de la choriorétinite myopique.

Souvent les myopes se plaignent de fatigue des yeux, de douleurs de tête, d'irritation rétinienne. Ils accusent des *mouches volantes*, parfois subjectives, parce que les corps flottants, qui leur donnent naissance, échappent à toute investigation, souvent aussi *objectives* et liées aux troubles du corps vitré, aux altérations rétino-choroïdiennes.

Les lésions rétino-choroïdiennes expliquent aussi la *métamorphopsie*, les *scotomes* plus ou moins étendus, souvent maculaires. Elles sont enfin la cause des accidents beaucoup plus graves qu'on observe : le ramollissement du corps vitré, le décollement rétinien, la cataracte choroïdienne, qui plongent certains malades dans la cécité complète.

Degrés de myopie. — Variétés de myopies. — On a divisé les myopies suivant le degré :

En myopies *faibles* jusqu'à 3 Dioptries, *moyennes* de 3 à 6 D., et *élevées* au delà.

Nous croyons qu'il est préférable de les classer suivant les lésions qui les déterminent en myopies *bénignes* ou *stationnaires* et myopies *progressives* ou *malignes*.

Myopies sans lésions. — Nous appellerons myopies *bénignes* celles qui ne s'accompagnent d'aucune lésion du fond de l'œil ou de simples croissants péripapillaires *non susceptibles d'accroissement*.

Lésions de la myopie. — Les causes de la myopie *maligne* étant l'existence de la *scléro-choroïdite postérieure* diffuse, il ne faut pas oublier que la myopie

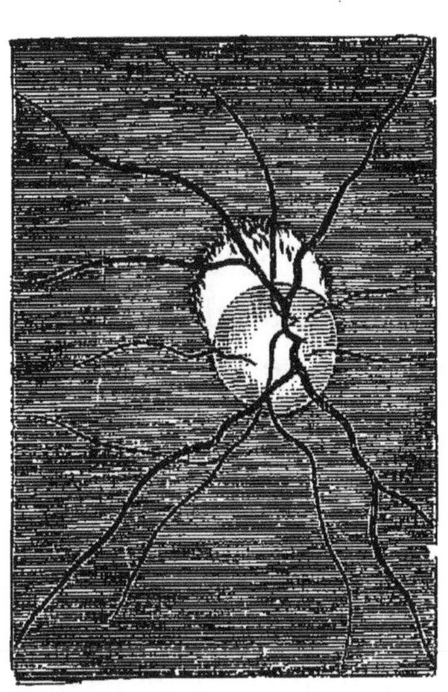

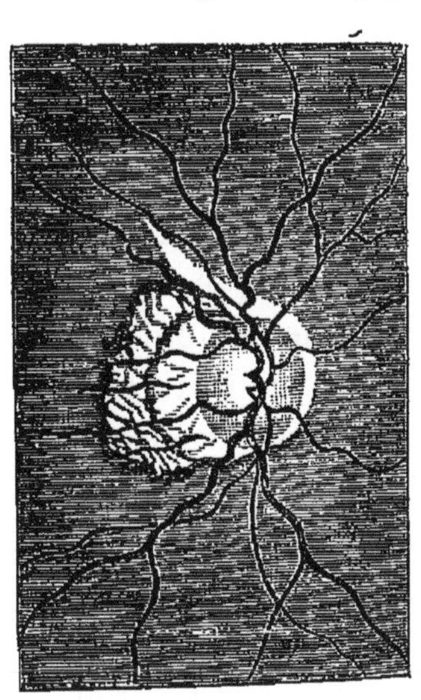

Fig. 137. — Croissants myopiques à différents stades. A gauche myopie moyenne. A droite myopie forte et staphylomes progressifs.

n'est pas simplement ici une anomalie de réfraction, mais un *symptôme* de l'affection.

Quelles sont donc les lésions qu'on observe au pôle postérieur de l'œil ?

C'est d'abord l'existence, dans les plus faibles degrés, d'un *staphylome postérieur* ou *croissant péripapillaire* ou *conus* (fig. 137). Le mot de staphylome est ici incorrect et faux. Il semblerait indiquer une ectasie de la sclérotique à ce niveau. Au début, on ne l'observe pas, on ne trouve qu'une *atrophie partielle de la choroïde.*

A l'image renversée (nous nous plaçons dans les conditions d'observateurs ordinaires), on observe à la partie *interne* de la papille un *croissant* qui embrasse exactement la papille. Rosé au début, il semble continuer le disque optique et beaucoup de débutants croient à une papille un peu élargie.

Mais un examen attentif montre que la papille a une teinte plus rosée et, en observant bien, on voit nettement le bord papillaire formant le côté concave du staphylome en formation.

A mesure que la lésion progresse, cette portion de la choroïde devient de plus en plus blanche et le staphylome, définitivement constitué, se présente sous l'aspect d'un *croissant blanc ou conus*, qui tranche nettement sur le fond rouge de l'œil, croissant dont le bord externe concave se continue avec l'anneau sclérotical du nerf optique et dont le bord interne, convexe, est nettement limité par le pigment noir choroïdien. Ce staphylome, bien limité en croissant, peut être une anomalie congénitale, et se montrer chez des emmétropes et des hyperopes.

Si la myopie est progressive, les dimensions de ce staphylome augmentent ; il atteint un diamètre papillaire et plus ; le nerf optique refoulé n'est plus vu de face, il est elliptique ; c'est la papille dite « *en enfilade* » ; on dirait que le pôle postérieur est tiré en dehors et que le nerf optique est aplati latéralement en même temps que l'*anneau choroïdien a subi un glissement de dedans en dehors*. Ce glissement fut signalé par de JAEGER, qui le dénomma la *supertraction.*

On voit en effet, tandis que les vaisseaux temporaux et maculaires sont tendus et rectilignes, les vaisseaux nasaux arriver sur le rebord choroïdien qui masque la papille, se recourber et former un crochet très manifeste.

Le staphylome, qui siège le plus souvent au début du côté temporal (nasal à l'image renversée), peut siéger exceptionnellement du *côté nasal* ou faire le tour de la papille (*staphylome annulaire ou péripapillaire*).

Ce soi-disant staphylome, qui n'est tout d'abord qu'une atrophie des éléments choroïdiens péripapillaires, ne correspond pas à la région la plus staphylomateuse du fond de l'œil; elle en indique le siège qui se trouve constamment sur le prolongement de son axe. Cette atrophie est la conséquence de la distension, de l'arrachement de l'anneau choroïdien à mesure que la sclérotique se distend.

Quand le staphylome progresse, on voit, dans la bordure choroïdienne qui le limite, des points plus clairs se montrer. C'est le début d'une nouvelle poussée de choroïdite qui commence par l'atrophie de la couche pigmentaire et laisse voir à travers la rétine transparente les vaisseaux choroïdiens qui se sclérosent ensuite à mesure que s'efface le stroma choroïdien. Il s'ajoute ainsi un nouveau croissant atrophique à celui qui existait, nouveau croissant qui élargit le staphylome, tend de plus en plus à envelopper la papille, en même temps qu'il progresse vers la macula. On peut ainsi, dans certains yeux, constater très nettement, par la couleur des croissants, les poussées successives que la choroïde a subies; les croissants sont d'autant plus blancs qu'ils sont plus âgés et plus près de la papille (fig. 137).

Le plus souvent, les vaisseaux rétiniens maculaires

et temporaux passent sur ces lésions choroïdiennes, très droits; dans certains cas, on peut constater, par les déplacements parallactiques, une certaine dépression en rapport avec l'ectasie scléroticale plus ou moins prononcée.

La rétine, au niveau du staphylome, a perdu sa sensibilité spéciale ainsi que le montre l'élargissement de la tache de Mariotte.

Lorsque les limites choroïdiennes de ces atrophies sont nettes, le pronostic n'est pas trop grave. Mais lorsque l'atrophie se fait d'une façon irrégulière, lorsque le staphylome ne présente aucune limite précise, qu'il est frangé, déchiqueté, le pronostic est grave, car la choroïdite n'est plus limitée, elle tend à gagner plus loin.

Le staphylome s'accompagne souvent d'*ilôts de choroïdite polaire postérieure*. Ceux-ci, disséminés, mais siégeant au pôle postérieur de l'œil et dans la région maculaire, se montrent tout d'abord sous une forme rosée, puis deviennent de plus en plus blancs à mesure que la sclérose progresse et, plus tard, ils constituent des ilôts plus ou moins arrondis ou déchiquetés à fond blanchâtre, traversés par quelques vaisseaux choroïdiens qui finiront par disparaître, sclérosés à leur tour, parsemés d'amas de pigments noirs irréguliers, plus ou moins abondants suivant les cas, surtout visibles à la périphérie.

Ces plaques de rétino-choroïdite atrophique se réunissent les unes aux autres et le pôle postérieur peut en être parsemé.

Parfois même, quelques-unes de ces plaques, fusionnant avec le staphylome péripapillaire et le pôle postérieur, montrent à l'ophtalmoscope d'immenses lacunes atrophiques qui nous renseignent sur la gravité des myopies malignes.

Lésions de la macula. — Le maximum de gravité des lésions myopiques est réalisé lorsque les lésions rétino-choroïdiennes atteignent la macula. *La choriorétinite maculaire* est malheureusement fréquente dans les myopies élevées et chez les myopes âgés, car la choriorétinite myopique marche lentement et ce n'est pas en général dès le début que la macula est atteinte.

Ces altérations de la macula se traduisent par des signes facilement reconnaissables. Au début, des visions lumineuses, de la photophobie, de la métamorphopsie, puis l'apparition d'un *scotome* positif plus ou moins étendu qui se place sur tous les objets que l'œil veut fixer ; ce scotome, positif au début, et que le malade peut fort bien dessiner, devient *négatif*; il y a une lacune, un trou où la vision n'existe plus, lorsque les cellules visuelles ont été détruites.

La vision centrale peut donc être absolument perdue à la suite des inflammations maculaires et l'acuité visuelle reste toujours tellement diminuée que tout travail est impossible. Il ne reste plus à ces myopes qu'une vision périphérique qui leur permet simplement de se conduire.

Ces lésions maculaires se présentent sous forme de plaques rétino-choroïdiennes d'abord rouge sombre, puis se décolorant et aboutissant aux plaques atrophiques et pigmentaires déjà connues; souvent aussi, il se produit des *hémorrhagies* et une véritable *apoplexie maculaire*, qui enlève brusquement la vision. Ces épanchements hémorrhagiques qui viennent de la rétine peuvent être très abondants et fuser soit dans le vitré, soit sous l'hyaloïde, sous forme d'épanchement maculaire prérétinien. Mais, le plus souvent, ils restent intra-rétiniens, et la rétine apparaît teintée de sang rouge sombre. Ces épanchements se résorbent lentement et laissent à leur suite des taches plus ou moins pigmentées qui ne disparaissent jamais.

La choroïdite maculaire est l'une des complications les plus graves de la myopie maligne et contre laquelle on peut lutter avec peu de succès.

L'examen ophtalmoscopique montre souvent, chez les myopes élevés ayant dépassé la quarantaine, des *flocons du vitré*. Ces flocons fibrineux proviennent des infiltrations cellulaires des gaines des vaisseaux rétiniens auxquels ils sont parfois appendus et se meuvent avec plus ou moins de rapidité suivant la liquéfaction du corps vitré. Ces flocons proviennent parfois aussi d'hémorrhagies rétiniennes ; ils sont cependant le plus souvent le résultat d'un processus inflammatoire.

Subjectivement, ils se traduisent par des mouches volantes affectant les formes les plus bizarres et gênant d'autant plus la vision que leur résorption est très lente et jamais complète.

Chez ces malades, on rencontre très souvent de la cataracte corticale postérieure sous forme de stries équatoriales ou même polaires ; cette cataracte marche avec une lenteur désespérante et souvent reste incomplète.

Dans certains cas, à mesure que l'œil grossit, le diamètre transversal augmentant, la zonule de Zinn se déchire et le cristallin se luxe dans le corps vitré ; l'approfondissement et les déformations de la chambre antérieure attirent l'attention de l'observateur ainsi que l'iridodonésis ou flottement de l'iris, phénomène si important et si facile à recueillir.

Le corps vitré liquéfié subit parfois une rétraction qui entraîne avec lui une conséquence funeste : *le décollement de la rétine*. Ce décollement est une des complications graves de la myopie. Il se produit en général dans les myopies élevées, au-dessus de 10 Dioptries, mais on l'observe aussi dans les myopies de 7 à 10 Dioptries. Il n'est donc pas en proportion de l'allongement de l'axe antéro-postérieur. Ce qui étonne même, c'est qu'il ne se produise pas plus souvent dans les myopies très fortes, où la rétine doit suivre l'allongement et la distension de la coque sclérale. Le facteur principal du décollement est le volume du vitré ; le soulèvement de la rétine n'est possible que si le vitré diminue de volume et la nutrition du vitré dépend de la choroïde. C'est donc en définitive la choroïdite qui est la cause de tout le mal.

Ce décollement de la rétine est le plus souvent unilatéral, mais il peut être double ; de limité, il tend à devenir général et se complique souvent de cataracte choroïdienne et de phtisie du globe. Les cas de guérison définitive sont peu nombreux, malgré toutes les thérapeutiques essayées.

En somme, *la myopie maligne* est une inflammation à marche plus ou moins lente qui porte sur *la rétine*, *la choroïde* et *la sclérotique*. Car cette dernière se distend comme elle le fait dans la scléro-choroïdite antérieure et il est impossible de comprendre un ectasie semblable sans un affaiblissement, un amincissement de cette membrane par sclérite.

Cette *scléro-chorio-rétinite* affecte une marche variable mais progressive, elle se complique de lésions du vitré, de la rétine chez les sujets âgés et en particulier chez les femmes après la ménopause. Elle est accrue souvent par les grossesses, les maladies infectieuses, le surmenage oculaire.

L'œil myope se distend comme le fait l'œil infantile atteint de glaucome ; il augmente de volume et s'al-

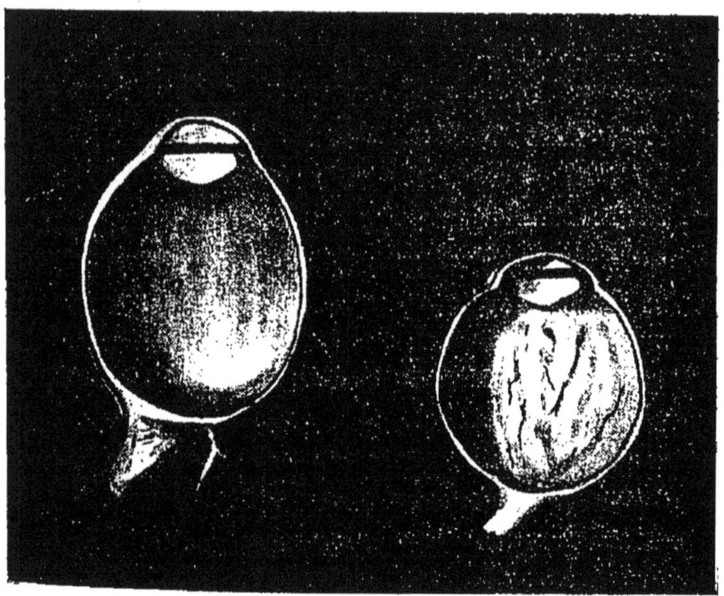

Fig. 138.— A gauche, œil myope ; à droite, œil emmétrope (d'après Uhthoff et Heine).

longe sous l'augmentation de la pression intra-oculaire et l'allongement est facilité par l'amincissement pathologique de la sclérotique et de la choroïde. Il existe donc de véritables poussées de *glaucome myopique* qui doit nécessairement augmenter la *buphtalmie myopique*.

C'est à cet œil qu'on peut appliquer le mot de Donders :

« L'œil myope est un œil malade. »

Anatomie pathologique. — L'examen d'un œil myope nous rendra très vite compte de toutes les lésions que nous venons de rapporter.

Le globe oculaire d'un œil myope est plus volumineux que celui de l'emmétrope, l'exagération du dé-

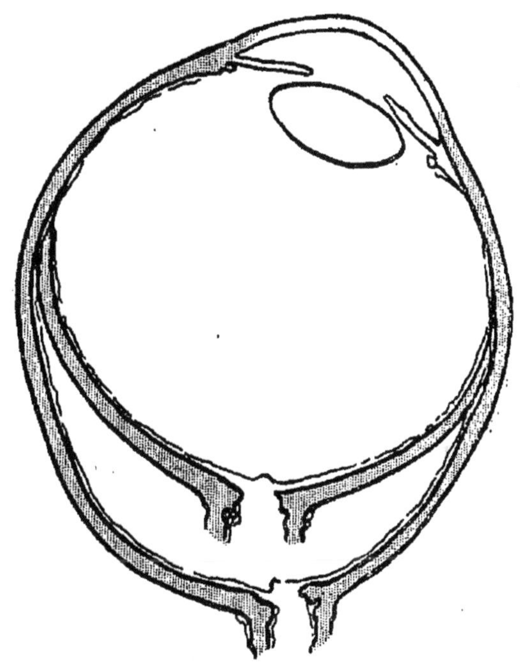

Fig. 139. — Œil emmétrope et œil myope de 15 D chez le même sujet (d'après Heine).

veloppement porte surtout sur le segment postérieur, de sorte que cet œil affecte un aspect piriforme appendu à un nerf optique lui-même modifié (fig. 138, 139). La gaine durale s'élargit en arrivant au globe, au lieu de rester cylindrique. Cet élargissement de l'espace intervaginal est très nettement représenté à la figure 140. Le volume du nerf optique même n'est pas modifié. C'est surtout *le diamètre antéro-postérieur* de l'œil qui est allongé ; mais les *autres méridiens* sont augmentés aussi, quoique dans de moindres proportions.

En sectionnant cet œil, on s'aperçoit que la sclérotique, normale dans ses parties antérieures, est *extrêmement amincie au niveau du segment postérieur de l'œil* et cet amincissement progresse à mesure qu'on s'approche du pôle postérieur, où il atteint son maximum.

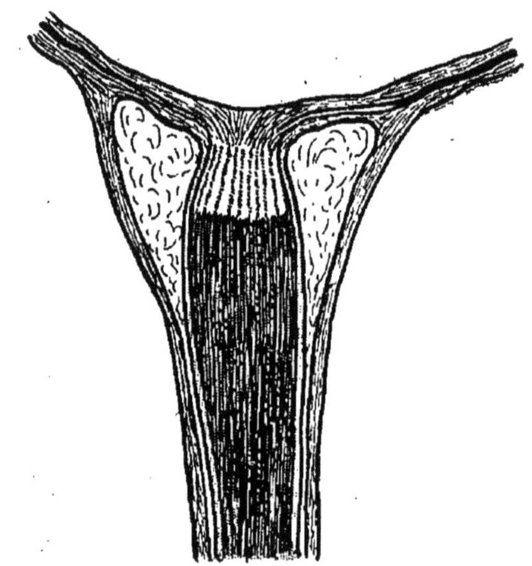

Fig. 140. — Élargissement de l'espace intervaginal dans un œil myope.

Cet amincissement et cette distension de la sclérotique sont le résultat de la sclérite progressive qui les a précédés. Si on regarde un œil emmétrope par comparaison, la différence apparaît plus nette puisque dans celui-ci la sclérotique a sa *plus grande épaisseur* au pôle postérieur.

La choroïde est la membrane qui souffre le plus

dans la myopie maligne. Elle perd son pigment, ses vaisseaux se sclérosent plus ou moins, elle s'atrophie de plus en plus au point de disparaître par places, laissant la rétine au contact de la sclérotique.

L'atrophie de la choroïde s'accuse à mesure que le pôle postérieur se recule et l'anneau choroïdien péri-papillaire, en subissant le phénomène du *glissement* dont nous avons parlé, détermine la déformation particulière de la papille, ainsi que nous l'a montré l'examen ophtalmoscopique.

En examinant une coupe longitudinale de papille de myope, on voit la limite nasale de la choroïde dépasser le bord de la lame criblée, empiéter sur le bord sclérotical, tandis que le bord temporal s'éloigne de l'anneau sclérotical et laisse apercevoir un croissant de sclérotique (conus); la choroïde a entraîné au-dessus d'elle la rétine qui s'est infléchie. Dans certains cas, cet anneau choroïdien recouvert de la rétine arrive jusqu'au milieu de l'axe du nerf optique. (Voir fig. 141.)

Du côté temporal, le déplacement se fait en sens inverse. Ce glissement des membranes profondes modifie la direction des fibres optiques et des vaisseaux centraux. Les vaisseaux nasaux forment un crochet plus ou moins prononcé, les vaisseaux temporaux s'effacent de plus en plus et sont de plus en plus rectilignes.

Les profondes lésions de la choroïde retentissent sur le vitré qui s'enflamme à son tour et dans lequel on trouve des infiltrations cellulaires provenant des vaisseaux rétiniens.

De plus, sa consistance est modifiée, il est liquéfié (hyalitis) et plus il est liquide, plus les corpuscules flottants s'y meuvent avec rapidité.

Nous noterons enfin, comme conséquence de la scléro-choroïdite, les lésions du cristallin : rupture du ligament suspenseur et luxation, et cataracte postérieure.

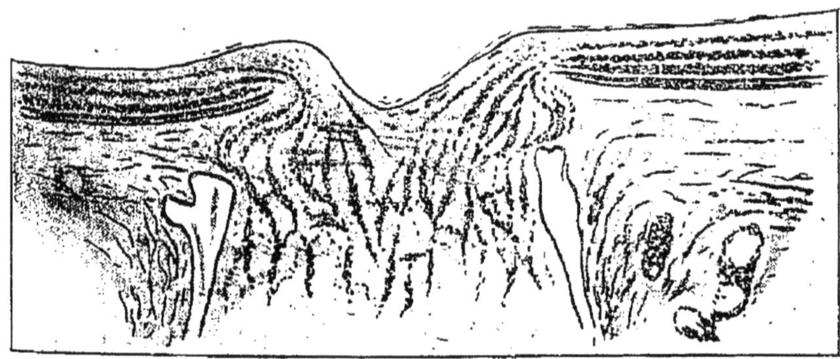

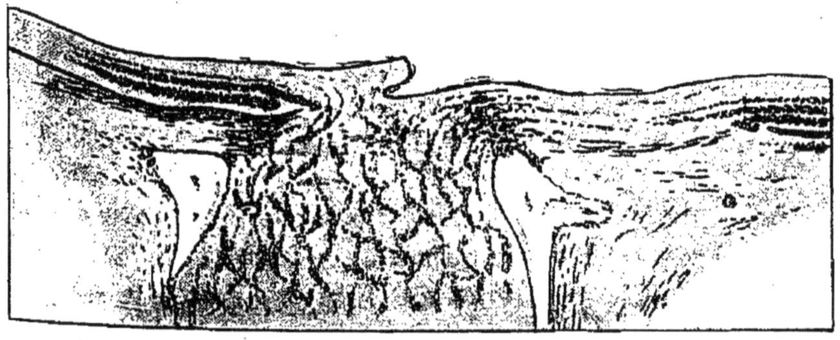

Fig. 141. — Glissement des membranes profondes, au niveau de la papille dans la myopie (d'après Heine) ; en haut, dans l'œil emmétrope, les membranes profondes et la papille ont leur conformation normale. En bas, dans un œil myope, la choroïde a glissé de gauche à droite avec la rétine et le pli dépasse même le centre de la lame criblée.

Nous n'insisterons pas, dans ce manuel, sur l'histologie des lésions rétino-choroïdiennes, ce serait dépasser le cadre dont nous ne voulons pas sortir.

Recherche du remotum. Diagnostic de la myopie. — Les signes dont nous avons parlé · lecture rapprochée, mauvaise vision à l'infini, clignement, sont des présomptions de myopie, mais il s'agit d'établir un diagnostic précis et celui-ci ne peut se faire que par la détermination exacte du remotum de l'examiné.

Nous devons établir :

1° L'existence de la myopie ;

2° Le degré de cette amétropie ;

3° La cause.

Les signes qui permettent de trouver l'emplacement du remotum réel du myope ne manquent pas.

Comme il est situé en avant de l'œil, il vient tout de suite à l'esprit d'employer un moyen simple et facile qui consiste à faire lire de petits caractères de dimensions déterminées qu'on approche lentement de l'œil jusqu'à ce qu'ils soient vus distinctement. A ce moment, qu'il faut noter avec soin et ne pas dépasser, on a, à cet endroit précis, le foyer conjugué de la rétine, c'est-à-dire le remotum. Il suffira de mesurer la distance des caractères à l'œil avec une règle métrique pour avoir de suite le degré de myopie qui est l'inverse. Un myope qui lirait à 1 mètre, 0,50 cm., 0,33 cm., 0,25 cm., aurait ainsi une myopie de 1D, 2D, 3D, 4 Dioptries.

Ce moyen, d'ailleurs très imparfait, laisserait échapper l'existence fréquente de l'astigmie et ne peut permettre que des diagnostics approximatifs. En effet, le myope, en raison même de son amétropie, a des images rétiniennes plus grandes que l'emmétrope et l'hypérope ; grâce à cette particularité, il pourra lire facilement *au-delà de son remotum* et cette lecture lui sera encore facilitée par la contraction de la pupille dans la lecture rapprochée et par le clignement des paupières qui diminuent les cercles de diffusion.

De plus, en mesurant la distance qui sépare l'œil du caractère, on peut facilement faire des erreurs qui, dans les myopies élevées, sont trop considérables.

Ce procédé est cependant employé fréquemment en clinique pour s'assurer du degré faible ou fort d'une myopie. Suivant qu'un malade lira à 8 cm., ou 20 cm., on saura de suite dans quelle catégorie, faut le placer.

L'optomètre de *Bull*, basé sur cette mesure, en est une application ingénieuse. (Voir fig. 104).

Mais le diagnostic exact du remotum doit être fait suivant les procédés que nous avons déjà décrits et auxquels nous renvoyons le lecteur.

Méthodes subjectives. — La méthode de Donders si le sujet est âgé ou adulte, nous donnera en même temps *l'acuité et la réfraction vraie*, quand le fond de l'œil est intact.

Le verre *sphérique concave le plus faible* qui donnera *la meilleure acuité* indiquera le degré de myopie.

L'optomètre de *Badal* donnera les mêmes résultats.

L'examen avec *l'amétropomètre* indiquera l'existence d'une *diplopie homonyme*, qui disparaîtra quand l'amétropie sera corrigée.

Ce procédé est excellent à employer pour les illettrés, les simulateurs et les amblyopes qui ne veulent ou ne peuvent répondre aux autres méthodes subjectives.

Le numéro du verre concave *qui fait cesser la diplopie* indique le *degré de myopie*.

Mais lorsque les sujets sont jeunes et qu'ils possèdent une grande amplitude d'accommodation, il ne faudra jamais faire un diagnostic de *myopie* avec *les seuls* signes fournis par les méthodes subjectives.

Elles ne peuvent être concluantes que si le sujet a été *atropinisé*. Car il existe des yeux dont la vision est améliorée par des verres concaves et qui ne sont pas toujours de vraies myopes.

On rencontre des hypéropes, des astigmates qui ont des contractures du muscle ciliaire qui les rendent temporairement myopes.

Ce sont de *fausses myopies*, qui ne sont pas justiciables de la correction par les verres concaves.

La myopie elle-même, la myopie scolaire tout au moins, ne commence-t-elle pas, dans certains cas, avant que l'œil s'allonge, par une contracture ciliaire qui fait bomber le cristallin? Cette contracture, d'abord temporaire, devient ensuite définitive.

Certains myopes jeunes ont souvent une myopie inférieure à celle qu'ils accusent au Donders ou à celle de verres prétendus correcteurs qu'ils ont choisi au hasard. Le seul moyen de déceler ces *fausses myopies* ou ces *contractures* du muscle ciliaire est de faire une cure d'atropine de quelques jours avant de mesurer le degré de myopie.

Certains oculistes sont opposés à ces instillations d'atropine chez les jeunes sujets ; nous n'avons pas trouvé à cette pratique le moindre inconvénient. Il n'y a que chez les personnes qu'elle peut gêner, en raison de leurs occupations, que nous nous en dispensons à partir de l'âge de douze ans.

Les objections qu'on a faites sont tout d'abord que le prétendu spasme ciliaire n'existe pas chez les myopes. La réfraction plus faible qu'on trouve parfois après les instillations d'atropine tient à ce qu'on mesure les parties périphériques de la cornée qui sont plus aplaties que le centre. On se plaint aussi que les malades sont effrayés par les troubles de la vision qui suivent les instillations.

Ce sont là des objections qui ne nous ont jamais été faites, si on prend soin d'avertir la famille et de généraliser la méthode. Les instillations d'atropine ne sont faites qu'aux enfants de 6 à 12 ans en général, ils les acceptent très bien et souvent nous nous sommes rendu compte que les spasmes du muscle ciliaire se montrent ailleurs que chez les hystériques.

D'ailleurs, l'instillation n'ayant aucun inconvénient chez l'enfant qui peut facilement sacrifier sa classe pendant une dizaine de jours, pourquoi ne serait-elle pas faite? Elle permet de pratiquer plusieurs examens répétés et il ne peut y avoir que des avantages à refaire la mesure d'une myopie.

Enfin, et ceci est un argument sérieux : grâce à la paralysie de l'accommodation, pendant les examens subjectifs ou objectifs, la réfraction de l'enfant ne varie pas suivant les points plus ou moins rapprochés qu'il lui plaît de fixer.

En résumé, *chez les adultes* nous mesurons et nous conseillons de mesurer la myopie *sans atropine*, par les procédés subjectifs et objectifs ; mais chez les *jeunes enfants* de 6 à 12 ans, nous mesurons une première fois *sans atropine*, une deuxième fois, huit jours après, *avec atropine* et ce n'est qu'au troisième examen, que nous prescrivons les verres correcteurs.

Méthodes objectives. — L'ophtalmoscope nous donnera les renseignements les plus précieux.

Tout d'abord, pour peu que la myopie soit supérieure à 2 ou 3 Dioptries, l'*angéioscopie* nous permettra de voir, à l'éclairage direct, le déplacement des vaisseaux du fond de l'œil. Ce déplacement est *inverse;* quand l'observateur se déplace à droite, l'image aérienne du vaisseau va à gauche, alors que dans l'hypéropie, le déplacement est *direct*.

Mais si ce procédé permet très rapidement de savoir si un malade est myope ou non, nous avons exposé plus haut pourquoi il ne peut être utilisé pour établir le degré exact de la myopie (Voir : Angéioscopie).

Nous n'insisterons pas longtemps non plus sur l'impossibilité, en clinique, de faire la mesure par l'examen à l'image renversée et, si la mesure à l'image droite peut être utilement employée par certains oculistes rompus à la pratique, c'est un procédé où la moindre erreur de distance ou d'accommodation peut fausser un diagnostic dans de notables proportions.

La méthode ophtalmoscopique de choix est la *skiascopie*. C'est elle qui donne les meilleurs résultats et c'est elle dont la pratique est la moins compliquée. L'examen skiascopique avec un miroir concave pratiqué à la distance de 1 mètre permet de constater que l'ombre est inverse quand la myopie est inférieure à 1 dioptrie, elle est nulle quand l'observateur est au remotum de l'observé : M = 1D. et directe quand la myopie est supérieure à 1 Dioptrie.

Dans les myopies élevées, le champ pupillaire s'éclaire mal ; l'ombre se meut lentement et il est nécessaire de s'approcher pour bien s'assurer de son existence et de sa marche (Voir : Skiascopie).

Chez les myopes, on devra *toujours pratiquer deux examens : l'un subjectif et l'autre objectif*. On ne peut se baser sur un seul procédé pour faire un diagnostic exact et ce n'est que lorsque le résultat obtenu sera identique qu'on sera certain d'être arrivé juste.

Mais l'examen objectif présente sur l'examen subjectif un immense avantage, c'est qu'il donne le degré exact de myopie dans tous les cas, même quand il existe des lésions rétino-choroïdiennes ou de l'amplyopie *ex non usu* ou de l'amplyopie simulée.

Dans les myopies élevées, où l'acuité est toujours mauvaise, parfois nulle, la méthode de DONDERS ne peut que nous indiquer *le meilleur verre utilisable* pour le malade, mais non le *degré exact* de sa myopie.

La skiascopie seule permet de trancher la question, d'où son utilité si grande.

Diagnostic étiologique. — La myopie *d'indice* la plus fréquemment observée est celle qui se montre chez les vieillards qui font de la cataracte.

Toutes les fois qu'une personne presbyte a vu sa presbytie disparaître et la myopie remplacer l'emmétropie ou l'hypéropie, on peut être assuré que le cristallin est en train de se cataracter et que la myopie est due à l'augmentation de l'indice de réfraction des fibres cristalliniennes.

Les myopies de courbure sont très rares, sauf dans les cas de kératoglobe ou de rupture partielle de la zonule de ZINN où le cristallin, n'étant plus retenu, se renfle en vertu de son élasticité.

Dans les myopies de faible degré, dans les cas douteux, on pourra trancher la question par la mesure des courbures cornéennes avec l'ophtalmomètre de JAVAL ou en mesurant l'acuité avec l'optomètre de BADAL auquel on a enlevé l'œilleton et la mesurant ensuite avec l'œilleton de façon à faire coïncider le foyer de la lentille tantôt avec le point nodal, tantôt avec le foyer antérieur (BORDIER). Si l'acuité a peu varié, c'est de la myopie axile; si elle a augmenté, c'est de la myopie de courbure.

Malheureusement, le plus souvent, il s'agit de myopie axile et les progrès croissants de la myopie indiquent la longueur dont l'axe antéro-postérieur s'est accru. Cet accroissement se révèle par une saillie des yeux qui va progressant et par l'extension des lésions rétino-choroïdiennes dont nous avons parlé.

Marche et pronostic. — Presque toutes les myopies ont une marche progressive, mais, chez les uns, l'augmentation est légère d'année en année, et elle *s'arrête lorsque la croissance de l'individu est accomplie,* c'est-à-dire vers 20 ou 25 ans au plus.

C'est le sort des myopies scolaires, myopies bénignes qui se montrent vers 10, 12 ans et augmentant parfois d'une $\frac{1}{2}$ à 1 Dioptrie, malgré la correction, jusqu'à 20 ans. Puis elles restent stationnaires toute la vie, sauf de très rares exceptions. Ces myopies dépassent rarement 6 ou 7 Dioptries.

Chez d'autres sujets, au contraire, la myopie débute dans l'âge le plus tendre; elle est parfois congénitale et quand on examine les enfants de 6 ou 8 ans, on les trouve déjà porteurs d'une myopie supérieure en Dioptries au chiffre de leur âge.

Ces myopies élevées, symptômes optiques d'une choroïdite postérieure, sont fatalement progressives et malignes, car ici l'augmentation d'année en année se montre plus intense et la progression ne s'arrête pas après la puberté ; elle va toujours plus loin.

Chez les femmes, la myopie maligne augmente après les grossesses, après certaines infections génitales, avec l'apparition de la ménopause. C'est en effet vers

45 ou 50 ans qu'on voit apparaître chez les femmes les troubles du corps vitré, les lésions hémorrhagiques de la macula, les décollements rétiniens.

Le pronostic de la myopie est donc bien différent, suivant qu'il s'agit d'une *myopie de travail* sans lésions choroïdiennes importantes, myopie qui ne s'accroît plus après 20 ans si elle est bien corrigée, ou suivant qu'il s'agit d'une myopie supérieure à 7 Dioptries s'accompagnant de lésions choroïdiennes. Les lésions maculaires sont les plus graves et les plus importantes à rechercher. On les trouve d'autant plus fréquentes que les myopies sont plus élevées. Dans les myopies de 10 Dioptries on trouve 20 0/0 de malades atteints ; à 12 Dioptries 40 0/0 et au delà de 15 Dioptries 60 0/0 au moins. Ces myopies supérieures à 12 D. constituent donc une véritable maladie qui augmente chaque année le nombre des infirmes et des aveugles ; c'est un danger qu'on doit signaler et qu'il faut essayer de combattre.

Traitement. — Si le pronostic de la myopie varie avec la nature des lésions, il varie aussi avec le traitement qu'on ne saurait faire avec trop de sévérité et trop de minutie.

Traitement prophylactique. — Le premier soin qu'on doit avoir est d'éviter les causes créatrices de la myopie de travail.

Il faudra, coûte que coûte, exiger *que l'enfant travaille à une distance minima de 30 à 40 centimètres.*

Pour cela, il sera nécessaire, au début de ses études, à 6 ou 7 ans, de s'assurer qu'il possède une vision normale.

Dans ce but, toutes les écoles et lycées de France, tous les instituteurs, tous les professeurs des basses classes devraient être munis d'une échelle d'acuité visuelle et signaler aux parents tous les enfants dont la vue n'est pas suffisante.

Il n'est pas besoin pour cela de médecins inspecteurs ; tout instituteur muni d'une échelle et d'une instruction qui l'accompagnerait suffirait à la tâche. Cette façon d'agir se fait déjà dans de nombreuses régions ; il serait nécessaire de la généraliser. Les oculistes consultés à temps interviendraient avec succès.

Les enfants à vue défectueuse, myopes ou astigmates, seraient ainsi corrigés de bonne heure et l'amétrope serait mis dans les conditions de travail analogues à celles de l'emmétrope ou de l'hypérope léger qui, dans la tendre enfance, est heureusement l'œil normal.

La vision de ces enfants étant suffisante ou rendue telle par des verres correcteurs, il y a lieu de surveiller attentivement les facteurs qui les forcent à se rapprocher de leur ouvrage.

En premier lieu, l'éclairage naturel et artificiel doit être parfait. C'est là un des côtés les plus défectueux de nos anciennes écoles et de nos vieux lycées où l'éclairage insuffisant oblige l'écolier à se coucher sur ses livres, surmenant ainsi sa convergence et son accommodation.

Il faudra perfectionner le matériel des écoles, faire que la situation des tables, des sièges permette à l'enfant d'écrire le corps droit et que ces sièges et ces tables soient en rapport *avec la taille de l'enfant.*

Toutes les écritures peuvent faire prendre des attitudes vicieuses. Pour les uns, l'écriture droite présente le plus de dangers précisément parce qu'elle est la plus fatigante et nécessite une position de repos qui est fréquemment la position unifessière qui peut créer des déformations et des scolioses d'origine ligamenteuse. L'écriture penchée est la moins fatigante et doit être recommandée dans les écoles (Péchin et Ducroquet).

D'autres parlent de proscrire *l'écriture penchée* qui force les enfants à s'incliner de travers. L'enfant devrait avoir une *écriture droite*, *sur papier droit* et le *corps droit*. Il résulte de ces contradictions, basées sur des faits précis, que *c'est surtout l'attitude qu'il faut surveiller plutôt que le genre d'écriture*.

A ce propos, pourquoi, au lieu de faire écrire les tout jeunes enfants sur des ardoises ou des feuilles de papier sur lesquels ils se couchent en contractant leurs doigts d'une façon désespérée, ne les ferait-on pas plutôt écrire debout au tableau noir, où l'enfant pourra facilement se tenir sans effort à une distance assez grande ? On pourrait sans inconvénients réserver pour plus tard les devoirs écrits et augmenter le nombre des leçons orales.

On aura soin d'interrompre de temps en temps le travail des études pour éviter une accommodation et une convergence trop longues chez les trop jeunes sujets.

Ceux dont l'attitude vicieuse résistera à ces moyens seront justiciables d'une surveillance spéciale et on leur donnera des pupitres spéciaux avec tuteurs contre la myopie.

Il en existe une infinité de modèles. L'un des plus simples est celui du docteur Rolland (de Toulouse), qu'il nomme optostat et qui est réduit à une barre sur laquelle vient s'appliquer le front de l'enfant (fig. 142).

D'autres préconisent des courroies qui, passées sur

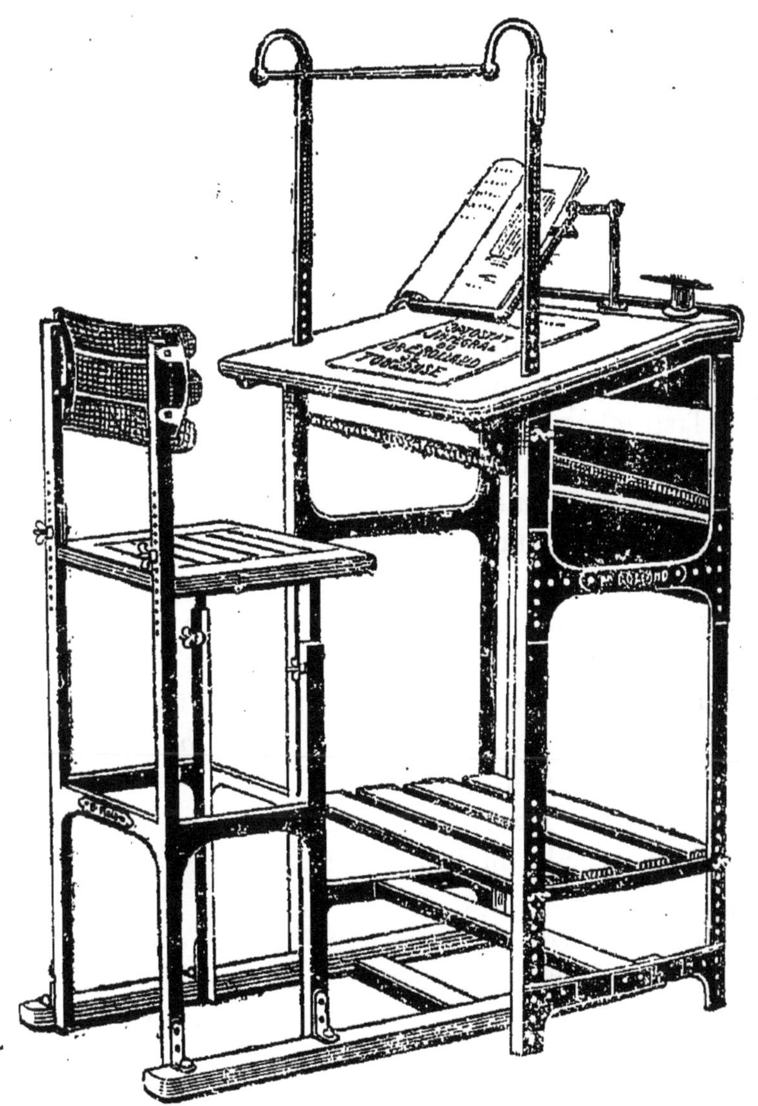

Fig. 142. — Optostat du Dr Rolland.

les épaules comme des bretelles, maintiennent l'enfant accolé à son dossier; d'autres recommandent l'usage d'une règle de 33 centimètres destinée à être interposée entre le menton et le cahier. C'est au médecin à choisir le procédé qui lui paraîtra le meilleur.

La surveillance devra surtout s'exercer sur les enfants dont les parents sont myopes et qui sont, par cela même, prédisposés à la myopie.

Traitement optique. — Le traitement optique de la myopie consiste à transformer l'œil myope en œil emmétrope avec un verre concave placé au foyer antérieur et dont la distance focale coïncide avec le remotum. Le verre concave est égal à l'excès de réfraction de l'œil myope.

Théoriquement, la chose paraît donc des plus simples, mais, en pratique, il n'en est pas de même.

Le traitement de la myopie, et surtout le traitement prophylactique, a pour but d'empêcher l'excès de convergence du myope que tout le monde reconnaît comme le facteur principal de cette amétropie.

Il faut donc surtout empêcher l'enfant de travailler à une distance inférieure *à 33 centimètres au moins.*

Comment y arrive-t-on?

Deux méthodes s'offrent à nous suivant qu'on fera la correction totale ou la correction partielle de la myopie.

Correction totale et permanente. — *La correction totale* consiste dans la correction *complète* et *permanente* de la myopie. Le verre correcteur est porté constamment pour *la vision de loin et de près.* Et on donne à porter au myope *le verre concave le plus faible* qui donne la *meilleure acuité.*

Ces verres, qui transforment le myope en emmétrope, le mettent dans les mêmes conditions que celui-ci ; ils rétablissent les fonctions normales de l'accommodation et de la convergence, affaiblies et dissociées par la myopie.

La correction totale augmente l'amplitude d'accommodation en faisant fonctionner le muscle ciliaire pour la vision rapprochée et atténue l'excès et la fatigue de la convergence en permettant au myope de travailler à la même distance qu'un emmétrope.

Le myope n'a qu'une seule espèce de verres à sa disposition ; il n'a pas besoin de changer et il ne peut y avoir d'erreur. Enfin, la correction totale empêcherait la *myopie de progresser*. Il serait dangereux cependant d'accepter sans contrôle une pareille affirmation, surtout pour la myopie maligne qui progresse souvent malgré toutes les thérapeutiques employées.

La correction totale peut être employée sans hésitation pour les myopies de 1 à 7 Dioptries; mais elle ne sera possible que si le sujet est jeune. Les enfants acceptent et supportent admirablement la correction totale et elle pourra être continuée plus tard jusqu'à l'apparition de la presbytie, où il sera nécessaire de prescrire un verre plus faible pour le travail.

Il est important de corriger la myopie *dès l'origine et dès son degré le plus faible* : c'est le seul moyen d'empêcher le sujet de rapprocher et d'augmenter son amétropie.

La correction *totale d'emblée*, acceptée par les enfants, ne le *sera presque jamais par l'adulte*. Après 30 ans, la correction de la myopie demande des tâtonnements et doit se faire d'une manière progressive. On habituera le myope aux verres en prescrivant au début des verres inférieurs au degré de myopie, variables suivant les cas, et on élèvera peu à peu le degré du verre en s'approchant de la correction.

Mais les myopes adultes ou *âgés*, qui ont une myopie moyenne (jusqu'à 6 Dioptries), qui n'ont jamais porté de verres, préféreront le plus souvent travailler sans verres correcteurs.

Pour les myopies élevées, supérieures à 7 Dioptries, accompagnées de lésions du fond de l'œil, il vaut mieux,et c'est la pratique qui nous donne d'utiles renseignements, en même temps qu'on lutte contre l'excès de convergence, ne pas fatiguer l'accommodation qui est faible et ne demande qu'à se reposer.

Dans ce cas, au lieu de mettre l'œil myope dans la situation d'un œil emmétrope, on ne corrige sa myopie *en totalité* que *pour la vision éloignée* et, pour la vision de près, on supprime tout effort accommodatif en lui *laissant une myopie de 2 à 3 D. environ*.

Avant la *correction totale permanente*, c'était ainsi que procédaient la plupart des oculistes ; c'est encore ainsi qu'il est nécessaire de procéder *toutes les fois que la correction totale ne peut être supportée* et *toutes les fois que les lésions choroïdiennes commandent de mettre le muscle ciliaire au repos*.

Correction partielle. — Le traitement optique partiel de la myopie doit être différent suivant le degré, suivant que la myopie :

1° Est égale ou inférieure à 3 Dioptries;

2° Est supérieure à 3 Dioptries,

1° Myopie égale ou inférieure a 3 dioptries. — Les myopes de cette catégorie auront toujours besoin de verres pour voir au loin ; mais,comme ils peuvent lire, écrire, en plaçant les objets au voisinage de leur remotum, ils convergent peu ; ils n'accommodent pas ou très peu et ils bénéficient d'images rétiniennes plus grandes.

C'est pour cela que, tout en prescrivant la correction totale aux jeunes, on peut très bien dispenser les myopes âgés de verres pour le travail rapproché.

On devra donc, pour ces myopes :

1° Leur donner des verres pour la vision au loin;

2° Les leur enlever pour le travail, *s'il en résulte la moindre gêne pour eux.*

Beaucoup de myopes faibles ôtent leurs verres pour travailler et d'eux-mêmes ont trouvé cette thérapeutique plus agréable.

Mais, il ne faut laisser employer cette manière de faire qu'à *ceux dont la myopie est inférieure à 3 Dioptries.*

Jusqu'à 33 centimètres, la convergence n'est pas exagérée, c'est celle du travail ordinaire, c'est la distance acceptée pour tous les yeux, quelle que soit leur réfraction.

Il reste donc à déterminer quel verre on devra donner au myope pour la vision à distance.

Il ne faudra jamais se fier à la *myopie apparente*, mais toujours se baser sur la myopie réelle, du moins *chez les jeunes sujets.*

Une fois la myopie réelle connue, on prescrira le *verre concave le plus faible qui donne la meilleure acuité.*

L'œil sera ainsi rendu emmétrope pour la vision éloignée. Si on n'est pas sûr de sa détermination, on prescrira un verre inférieur, mais jamais supérieur qui entraînerait une contracture permanente du muscle ciliaire.

Si les examens ont démontré que la myopie n'était qu'*une myopie dynamique ou de contracture*, on fera subir au malade une cure d'atropine de 2 ou 3 semaines, suivant les cas, et un excellent moyen pour éviter le retour de la contracture consistera à prescrire à l'observé des *verres convexes* légers de façon à lui diminuer son effort accommodatif.

L'application des verres convexes faibles a été préconisée par certains pour combattre les progrès de la *myopie réelle* lorsqu'elle est très faible, inférieure à 3 Dioptries. Cette thérapeutique est surtout employée par ceux qui croient que l'accommodation est le facteur le plus important dans la production de la myopie, ce qui n'est pas démontré.

Ainsi, à un enfant qui a une myopie de 1 D., on prescrirait pour le travail des verres de + 1 D.; avec ces verres, il pourrait travailler sans accommoder à 0 m. 50.

Mais ces contractures et ces myopies si faibles constituent l'exception, c'est presque toujours en face de myopies définitives que l'oculiste se trouve placé.

2° MYOPIE SUPÉRIEURE A 3 DIOPTRIES. — Au-dessus de 3 Dioptries, les myopes qui ne supportent pas la correction totale permanente ont besoin de deux sortes de verres :

1° Verres pour la vision éloignée ;

2° Verres pour la vision de près.

1° Pour la vision éloignée, une fois qu'on aura fait un diagnostic exact de la *myopie vraie*, on cherchera le *verre concave le plus faible* qui donnera la meilleure acuité en faisant bien attention que ce verre ne dépasse pas le degré de myopie.

D'ailleurs, à mesure que les myopies deviennent très élevées, les verres doivent être prescrits inférieurs ; les malades supportent difficilement le verre correcteur : il leur donne du vertige, diminue considérablement la grandeur des images rétiniennes. Il est donc inutile, dans certains cas,de chercher à corriger totalement la myopie, surtout s'il existe des lésions des membranes profondes.

Supposons qu'un sujet ait une myopie vraie de 15 Dioptries: que lui donnerons-nous pour la vision de loin?

Nous essaierons à partir de 10 D. les verres qui lui donneront la meilleure acuité et si —13 D.,—14 D. ne lui donnent pas mieux que — 12 D. nous prescrirons — 12 Dioptries.

On devra donc toujours, en dernier lieu, avant de formuler, avoir recours à la méthode de Donders, pour s'assurer que le malade s'accommode aisément des verres prescrits.

Pour le travail, on prescrira des verres qui seront inférieurs aux premiers, puisqu'ils sont destinés à faire voir à 33 cm. Le problème consiste donc simplement, en théorie, à laisser 3 Dioptries de myopie au sujet ou à prescrire des verres inférieurs de 3 D. à ceux prescrits pour l'infini.

(Ex.: Un myope de 7 D. portera des verres de 7 D. pour l'infini et 7 — 3 = 4 Dioptries pour le travail.)

Dans les degrés élevés de myopie, il ne faut pas toujours raisonner aussi mathématiquement, mais essayer les verres de près en faisant lire l'examiné pour se rendre compte de leur effet. Les verres concaves épais sont parfois très mal supportés et quelquefois ne le sont pas du tout, surtout lorsque les sujets sont un peu âgés et n'en ont jamais porté.

Dans ce cas, on cherchera le verre qui permet avec facilité le travail à une distance de 30 à 40 centimètres.

Les verres concaves, en améliorant la vision, rapetissent les images rétiniennes et l'œil myope corrigé a des images rétiniennes égales à celles de l'emmétrope.

Ils ont aussi pour effet d'*augmenter le parcours* de l'accommodation et l'*amplitude*, ainsi que nous l'avons démontré. Ils changent la perception des reliefs et les surfaces planes paraissent creuses au début. Mais bientôt le myope s'habitue et ces troubles disparaissent très vite, quand il est jeune ; plus tard c'est beaucoup plus difficile, parfois impossible.

En somme il faut *interdire au myope de travailler de trop près*, il faut coûte que coûte maintenir son remotum à 33 centimètres et *l'obliger à travailler à cette distance minima.*

Traitement de l'asthénopie musculaire. — Nous avons vu comment la convergence se fatigue vite, comment elle se transforme en strabisme latent et définitif.

C'est là un point important qui réclame une thérapeutique. Les verres concaves peuvent être considérés comme deux prismes accolés par leur arête ; il importera de faire en sorte *que l'écartement des verres ne soit jamais plus petit que celui des yeux :* car les verres agiraient comme des prismes à base externe et l'œil *aurait sa convergence surmenée.*

Pour permettre à l'œil de lutter contre la fatigue des droits internes, on détermine avec le prisme de Crétès le degré d'insuffisance et si on trouve par exemple 4°, on prescrira pour la vision de près *des prismes à base interne de 2° de chaque côté.* Au delà de 6° à 7°, les prismes deviendraient trop lourds. D'ailleurs ces verres prismatiques et concaves combinés ne se prescrivent presque jamais, car on peut utiliser dans ce but les verres sphériques concaves.

Il suffira pour cela d'écarter leurs centres, de *les décentrer* et ils permettront à l'œil, par leur effet prismatique, de diminuer dans de notables proportions le travail de convergence (Voir fig. 143).

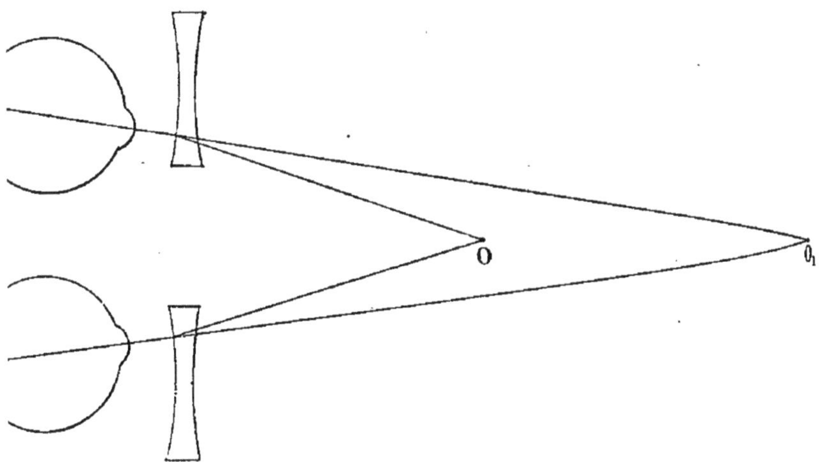

Fig. 143. — Décentrage des verres. Les rayons lumineux venus du point O sont déviés vers la base du prisme, si bien que les deux yeux n'ont pas besoin de converger davantage que s'ils voulaient fixer le point O′ situé plus loin.

Il faudra *donc décentrer les verres en dehors*.

Il faudra évidemment graduer le décentrage suivant les cas et le numéro des verres. Comme point de repère, on peut admettre avec Javal que, *pour une lentille de 1 Dioptrie, un décentrage de 1 centimètre produit un effet angulaire équivalent à celui d'un prisme d'un degré.*

(Par exemple 2 verres de 5 D. décentrés de 1 cm. produiraient un effet égal de celui d'un prisme de 10°.)

Ce n'est que dans les cas d'asthénopie très grave

qu'on aura recours soit *à l'avancement des droits internes, soit à la ténotomie des droits externes.*

Traitement de la presbytie chez les myopes. — Tout myope de 3 Dioptries ou plus ne devient jamais presbyte. Mais ceux qui ont porté la correction totale ou ceux dont la myopie est inférieure à 3 Dioptries voient, en vieillissant, leur accommodation diminuer et la presbytie apparaître.

Quels verres donnera-t-on pour corriger cette presbytie ?

Il y a plusieurs cas à considérer :

1° Il s'agit d'un myope qui a toute sa vie supporté la correction totale.

Dans ce cas, à partir de 45 ou 47 ans, on prescrira au myope un verre concave plus faible que celui qui procure la meilleure vision éloignée. Ce verre concave sera égal à celui qui corrige la myopie, *diminué du verre convexe qui serait nécessaire* à un *emmétrope du même âge.*

On retranchera donc successivement de 0 D. 50 à 3 Dioptries suivant l'âge, à partir de l'apparition de la presbytie, du verre concave correcteur.

Ces myopes auront donc besoin de deux sortes de verres :

A. Un verre concave pour voir au loin ;

B. Un verre concave plus faible pour voir de près si la myopie est supérieure à 3 Dioptries.

(Ex. : Un myope de 5 Dioptries prendra pour travailler à 47 ans 4, 50 D. ; à 60 ans, il aura 2 D. pour le travail.)

2° Un myope de 3 Dioptries ayant porté la correction totale pourra se passer complètement de verres pour le travail, dès que la presbytie sera complète ou très avancée, quand le *remotum coïncidera avec la distance du travail.*

3° Les myopes inférieurs à 3 Dioptries auront besoin *de verres convexes* pour le travail dès que la distance du travail sera inférieure à celle de leur remotum. On donnera à ces myopes le *verre convexe qu'on donnerait à un emmétrope du même âge diminué du degré de myopie.*

(Ex. : Un myope de 1 D., âgé de 60 ans, emploiera pour le travail un verre de $+ 3 - 1 = + 2$).

Ces myopes auront donc :

A. Un verre concave pour voir au loin ;

B. Un verre convexe pour voir de près.

Traitement médical. — Bien souvent, dans la seconde moitié de la vie et même avant, les myopes viennent trouver l'oculiste pour des accidents graves dus à la chorio-rétinite postérieure progressive.

Ils voient leur myopie augmenter, leur vision baisser, des troubles du vitré se manifester.

Pour lutter contre cette myopie maligne, il importe d'imposer au malade, dès le début, une hygiène sévère.

On l'empêchera de lire, totalement ou non, suivant les cas, de façon à mettre les membranes profondes au repos.

Pour éviter toute contraction choroïdienne, on pourra prescrire une cure d'atropine, sauf si l'œil est hypertendu, auquel cas on s'adressera à la pilocarpine pour lutter contre *le glaucome myopique.*

On prescrira le port de verres fumés, bleutés, ou jaunes, suivant les cas, suivant que le malade est plus ou moins gêné par la lumière naturelle ou artificielle.

On assurera la liberté du ventre par des laxatifs salins, par la marche régulière et assez prolongée, de façon à décongestionner la tête.

En présence d'un fond d'œil hypérémié ou d'un malade congestif, on se trouvera très bien de saignées temporales (ventouses de Heurteloup, sangsues) et même de saignées de 150 à 200 grammes.

Comme médicaments, on s'adressera de préférence aux iodures et au mercure. L'iodure de sodium, l'iodure de potassium à doses légères, 0 fr.50 à 1 gramme par jour, suivant les cas et la tolérance du sujet, alterneront avec le traitement mercuriel qu'on poussera plus à fond chez les jeunes sujets suspects de syphilis.

Le traitement mercuriel sera administré par la voie interne sous forme de pilules (protoiodure, sublimé) ou de solution (biiodure).

Lorsqu'il ne pourra pas être supporté ou que son efficacité ne semblera pas assez grande, on prescrira des frictions mercurielles ou mieux on aura recours aux injections intra-musculaires de sels solubles, en particulier *au biiodure de mercure* en solution huileuse ou aqueuse à la dose de 2 centigrammes par jour pendant 10 jours ou au *benzoate de mercure* à la même dose. Ces injections faites, en plein muscle, avec les précautions d'asepsie usuelles, sont les mieux supportées. Le sublimé, le cyanure de mercure sont beaucoup plus douloureux et déterminent souvent une réaction locale trop intense.

Aux sels solubles, on pourra encore, dans les cas rebelles, substituer les sels insolubles : *huile grise* ou *calomel* en injections espacées de huit ou dix jours.

Le traitement mercuriel intensif sera surtout employé dans les cas où il existe des *lésions maculaires*. Si le traitement général ne semble pas assez actif, on y joindra le traitement local qui consistera en instillations de collyres à la dionine qui amènera une décongestion choroïdienne et enfin *les injections intraténoniennes* d'un sel mercuriel, sublimé ou cyanure de mercure à 1/1000. On injectera profondément *et non sous la conjonctive* de 3 à 6 gouttes, suivant l'action qu'on désire obtenir, d'une solution ainsi composée :

Cyanure de mercure............	0,01 centigr.
Chlorh. de cocaïne.............	0,10 centigr.
Acoïne........................	0,10 centigr.
Eau distillée..................	10 c. cubes.

Grâce à l'acoïne, les injections ne sont presque pas douloureuses et sont fort bien supportées. On les renouvellera suivant les circonstances.

On appliquera ensuite sur l'œil[1] un pansement *humide aseptique* et on instillera de l'atropine, pour prévenir les iritis qu'on voit parfois accompagner certaines injections. Dès que la résorption de l'œdème post-opératoire sera accomplie, on supprimera le pansement humide et on habituera peu à peu l'œil à la lumière.

Au lieu des injections mercurielles qui sont le plus souvent pratiquées, certains auteurs ont préconisé des injections iodurées avec :

Iodure de potassium.....	1 gr.
Iode....................	0,01 à 0,02 centigr.
Eau distillée...........	10 c. cubes.

5 à 6 gouttes injectées en 2 ou 3 endroits.

Ces injections agissent très probablement par la révulsion intense qu'elles provoquent et par les modifications de fonctionnement qu'elles apportent dans les endroits où elles sont faites, plutôt que par le fait d'une spécificité quelconque.

Souvent, malheureusement, les malades arrivent trop tard avec des lésions choroïdiennes atrophiques et le traitement médical est à peu près impuissant.

Tout ce que le traitement médical peut alors espérer, c'est ralentir la marche de l'affection et l'arrêter dans les cas plus heureux et plus rares.

Contre le décollement rétinien, la thérapeutique sera d'autant plus efficace qu'elle sera en présence d'un décollement récent, peu étendu et se produisant dans un œil dont le vitré n'est pas trop altéré et dont la tension est normale.

En dehors du repos absolu, du décubitus horizontal, des purgatifs, on aura recours aux *injections intra-ténoniennes* de *solutions salines concentrées* qui agissent peut-être par osmose sur les milieux intra-oculaires.

Le chlorure de sodium est plus généralement employé. Comme, en solution concentrée, il détermine souvent une réaction trop violente, nous employons de préférence le sulfate de soude d'après la formule suivante :

Chlorydrate de cocaïne.........	0,10 centigr.
Acoïne.......................	0,10 centigr.
Solution saturée de sulfate de soude à 15°..................	10 cc.

On injecte de 1/2 à 1 cent. cube de la solution. La résorption est faite rapidement et on peut répéter les injections aussi souvent que cela est nécessaire.

Aux injections on ajoutera, si la guérison tarde à venir, les pointes de feu au galvanocautère; ces pointes de feu devront traverser la conjonctive, brûler la sclérotique, sans être pénétrantes. Certains cependant pratiquent la ponction du décollement par ce procédé ou avec le couteau de von GRAEFE.

Quelle que soit la thérapeutique employée, il ne faudra pas trop compter sur des guérisons, car ici l'insuccès est la règle, le succès l'exception. Néanmoins, il y a des améliorations et on peut souvent conserver une notable partie du champ visuel, ce qui n'est pas à dédaigner.

Traitement chirurgical. — Depuis quelques années, on a mis à l'ordre du jour la cure radicale de la myopie, en enlevant le cristallin.

L'extraction du cristallin peut se faire de deux façons.

1° Par discision et extraction;

2° Par extraction et discision.

1° Dans le premier cas, on fait une large discision de la cristalloïde, les masses cristalliniennes se cataractent, il se produit des phénomènes glaucomateux légers qu'on doit surveiller avec soin. Au bout de 4,5, 6 jours, suivant la réaction, on fait une section linéaire de la cornée pour évacuer les masses cataractées;

2° Dans le second cas, on enlève d'emblée le cristallin transparent comme une cataracte et, plus tard, on fait la discision de la cataracte secondaire qui suit l'extraction.

Le premier procédé est le meilleur. Mais il ne doit être employé que dans les cas exceptionnels, de préférence chez les enfants, dont la coque élastique supporte mieux le glaucome provoqué et sur des yeux dont l'acuité visuelle très mauvaise n'est *pas susceptible d'être améliorée par des verres* ou lorsque le malade ne peut supporter aucun verre.

L'extraction du cristallin sera toujours faite sur un seul œil et sur le plus mauvais. L'autre ne sera opéré que lorsqu'on aura obtenu un bon résultat définitif sur le premier.

Cette opération rend à peu près emmétrope les myopes de 20 Dioptries. Mais ils sont obligés de porter des verres pour le travail.

L'acuité visuelle est améliorée dans la plupart des cas et la myopie progressive semble s'arrêter.

Mais comme il s'agit d'une opération grave, dont on ne peut absolument répondre, elle ne sera tentée, comme nous l'avons indiqué, que sur des yeux myopes de plus de 15 Dioptries et lorsque les verres ne pourront donner aucune amélioration.

Dans tous les autres cas, le traitement optique sera le traitement de choix.

CHAPITRE X

ÉTUDE CLINIQUE DE L'HYPÉROPIE

Définition — Etiologie. Hypéropie axile, de courbure et d'indice.— Symptômes. Acuité visuelle. Accommodation et asthénopie. Presbytie. — Amplitude d'accommodation dans les hypéropies faibles et fortes. — Acuité chromatique. Tonus musculaire. Mobilité. Faux strabisme divergent.— Strabisme convergent. — Contracture du muscle ciliaire. — Diagnostic et mesure de l'hypéropie. Méthodes objectives et subjectives. Diagnostic étiologique. — Traitement de l'hypéropie. Verres pour le travail. Verres pour la vision éloignée et rapprochée. Effets des verres convexes.— Traitement de l'aphakie. — Traitement du strabisme convergent des hypéropes.

L'hypermétropie ou *l'hypéropie* (υπερ) au-delà (μετρον, ωψ), déjà soupçonnée et constatée par Jean Janin (1772), est connue seulement depuis les immortels travaux de Donders (1864).

L'œil hypermétrope ou hypérope est, ainsi que nous l'avons montré (voir chap. V, page 147), celui dans lequel le foyer postérieur est en *arrière de la rétine*. Privé d'accommodation, il ne peut voir ni à l'infini, ni en deçà ; tout lui apparaît diffus et le trouble est d'autant plus prononcé que les objets sont plus rapprochés.

« *Il ne peut voir que le fond d'un œil myope* » puisqu'il faut, en effet, que les rayons arrivent sur lui convergents.

C'est donc l'hypérope surtout qui apprécie les bienfaits de l'accommodation et nous verrons que c'est elle qu'il faut surveiller, soulager et soutenir.

Degrés. — Contrairement à la myopie, l'hypéropie est rarement élevée ; elle est en général de 1, 2, 3 Dioptries, parfois elle atteint 7 à 8 Dioptries. Au-delà, elle est exceptionnelle et il faut penser à une absence du cristallin (*aphakie*) ou à sa luxation.

Etiologie. — L'âge exerce une influence considérable. Les enfants sont presque tous *hypéropes ;* plus tard, à mesure que l'œil se développe et grossit, ils deviennent emmétropes, myopes, ou restent hypéropes à un moindre degré.

De même, Donders a montré que l'œil qui, pendant l'enfance, voyait son pouvoir réfringent augmenter, le voyait diminuer chez les vieillards ; de telle sorte qu'un œil emmétrope deviendrait hypérope après 65 ans. C'est ce qu'indique la courbe du remotum dans le schéma de Donders pour l'accommodation. *Ce sont là des faits qui auraient besoin d'être de nouveau contrôlés.*

Hypéropie axile. — En général, l'œil hypérope est un œil *incomplètement développé, c'est un œil trop court* et c'est pour cela que le foyer postérieur de l'œil tombe en arrière de la rétine. Cette hypéropie, due à une diminution de longueur d'axe, est dite *axile.* La longueur de l'œil emmétrope est de 22 mm.8. Nous avons vu que, chez l'homme, chaque millimètre de longueur d'axe correspond à environ 3 Dioptries. Il en résulte qu'un œil qui n'aura que 21 mm.8 aura une *hypéropie axile* de 3 Dioptries.

Ce raccourcissement de l'axe est un phénomène congénital et très souvent héréditaire. Il se rencontre d'une façon constante chez les races primitives, chez les paysans et tous ceux qui ne se livrent pas à des travaux scolaires assidus. Cela ne veut pas dire que l'hypéropie ne se rencontre pas dans les peuples civilisés et les classes instruites, mais elle y est de moins en moins fréquente, elle tend à disparaître sous l'influence du travail intellectuel, beaucoup plus intense qu'autrefois.

Parfois l'hypéropie axile n'est que le symptôme d'une lésion importante. Les tumeurs orbitaires, rétro-oculaires, qui refoulent l'œil en avant et l'aplatissent, les décollements, les soulèvements de la rétine rendent l'œil hypérope.

Hypéropie par déficit de réfraction. — L'hypéropie peut tenir aussi à ce que l'œil n'est pas assez *réfringent*, soit parce que la courbure des dioptres oculaires n'est pas assez considérable, soit parce que les indices des milieux sont altérés.

Hypéropie de courbure. — L'hypéropie *de courbure* est due en effet soit à un rayon de *courbure trop grand de la cornée*, soit à un aplatissement du cristallin. Cet état, qui peut être congénital, serait plus fréquemment observé, si on prenait soin de mesurer la courbure des cornées.

Les accidents glaucomateux qui distendent la coque oculaire aboutissent à ce résultat.

Hypéropie d'indice. — Les *altérations* des milieux réfringents, qui diminuent l'indice de réfraction, donnent le même résultat. C'est ainsi que le diabète peut se manifester par de l'hypéropie, due à ce que l'indice de réfraction du vitré augmente par la présence du glucose.

Ces deux causes, qui donnent les hypéropies de

courbure et d'indice, ont pour résultat de diminuer la puissance réfringente de l'œil, de telle manière que l'œil est hypérope non plus *parce qu'il est trop court*, mais *parce qu'il n'est pas assez réfringent* et que les rayons réfractés ne convergent pas suffisamment.

Dans ce même ordre d'idées, l'hypéropie peut être le fait de l'absence du cristallin, soit à la suite de traumatisme (*luxation du cristallin*), soit à la suite d'une intervention chirurgicale (*extraction* du cristallin transparent dans la myopie, du cristallin opaque ou cataracte).

L'œil privé du cristallin est dit *aphaque*. *L'aphakie*, dans un œil primitivement emmétrope, se traduit en général par une hypéropie corrigée par un verre de 10 Dioptries. Pour arriver à ce diagnostic, les commémoratifs, l'examen ophtalmoscopique, l'éclairage oblique, la recherche des images de Purkinje et Sanson seront suffisants.

Les hypéropies les plus fréquentes sont certainement celles d'origine axile.

Symptômes. — Le crâne raccourci, brachycéphale, la face aplatie, les pommettes saillantes au-dessus desquelles un œil petit, d'une mobilité extrême, enfoncé, roule dans l'orbite, la cornée petite, la chambre antérieure peu profonde, la pupille de faible dimension, tel est l'aspect classique de l'hypérope. Mais, bien souvent, tout cela peut faire défaut et certains hypéropes ont une physionomie qui n'a rien de commun avec celle que nous venons de décrire.

Acuité visuelle. — L'acuité visuelle des hypéropes est en général assez bonne dans les *faibles degrés*, 1 à 3 Dioptries, et, pendant l'enfance, l'hypérope ne se distingue guère de l'emmétrope.

Mais dès qu'arrivent les études, les travaux qui exigent une vision rapprochée pendant de longues heures, éclatent des troubles caractéristiques.

Accommodation constante de l'Hypérope. Asthénopie accommodative. — Tandis que, pour voir à l'infini, l'emmétrope laisse son œil au repos absolu, conservant intacte toute son accommodation, l'hypérope, sans s'en douter, est obligé de faire appel à son muscle ciliaire pour voir au loin. Puis, pour le travail rapproché, il lui faudra encore imposer à son accommodation le même travail que *l'emmétrope*. Par conséquent, que ce soit pour voir au loin ou de près, *l'accommodation de l'hypérope n'est jamais inactive.*

Le muscle ciliaire de l'hypérope ne se repose que pendant le sommeil.

Si, pendant l'enfance, où le cristallin est d'une grande souplesse, on peut demander un pareil surmenage au muscle accommodateur sans aucun trouble fonctionnel, il ne peut en être toujours ainsi, et à mesure que le cristallin devient de plus en plus dur, l'effort devient de plus en plus pénible.

Ce surmenage constant de l'accommodation entraîne une fatigue du muscle ciliaire. C'est cette fatigue qui constitue ce qu'on appelle *l'asthénopie accommodative* (ασθενης, faible, ωψ, œil).

Voici comment cette asthénopie se manifeste. Lorsqu'un hypérope veut lire, écrire ou se livrer à un travail rapproché, tout va bien au début; mais au bout de quelques instants, les lettres se voilent, les images rétiniennes perdent leur netteté ; s'il persiste, le voile s'épaissit progressivement et la vision devient de plus en plus mauvaise. Cette indécision des objets, ce brouillard qui s'accentue provient de ce que le muscle ciliaire surmené a faibli, il s'est relâché et l'appareil dioptrique n'est plus au point pour l'objet visé.

Si le malade ferme les yeux et se repose un instant, tout rentre dans l'ordre; mais, de nouveau, au bout de quelques instants de travail, le brouillard reparaît et les objets deviennent indécis et confus.

Ces symptômes s'établissent progressivement : c'est ainsi qu'au début le travail est très facile le matin et ne devient pénible que le soir; puis, les troubles deviennent de plus en plus fréquents et bientôt, au bout de quelques minutes de travail, la vision devient confuse.

Si le malade s'obstine à travailler quand même, il ne tarde pas à souffrir des yeux, des régions orbitaires, il a de véritables migraines. L'œil devient rouge, larmoyant, il s'établit de la blépharo-conjonctivite et souvent on observe de la congestion du nerf optique et de la rétine. Tous ces troubles congestifs sont sous la dépendance de la suractivité du muscle ciliaire et disparaissent avec le traitement de l'asthénopie.

Si, pendant longtemps, certains hypéropes peuvent lutter contre la fatigue ciliaire, c'est qu'ils possèdent un muscle beaucoup plus volumineux, plus puissant que celui des emmétropes. Les recherches anatomo-pathologiques d'Ivanoff l'ont démontré depuis longtemps ; nos recherches cliniques l'ont également établi.

C'est grâce à cela que l'*amplitude de l'accommodation* des hypéropes faibles est *supérieure* à celle des yeux normaux. Mais comme la différence n'est jamais très considérable, il en résulte que les hypéropes deviendront *presbytes* plus tôt que les emmétropes.

(Exemple : Un H. de 3 D. pour voir à 33 cm. a besoin

de 3 + 3 = 6 D. d'accommodation. Il ne pourra donc pas y voir en deçà de cette distance après 35 ans. Il deviendra *presbyte* à cet âge. Un emmétrope qui n'a besoin que de 3 D. sera presbyte à 47 ans.)

L'*asthénopie accommodative* et la *presbytie* se tiennent de près, mais ne doivent pas être confondues.

Asthénopie et presbytie. — Le presbyte n'y voit pas de près, parce qu'*il n'a pas assez* d'accommodation, l'hypérope non pas *parce qu'il n'en a pas assez*, mais parce qu'*il lui en faut employer trop*. L'hypérope *accommode* constamment, le presbyte ne se fatigue que *pour le travail de près ;* cela explique comment les troubles de la presbytie sont toujours moins marqués.

Les troubles asthénopiques éclatent avec plus ou moins de précocité, d'intensité, suivant la profession des hypéropes et suivant les individus. Les variations individuelles sont extraordinaires. Il y a des sujets qu'une hypéropie de 0 D. 50 à 1 Dioptrie rend asthénopiques, alors que d'autres, au même âge, corrigent sans aucune fatigue des hypéropies plus fortes.

L'état général du sujet a une grande importance. Ces faits sont fréquents à la suite des maladies générales qui débilitent l'organisme, et pendant la croissance.

L'hypérope jeune et de degré moyen y voit très bien de loin, mais à mesure que la vieillesse arrive et que le pouvoir accommodatif diminue, la vision à l'infini se trouble. Dès que l'amplitude est égale ou inférieure à l'amétropie, l'hypérope y voit mal au loin, et plus encore de près.

Hypéropies élevées. — Ces données s'appliquent aux hypéropies faibles ou moyennes, mais il n'en est pas de même chez les *hypéropes élevés*.

Ceux-ci ont en général une *mauvaise acuité visuelle*, car il s'agit d'yeux incomplètement développés, amblyopes, présentant parfois des malformations congénitales (nystagmus, cataractes, colobomes, etc.).

On pourrait supposer que, chez eux, l'asthénopie accommodative est intense, puisqu'ils sont obligés de corriger leur déficit de réfraction et qu'ils éloignent les objets pour soulager leur muscle ciliaire.

C'est le contraire qui a lieu. *Ils lisent de près comme des myopes ou des astigmates.*

Sachant, par expérience, que jamais leur accommodation ne sera assez puissante pour leur donner une bonne vision rapprochée, ils la relâchent, laissant leur muscle ciliaire se contracter à son aise et ils rapprochent autant que possible, clignant des paupières pour voir. Sans doute, ils n'ont pas, sur leur rétine, des images nettes, mais en rapprochant les objets, ces images deviennent plus grandes, les cercles de diffusion diminuent par la contraction de la pupille, et grâce à cette *augmentation des images rétiniennes*, ils y voient un peu mieux.

La grandeur supplée à la netteté. L'hypérope a d'autant plus besoin d'obtenir des images plus grandes que celles qu'il recueille sont d'autant plus petites, que son amétropie est plus prononcée.

Amplitude d'accommodation dans les Hypéropies faibles et élevées. — Nous avons déjà dit que, dans les faibles degrés d'hypéropie, *l'amplitude d'accommodation était supérieure* à celle des emmétropes. Bien qu'on admette le contraire dans les traités classiques, nos recherches ne peuvent laisser de doute à ce sujet. Le proximum de l'hypérope jeune *non corrigé* est aussi rapproché que celui de l'emmétrope du même âge. De sorte que Ah>Ae pour les hypéropies faibles. Mais dans les *hypéropies élevées, c'est le contraire*. Les malades renonçant à accommoder ont une *amplitude très inférieure à la moyenne.*

Acuité chromatique. — Il n'y a rien à signaler de spécial chez les hypéropes au point de vue de la vision des couleurs, rien ne les distingue des emmétropes.

Tonus oculaire. — Le tonus de l'œil hypérope est normal, mais la clinique démontre que beaucoup de glaucomateux sont des hypéropes. Il semblerait donc que l'œil hypérope, moins développé, à coque plus résistante, à chambre antérieure moins profonde, prédispose aux accidents du glaucome aigu ou chronique. Il n'y a cependant rien d'absolu. De plus, il ne faudra pas oublier que l'hypéropie constatée *après le glaucome* tient souvent à l'aplatissement de la cornée et du cristallin par augmentation de la pression intraoculaire.

Mobilité. — L'œil hypérope, raccourci, jouit d'une mobilité extrême et se déplace avec une grande facilité : c'est l'opposé de l'œil myope, dont les mouvements sont beaucoup plus lents et plus limités.

Strabisme faux divergent. — Dans les hypéropies un peu élevées, on observe souvent *un strabisme divergent apparent :* il tient uniquement à la grandeur de l'angle positif qui peut être de 7° à 8°. Le faux strabisme tient à ce que le centre de la cornée est notablement en dehors du point où la ligne visuelle la traverse.

Strabisme vrai convergent. — Le strabisme véritable est relativement assez fréquent chez les hypéropes et c'est presque exclusivement le strabisme interne ou convergent qu'on observe.

La plupart (70 0/0) des strabiques internes étant des hypéropes, il était naturel de chercher par quel mécanisme l'hypéropie entraînait cet excès de convergence.

Donders, avec sa grande sagacité, avait étudié ce problème et il montra que ce fait dépendait des *relations intimes qui unissaient l'accommodation à la convergence.*

Dans la vision rapprochée, en même temps que nous augmentons la convexité de notre cristallin pour mettre l'appareil au point, nous contractons nos droits internes pour que les lignes visuelles se croisent sur le point fixé. Nous avons vu que, pour un emmétrope, la relation est vraie et constante : à *une convergence donnée correspond une accommodation invariable.*

Les yeux emmétropes O et O', pour voir le point A médian situé à 20 cm. (fig. 144) de la ligne de base, doivent faire un effort accommodatif de 5 Dioptries et converger chacun de 5 angles métriques ; pour voir B situé à 10 cm., il faudra 10 D. et 10 Am de convergence.

Mais l'hypérope n'est plus dans les mêmes conditions. Un hypérope de 5 D., par exemple, ne peut voir le point A qu'en employant une accommodation de 5+5 =10 D. d'accommodation, correspondant à 10 Am de convergence, et un œil normal ne peut obtenir ces 10 D. d'accommodation qu'en convergeant de 10 Am ; il ne verra plus A puisque, lorsqu'il converge pour A, la vision est *trouble* parce que l'accommodation est *insuffisante* et s'il converge davantage pour suppléer à ce déficit de réfraction, il ne fixe plus du tout l'objet et voit encore moins.

Donc, théoriquement, la vision rapprochée serait

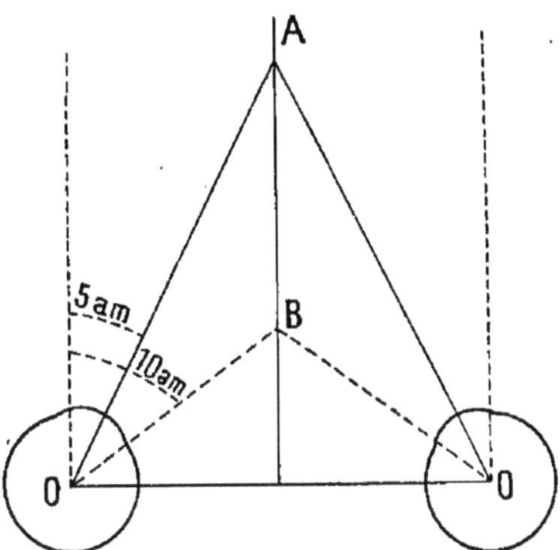

Fig. 144. — Accommodation et convergence dans l'hypéropie.

impossible sans rompre les liens qui existent entre

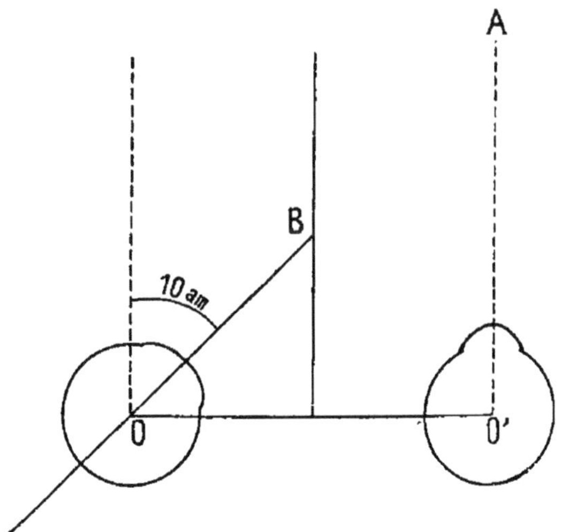

Fig. 145. — Strabisme interne de l'hypérope.

son accommodation et sa convergence. Que va faire l'hypérope ?

Trop souvent, il sacrifie la *vision binoculaire* pour y voir nettement d'un seul œil (fig. 145).

Renonçant à lutter, incapable de vaincre, il maintient un de ses yeux dans la rectitude (le meilleur) et s'en sert pour voir. O' fixera le point A placé au-devant de lui et, comme pour voir à 20 cm. il lui faut 10 D. d'accommodation, O se déviera en dedans jusqu'à ce que sa convergence soit assez grande pour que l'accommodation indispensable soit obtenue. Il se déviera donc de 10 Am. suivant OB. Cet œil, dévié en dedans, est en *strabisme* interne et l'hypérope ne jouit plus que de la *vision monoculaire*.

L'un des yeux sert à la vision, l'autre à fournir l'accommodation. Cela nous explique assez bien pourquoi la strabisme interne est très fréquent chez les hypéropes.

Ce qui sert à démontrer que ce n'est pas une pure hypothèse, c'est que, si on peut rétablir l'équilibre rompu, en *corrigeant l'hypéropie de très bonne heure, on guérit souvent le strabisme.*

Quand les deux yeux jouissent de la même acuité visuelle, le strabisme affecte indistinctement tantôt l'un, tantôt l'autre; mais si l'un représente une mauvaise acuité, c'est lui qui est fatalement dévié. Impropre à fournir une bonne vision, il servira à procurer l'accommodation nécessaire par une convergence exagérée.

Tout d'abord, le strabisme ne se déclare que pendant la convergence, disparaissant quand le malade regarde au loin. Il est périodique *intermittent*, mais bientôt il s'installe définitivement. *Alternant*, si les deux yeux ont la même vision, siégeant toujours dans le même, si l'un est inférieur à l'autre, c'est le strabisme *permanent*, définitif, et l'œil n'a plus aucune tendance à se redresser.

Au début du strabisme, il devrait exister de la diplopie puisque les images rétiniennes ne se forment plus sur des points identiques des rétines. Mais l'image périphérique impressionnant des éléments peu sensibles ne tarde pas à ne plus être perçue : il se passe le phénomène auquel Javal a donné le nom de *neutralisation*.

Amplitude d'accommodation relative. — Cette neutralisation explique pourquoi la diplopie est exceptionnelle dans le strasbime vrai ou concomittant.

Mais si ce que nous venons de dire était rigoureusement vrai, *tous les hypéropes devraient loucher en dedans et le strabisme* aurait d'autant plus de chance de se produire que l'hypéropie serait plus élevée.

Les faits montrent qu'il n'en est rien.

Comment concilier ces données contradictoires?

Nous avons vu que les amétropes élevés renoncent à accommoder et se bornent à rapprocher pour avoir des images rétiniennes plus grandes ; nous comprenons ainsi pourquoi le strabisme interne est rare dans les hypéropies élevées.

Pour les autres, ce qui nous permet de comprendre la rareté du strabisme, c'est *l'amplitude d'accommodation relative*, c'est-à-dire la propriété que possède l'œil *de pouvoir augmenter* son accommodation sans toucher à sa convergence.

(Ainsi un hypérope de 1 D. pour voir à 33 cm. doit converger de 3 Am. et accommoder de 4 D. Comme à 3 Am. correspondent 3 D. d'accommodation, s'il peut, sans toucher à sa convergence, augmenter de 1 D. son accommodation, il ne louchera pas.)

Strabisme externe ou divergent. — Dans les

hypéropies élevées, il se produit parfois, non plus du strabisme convergent, mais du *strabisme divergent.* Le malade renonçant à accommoder et à converger se contente de la vision monoculaire avec son œil le meilleur. Quant à l'autre, il tend à prendre la position anatomique et tombe en strabisme externe.

Les yeux strabiques ont presque toujours une acuité visuelle très mauvaise. C'est tantôt de l'amblyopie congénitale, tantôt de *l'amblyopie ex anopsia*, *ex non usu*, que celle-ci soit antérieure ou postérieure à la déviation, cause ou effet du strabisme.

Contracture du muscle ciliaire. — Quand on examine un hypérope jeune et qu'on note son hypéropie, il faut bien savoir que ce n'est que son *hypéropie manifeste*, mais ce n'est pas là l'hypéropie *vraie* ou *totale*. Le muscle ciliaire des hypéropes, sans cesse contracté, ne se relâche pas complètement et il masque par conséquent une portion de l'hypéropie qu'on appelle *latente*. A mesure que l'âge avance, celle-ci diminue de plus en plus.

Parfois même les hypéropes ont des contractures du ciliaire tellement énergiques qu'ils surcorrigent leur amétropie. Les contractures exagérées, souvent douloureuses, se traduisent par une *myopie apparente* ou *factice* qui cède à l'atropine qu'il faut instiller pendant plusieurs jours. Ce n'est guère que chez les jeunes enfants que ce fait se produit ; il sera toujours très prudent d'y penser quand il s'agit de faibles myopies.

Diagnostic et mesure de l'hypéropie. — Toute personne jeune dont l'acuité est normale et qui se plaint d'asthénopie accommodative est suspecte d'hypéropie. Un moyen rapide de s'en rendre compte est de mettre devant son œil un verre convexe faible : *toute* *personne dont la vision n'est pas abaissée par un verre convexe est hypérope.*

Mais il serait vraiment trop sommaire de s'en tenir là ; il faut savoir :

1° *S'il existe de l'hypéropie?*

2° *A quel degré?*

3° *Quelle en est la cause?*

L'exploration méthodique de l'œil faite suivant les procédés que nous avons déjà décrits permettra d'arriver à ce résultat.

Pour reconnaître et mesurer l'hypéropie, il faut rechercher la situation du punctum remotum. On emploiera concurremment les *méthodes subjectives et objectives.*

Méthodes subjectives. — Les premières (méthodes de Donders, optomètre de Badal) donnent l'acuité visuelle et l'hypéropie.

Le verre convexe *le plus fort* qui procure la *meilleure acuité* donne le degré de l'*hypéropie manifeste.*

Examiné avec l'*amétropomètre,* l'hypérope accuse une *diplopie croisée* qui cesse lorsque l'hypéropie est corrigée. Le *verre* correcteur donne le *degré d'hypéropie manifeste.* Ce procédé est cependant plus exact que celui des optomètres, car l'objet lumineux peut être placé à 5 mètres et au-delà, de façon à ne pas inciter du tout l'accommodation.

Méthodes objectives. — Les méthodes objectives sont très importantes. L'*angéioscopie* indiquera immédiatement si l'œil est hypérope. Dès que l'hypéropie atteint 2 à 3 D., on aperçoit facilement, à l'éclairage direct, les vaisseaux du fond de l'œil et le sens de leur déplacement.

Ce déplacement est direct, les vaisseaux suivant les

mouvements de l'observateur. Dans les hypéropies très faibles, la chose n'est pas suffisamment nette. Ce procédé ne peut d'ailleurs servir pour la mesure.

Les deux autres méthodes objectives qui sont très recommandables sont : l'*image droite* et la *skiascopie*.

L'image droite ne peut être employée que par les oculistes de profession ; la *skiascopie*, au contraire, est la *méthode de choix*, celle qui donne les résultats les plus exacts.

Il faudra bien se rappeler que ces méthodes employées chez les jeunes sujets non atropinisés donnent l'*hypéropie manifeste*.

L'hypéropie *totale* ne peut être connue qu'après la paralysie du muscle ciliaire qui masque l'hypéropie *latente*. Ht = Hm + Hl.

S'il était indispensable de connaître l'hypéropie latente, il faudrait avoir recours à l'usage prolongé de l'atropine, car les formules qu'on a voulu établir pour connaître la portion cachée de l'hypéropie sont sans valeur. Les variations individuelles sont beaucoup trop considérables.

L'hypéropie latente est surtout considérable chez les enfants ; plus on vieillit, plus elle diminue, et l'hypéropie tend de plus en plus à se déceler en totalité.

Le malade relâche bien plus son accommodation dans la chambre noire que pour les épreuves subjectives, de sorte que (les enfants exceptés) la skiascopie, surtout, permet, dans la majorité des cas, d'arriver à une mensuration exacte de l'hypéropie. Au point de vue thérapeutique, les malades asthénopiques ne réclament que la correction de l'hypéropie apparente. Les méthodes subjectives peuvent donc, en clinique, rendre d'excellents services.

Diagnostic étiologique. — Pour rechercher la cause de l'hypéropie, il faudra relever tous les symptômes importants (luxation duc ristallin, aphakie, décollement rétinien, compression de l'œil, etc.). On arrivera assez aisément à savoir s'il s'agit d'une hypéropie axile ou de courbure.

Dans les cas douteux, et ils sont nombreux, l'optomètre de Badal pourra trancher la question, ainsi que l'a montré Bordier. Pour cela, on mesure l'acuité *vraie* en enlevant l'œilleton de l'optomètre, de façon à faire coïncider le point nodal avec le foyer de la lentille, on note cette première mesure ; puis, on replace l'œilleton et on mesure de nouveau l'acuité.

Si l'*acuité a peu varié*, il s'agit d'*hypéropie axile.*

Si l'*acuité a augmenté*, il s'agit d'*hypéropie de courbure.*

Un autre procédé consiste à mesurer la courbure de la cornée, avec l'appareil de Javal et Schiötz.

Traitement de l'hypéropie. — L'œil hypérope est un œil trop peu réfringent et tous les troubles qu'il présente proviennent de ce déficit de réfraction. Il devient évident qu'on peut y suppléer par le port de *verres sphériques convexes* qui ont pour effet d'augmenter la puissance réfringente de l'œil.

Théoriquement, il suffirait de rendre l'œil emmétrope, en corrigeant l'amétropie.

La chose est possible pour les vieillards ; un hypérope de 3 D. âgé de 60 ans aura besoin de + 3 D. pour la vision de loin et de + 6 D. pour le travail. Mais chez les jeunes sujets, il n'en est plus ainsi.

Parmi ceux-ci, beaucoup ne présentent aucun trouble de l'accommodation et ne se doutent guère qu'ils sont hypéropes. Comme ils n'ont aucune asthénopie, *il est inutile de leur prescrire des verres*, tant que leur cristallin obéira facilement au muscle ciliaire.

Les autres, au contraire, se plaignent de fatigue oculaire.

Verres pour le travail. — Les asthénopiques seront traités avec le plus grand bénéfice. De quelle façon faut-il les soigner ?

Faut-il corriger toute l'*hypéropie* ou seulement une partie ? Le malade demande qu'on fasse disparaître l'asthénopie, en aidant son muscle ciliaire surmené. Les verres convexes y arrivent aisément en remplaçant l'effort accommodatif.

Mais *la correction totale* ne *doit pas* et ne *peut pas* être faite d'emblée. Le muscle ciliaire n'est pas un muscle volontaire ; de plus, chez les hypéropes, il est trop puissant, trop habitué à se contracter pour se relâcher immédiatement. L'hypérope totalement corrigé deviendrait myope, il n'y verrait plus au loin et sa vision rapprochée serait gênée. Or la vision au loin s'effectue sans difficulté, c'est le travail rapproché qui, seul, est douloureux et pénible. Il est d'ailleurs très heureux qu'il en soit ainsi chez les sujets jeunes, car le port des verres ne serait plus temporaire, mais permanent.

On prescrira donc aux *jeunes hypéropes* des verres *pour le travail*, en recommandant de les enlever pour la vision éloignée.

Quelle sera la valeur des verres prescrits? C'est là un côté pratique bien important. On admet en général que, pour le début, le verre qui corrige l'*hypéropie manifeste* est suffisant.

Les hypéropes adolescents commenceront donc par

se servir, *pour le travail*, de verres *égaux à l'hypéropie manifeste*. Certains oculistes les donnent légèrement supérieurs (de 1/4 environ).

Chez les jeunes enfants, on peut même débuter par des verres inférieurs à l'hypéropie manifeste. On peut très bien, à un hypérope de 4 D. âgé de 10 ans, prescrire des verres de 2 D. pour commencer. Ces verres soulageront très bien le malade dans les premiers temps, on augmentera peu à peu et graduellement.

D'ailleurs, il vaut toujours mieux commencer par des verres faibles et augmenter un peu, si l'asthénopie persiste et à mesure que l'accommodation diminue.

(Un hypérope de 3 D. et à 15 ans a une hypéropie manifeste de 1 D., on prescrira 1 D. pour le travail, puis, peu à peu, jusqu'à *la presbytie*, on augmentera de 1 à 3 D.)

Verres pour la vision éloignée et rapprochée. — Si, dans les premières années de la vie, les hypéropes n'ont besoin de verres que pour le travail, il n'en est pas toujours ainsi. Devenu vieux, l'hypérope n'y voit plus au loin lorsque son accommodation est incapable de corriger l'amétropie.

Dans ce cas, on donnera au malade deux sortes de verres :

A) Pour la vision éloignée;

B) Pour la vision rapprochée.

Pour connaître le numéro qui convient le mieux pour les premiers, on cherchera *le verre convexe qui donne la meilleure acuité* au loin. Pour avoir le numéro du verre pour le travail, on ajoutera à celui-ci le verre *qui corrigerait la presbytie* chez un emmétrope du même âge.

Par conséquent les premiers verres corrigent *l'hypé-*

ropie manifeste, les seconds *l'hypéropie et la presbytie.*

Ex. : (Une hypéropie manifeste de 1 D. 50 chez un sujet de 48 ans demandera pour le travail un verre de 1 D. 50 + 1 D. = 2 D. 50. Un emmétrope se contenterait de + 1 D.

Un hypérope de 2 D. âgé de 65 ans aura besoin de deux sortes de verres :

A) Verres de + 2 D. pour l'infini ;

B) Verres de + 2 + 3 = + 5 D. pour le travail.)

Il est d'ailleurs indispensable, avant de formuler les verres, de les faire essayer afin de voir si la lecture est facile à la distance voulue. Si l'observé éloigne pour mieux voir, c'est que le verre est trop faible, auquel cas on prendra un numéro plus fort ; s'il rapproche trop, il est trop fort et doit être remplacé par un verre moins réfringent. Il est bien rare qu'il faille tâtonner ; on arrive très rapidement au résultat cherché.

Effets des verres convexes. — Les verres convexes n'ont pas pour résultat unique de corriger l'hypéropie ou de guérir l'asthénopie, ils grossissent les objets en augmentant la grandeur des images rétiniennes. Ils rapprochent les objets, altèrent les reliefs, de sorte qu'au début les malades éprouvent parfois quelque difficulté à s'en servir. Cette gêne n'est que passagère.

De plus, ils diminuent l'amplitude et le parcours de l'accommodation, en permettant au muscle ciliaire de se reposer et de s'atrophier.

Effet prismatique. — Quand les verres employés sont très faibles, il faut veiller, bien qu'il n'en résulte pas de gros inconvénients, à ce qu'ils soient *exactement centrés*, c'est-à-dire à ce que la *ligne visuelle* passe par le centre des verres. Et dès qu'ils deviennent un peu forts (au-dessus de 4 D.), ils ont un effet prismatique important dont il faut tenir le plus grand compte.

On peut considérer les lentilles bi-convexes comme deux prismes accolés par leurs bases. Par conséquent, l'effet du prisme fera que les objets *paraîtront beaucoup plus près* qu'ils ne le sont en réalité et l'œil, pour les voir, sera obligé de converger beaucoup plus que s'il n'avait pas de verre. Une telle convergence est impossible à conserver longtemps et le sujet accuse bientôt de la diplopie, due à la fatigue musculaire des droits internes.

Les deux lentilles LL' montrent clairement la chose (fig. 146). Pour voir le point A, la ligne visuelle devrait être dirigée suivant OA, O'A. Mais l'interposition des lentilles fait que le rayon AI arrive suivant IO et que l'œil O est obligé de converger suivant OB comme si A était en B. Il fait donc un excès inutile de convergence, schématiquement représenté par l'angle AIB.

Comment remédier à cet inconvénient produit par les verres convexes dans la vision rapprochée?

On pourrait incliner le verre de façon à ce que son plan fût perpendiculaire à la ligne visuelle.

De cette manière, l'objet envoie des rayons qui passent par le centre du verre, l'effet prismatique est annulé. Ce procédé, théoriquement excellent, est à peu près impraticable ; il faudrait construire des montures de lunettes par trop extraordinaires.

On remédie à l'effet prismatique par le *décentrage interne des verres*. On rapproche les centres des deux verres de telle sorte que la ligne visuelle passe en dehors du centre du verre. De la sorte, l'effort de convergence est diminué (fig. 147).

Il faudra donc mesurer l'écartement des pupilles et prescrire *pour le travail*, dans les degrés élevés d'hypéropie, des verres dont l'écartement est inférieur à la ligne de base. Quant au degré de décentrage suf-

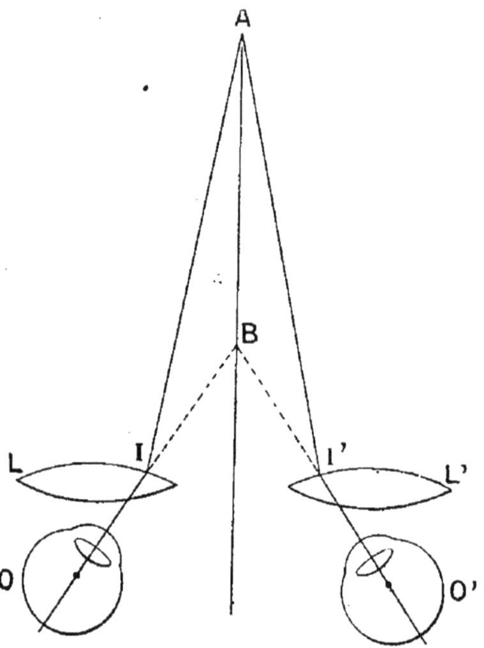

Fig. 146. — Augmentation de l'effort de convergence par le *décentrage externe des verres convexes.*

fisant, on y arrive, empiriquement, en mesurant l'écartement des centres pupillaires pendant qu'on fait converger les yeux à 30 centimètres.

Traitement de l'aphakie. — Ces considérations sont très importantes chez les opérés de cataracte. Il faut en effet, sauf dans les cas de myopies élevées, des verres très convergents pour suppléer au cristallin absent. On admet en général que la perte du cristallin, chez les emmétropes, est compensée par une lentille de 10 D., placée au foyer antérieur de l'œil. Mais, comme cette lentille est placée à 20 millimètres du point nodal, elle corrige une hypéropie vraie de $H = \frac{1000}{100-20} = 12$ D. 5.

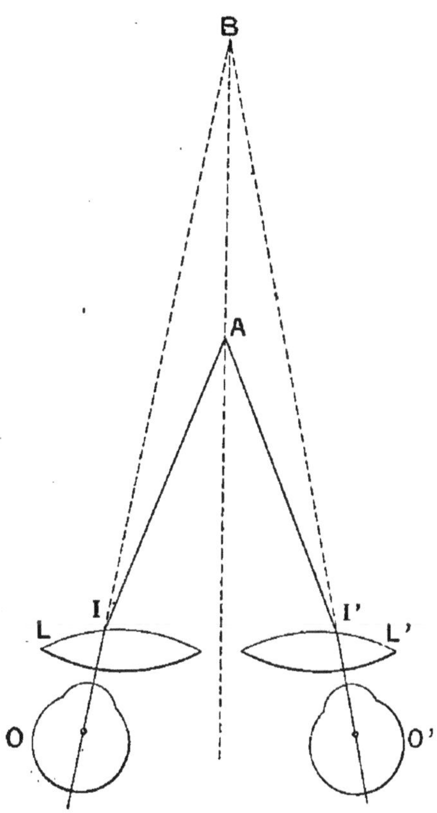

Fig. 147. — Diminution de l'effort de convergence par le *décentrage interne des verres convexes.*

De sorte que le cristallin peut être considéré comme jouant le rôle d'une lentille de 12 D. 5 placée au point nodal.

Si l'œil opéré est hypérope, le verre correcteur sera plus fort que 10 D., mais il ne correspondra jamais à *un verre de + 10 D. augmenté de l'hypéropie préexistante.*

Ainsi un hypérope de 5 D. opéré de cataracte n'aura pas besoin de 10 + 5 = 15 D, pour voir au loin, mais de 13 D. environ.

(Démonstration : Une H. de 5 D. est corrigée par par un verre de 4 D. 50 tenu à 20 millimètres du point nodal : $H = \frac{1000}{200+20} = 4$ D.50. L'extraction du cristallin détermine une hypéropie de 12, 5. Cet œil devenu aphake sera donc réellement hypérope de 12,5 + 4,5 = 17 D. Son remotum est à 58 mm. du point nodal et la lentille qui corrige pareille hypéropie, placée à 20 mm. de ce même point, sera de $\frac{1}{f} = \frac{1000}{58+20} = \frac{1000}{78} = 12$ D. 8, soit 13 Dioptries environ.)

Cet exemple montre que le verre correcteur ne peut indiquer l'hypéropie préexistante qu'après un petit calcul que nous avons simplifié autant que possible. ($R = \frac{1}{f\text{-}d} - 12{,}5$) ; f est la distance focale de la lentille correctrice, d la distance du foyer antérieur de l'œil au point nodal ($R = \frac{1000}{76-20} - 12$ D. 5 = 4 D. 50), car la lentille correctrice qui est 13 D. a 76 mm. de foyer.

La constatation pour la myopie donne les mêmes résultats. Les myopes auront besoin de verres *inférieurs* à 10 D., mais la myopie *ne sera pas représentée par la différence entre 10 Dioptries et le verre prescrit.*

(Un myope corrigé par un verre de 5 n'aura pas

besoin d'un verre de 10 — 5 = 5 D. pour voir au loin après l'opération de la cataracte. Un verre de — 5 D. corrige une myopie vraie de 4 D. 50. L'extraction du cristallin soustrayant 12 D. 5 produit en réalité une hypéropie de + 12,5 — 4. 50 = + 8 Dioptries qui se trouve corrigée par un verre de + 7 D. placé au foyer antérieur.)

Les verres convexes prescrits aux anciens myopes opérés ne décroissent pas en proportion de la myopie, mais se trouvent *toujours plus forts*. Il faut arriver à des myopies élevées pour que l'aphakie donne lieu à l'emmétropie. Les myopes de 18 D. à 20 D. donnent ce résultat.

Ce fait est très utile à savoir actuellement où l'extraction du cristallin transparent chez les myopes est parfois pratiquée.

Les myopes de plus de 20 D. auront besoin de verres concaves pour l'infini et seront traités comme les myopes. (Voir : traitement de la myopie.) Les autres feront usage de verres convexes plus ou moins forts, suivant le degré préexistant de myopie.

Il faut prescrire aux aphakes deux sortes de verres :

1° Pour la vision de loin ;

2° Pour le travail.

1° Vision de loin. — On cherche après avoir mesuré par d'autres procédés la réfraction, à partir de 10 D., en diminuant ou augmentant suivant les cas, et on prescrit le *verre qui donne la meilleure acuité*.

2° Vision de près. — La lecture, l'écriture, se faisant à 20 centimètres environ, on ajoutera 4 ou 5 D. pour le travail au numéro prescrit pour l'infini.

(A un emmétrope opéré, on prescrira + 10 D. pour la vision éloignée et + 15 D. pour le travail ; à un hypérope + 13 D. et + 18 D., à un myope + 8 D. et + 13 D., etc.)

Les aphakes ont donc besoin de deux paires de lunettes.

Dans certains cas, pour des raisons d'économie ou de commodité, on peut, si un seul œil est opéré, prescrire les deux verres sur une même monture dite en X qui permet au malade de la tourner de façon à placer au devant de l'œil tantôt un verre, tantôt l'autre, suivant les besoins.

L'opération de la cataracte détermine *un astigmatisme parfois très prononcé* qu'il est indispensable de corriger. On prescrira, pour y remédier, non plus des verres sphériques, mais sphéro-cylindriques, comme nous l'indiquons au chapitre de l'astigmatisme.

Traitement du strabisme convergent des hypéropes. — S'il était possible de soigner le strabique dès le début, les moyens médicaux et optiques auraient souvent d'excellents résultats.

Quand le strabisme n'est que temporaire, le traitement consiste à soulager l'accommodation pour rétablir la relation avec la convergence. On mesurera avec soin l'hypéropie manifeste et l'astigmatisme s'il y a lieu; les verres correcteurs seront portés avec fruit.

Dans les cas où le strabisme se produit en permanence surtout pour le travail, on corrigera l'hypéropie totale. Chez les enfants tout jeunes, on supprimera l'accommodation par l'atropine. Sous l'influence des mydriatiques, on voit souvent le strabisme diminuer; les enfants, ne pouvant y voir de près, ne cherchent plus à converger ; on met du même coup ces deux fonctions au repos.

Quand l'un des yeux est amblyope par rapport à

l'autre, on se trouvera bien d'une louchette pleine sur l'œil sain portée en permanence, l'œil amblyope porteur d'un verre correcteur s'améliore parfois dans des conditions très remarquables et le résultat du traitement chirurgical dépend beaucoup de l'état de la vision.

Le traitement du strabisme ne doit pas avoir pour but unique le redressement de l'œil, mais le rétablissement de la vision binoculaire perdue.

Donc si l'atropine, la louchette, les verres ne peuvent lutter victorieusement contre la déviation, le traitement chirurgical s'impose pour guérir la *partie fixe* du strabisme, comme dit Javal.

Les procédés qu'on peut employer sont :

1° *La ténotomie d'un droit interne ;*

2° *La ténotomie des deux droits internes;*

3° *Avancement musculaire et capsulaire des droits externes;*

4° *La ténotomie du droit interne et l'avancement capsulo-musculaire du droit externe.*

Dans les cas légers, la ténotomie d'un droit interne suffit. Il faut laisser subsister, chez les jeunes enfants, un peu de strabisme interne qui diminue avec le temps. Si la correction était trop parfaite, on s'exposerait à avoir plus tard du strabisme externe, beaucoup plus laid.

Dans les strabismes plus prononcés, on fera la double ténotomie en une seule séance ou mieux en deux, plusieurs mois après, afin de pouvoir graduer les effets de la seconde ténotomie. Les résultats de la double ténotomie sont en général très bons.

Cependant certains auteurs, Landolt surtout, accusant cette opération d'affaiblir les muscles adducteurs de l'œil, préconisent *l'avancement des droits externes*. En les avançant, on renforce leur action et on ne diminue pas la convergence. On a beaucoup exagéré les inconvénients de la double ténotomie et les avantages des avancements.

Il faut être éclectique et préférer l'avancement de l'antagoniste toutes les fois qu'il est affaibli et incapable de redresser suffisamment l'œil après la ténotomie du rétracteur.

C'est en combinant les deux procédés qu'on arrivera pour des *yeux amblyopes* à redresser l'œil dévié, car ces yeux opposent une résistance énorme au redressement; malgré les ténotomies les plus larges, ils retombent rapidement en strabisme. Il faut maintenir l'œil redressé, et c'est à ce but qu'on arrive par l'avancement du droit externe, qui empêche l'œil de retomber en dedans.

Nous ajouterons enfin que l'opération sera complétée par le port de verres corrigeant l'amétropie et qu'on aura recours à des exercices stéréoscopiques qui maintiendront la rectitude des yeux en rendant la vision binoculaire, *si l'acuité visuelle n'est pas trop différente et si on parvient facilement à provoquer de la diplopie.*

CHAPITRE XI

ÉTUDE CLINIQUE DE L'ASTIGMIE

Définition. — *Astigmie régulière*. Méridiens principaux. Degré et notation de l'astigmie. Astigmie directe, inverse, oblique. — Fréquence. Astigmie physiologique. Historique. Etiologie. — Astigmie cornéenne. Astigmie cristallinienne. — Vision des astigmates. Acuité visuelle des astigmes. Différentes variétés d'astigmie : Astigmie simple, composée, mixte. — Diagnostic de l'astigmie. Méthodes subjectives et objectives. — Astigmomètre de Javal et Schiötz. Manière de procéder. — Astigmomètre Chambers Inskeep. — Traitement de l'astigmie régulière. — *Astigmie irrégulière*, cornéenne et cristallinienne. Examen subjectif et objectif. Disque de Placido. Kératoscope de Wecker et Masselon. Traitement de l'astigmie irrégulière.

Définition. — L'œil astigmate ou astigme est celui dans lequel *tous les méridiens n'ont pas la même réfraction*. Alors que l'un d'eux est emmétrope ou amétrope, les autres peuvent être myopes ou hypéropes à des degrés divers.

Le mot astigmatisme, qui est le plus fréquemment employé pour désigner cette anomalie provenant du grec (στιγμή), devrait être remplacé par *astigmie*, ainsi que le demande judicieusement Martin (de Bordeaux) et Στιγμα ne veut pas dire *point*, mais *piqûre;* στιγμή demande la terminaison *ie* comme *aboulie*, *aphonie*.

De plus, astigmie aurait une terminaison analogue aux autres états de réfraction oculaire.

On dit déjà d'ailleurs astigmomètre et non astigmatomètre. Pourquoi ne pas pousser la logique jusqu'au bout, et ne pas employer un mot non seulement conforme à l'étymologie, mais plus court?

Quoi qu'il en soit, le mot *astigmatisme ou astigmie signifie que le sujet qui en est atteint ne perçoit jamais l'image d'un point sous forme d'un autre point.* Nous verrons tout à l'heure pourquoi.

Il faut tout d'abord, au point de vue clinique, établir deux variétés d'astigmie : la régulière et l'irrégulière, suivant que la réfraction varie ou non dans l'étendue d'un même méridien.

I.—Astigmie régulière.—***Définition.***—L'astigmie régulière est celle dans laquelle la réfraction, *restant la même dans l'étendue d'un méridien, va progressivement d'un méridien à l'autre.*

Méridiens principaux. — Dans un œil astigmate régulier, il existe donc deux méridiens où la réfraction atteint son minimum et son maximum.

Ces deux méridiens sont les *méridiens principaux*, indispensables à connaître pour le diagnostic et le traitement.

Degrés de l'astigmie.—L'astigmie se note en effet par la différence de réfraction entre ces deux méridiens. Il y a astigmie de 2, 3, 4 Dioptries, lorsqu'il y a 2, 3, 4 Dioptries de différence entre eux.

Les deux méridiens principaux sont, d'une façon générale, *perpendiculaires l'un à l'autre.* Dans des cas exceptionnels, ils sont obliques : c'est l'astigmie *bi-oblique.*

Notation. — La direction des méridiens sert à

noter l'astigmie. Elle est indiquée par *la direction du méridien le plus réfringent.*

Les oculistes ne sont pas d'accord pour placer le 0° de la graduation qui sert à cette détermination. Les uns le placent en haut du méridien vertical, les autres à l'une des extrémités du méridien horizontal.

Nous avons adopté la graduation habituelle des montures de lunettes : notre 0° est à l'extrémité *droite* du méridien horizontal pour chaque œil, et la graduation va de 0° à 180°, dans le sens inverse des aiguilles

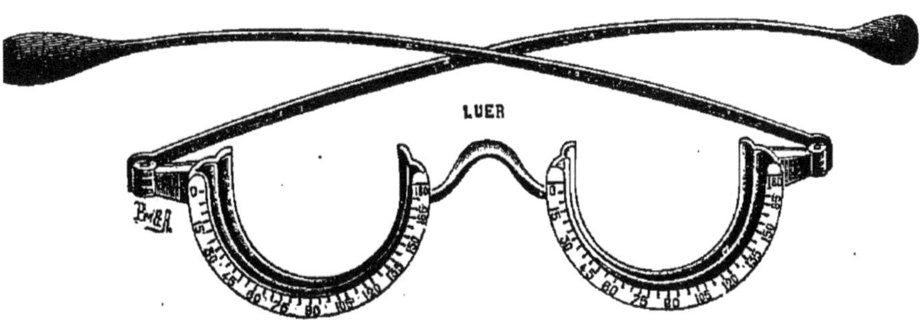

Fig. 148. — Lunette d'essai double divisée du Dr Javal.

d'une montre, de droite à gauche. Ainsi une astigmie à 35°, 75°, 135° veut dire que le *méridien le plus réfringent* forme avec le méridien horizontal un angle de 35°, 75°, 135°, le 0° étant à droite de l'œil observé.

Le Congrès de Naples (1909) a décidé que le 0° devait se trouver, pour chaque œil, du côté du nez, le 90° à la partie supérieure et le 180° à la partie temporale de chaque œil.

L'astigmie dépendant, soit de la cornée, soit du cristallin, affectionne certains méridiens.

Astigmie directe, inverse, oblique. — Généralement, c'est le méridien vertical à 90° qui est le plus réfringent, le moins étant l'horizontal à 0°.

C'est pour ce motif qu'on nomme cette astigmie *conforme à la règle*. On lui donne aussi d'autres dénominations : elle est dite *directe* ou mieux *verticale*. Ce dernier mot a l'avantage de rappeler immédiatement la direction, sans aucune confusion, du méridien le plus réfringent.

Dans les cas où c'est le méridien horizontal qui est le plus réfringent, on a une astigmie contraire à la règle, *inverse* ou mieux *horizontale*.

Lorsque les méridiens principaux ne sont ni horizontaux, ni verticaux, l'astigmie est *oblique*.

Généralement, l'astigmie est bilatérale et symétrique, les méridiens principaux ayant la même direction des deux côtés : cela est vrai même pour les astigmies obliques. Ainsi, une astigmie à 15° à droite sera à 165° à gauche ; 45° à droite, elle sera à 135° à gauche. Il existe des exceptions, de même que l'astigmie peut être unilatérale.

L'astigmie verticale est de beaucoup la plus commune. Dans la race juive, c'est souvent le contraire : l'astigmie est inverse. Les astigmies obliques sont relativement fréquentes, plus fréquentes que ne semblent l'indiquer les différentes statistiques publiées.

L'astigmie cristallinienne seule ou accompagnant l'astigmie cornéenne est le plus *souvent horizontale* ou voisine de cette direction. On attribue au cristallin une astigmie moyenne de 0 D. 75 contraire à la règle.

C'est par conséquent le contraire de l'astigmie cornéenne.

Fréquence. — L'astigmie est beaucoup plus répandue qu'on ne le croit et les oculistes le constatent chaque jour.

C'est l'état normal de l'œil, puisque la cornée n'est pas absolument une surface de révolution. Il est vrai que les astigmies légères de 0 D. 25 à 0 D. 50 passent souvent inaperçues par les astigmates eux-mêmes. Il existe cependant des personnes qui se plaignent d'asthénopie et qui sont soulagées par un cylindre de 0 D. 25 ou 0 D.50.

Martin a examiné, dans le but de rechercher la fréquence de l'astigmie, 2.000 myopes et 1.000 emmétropes ou hypéropes. Sur ces 3.000 yeux, il n'a trouvé qu'un dixième des yeux ne présentant pas d'astigmie mesurable. Dans 29 p. 100 des cas, l'astigmie était inférieure à 0,50.

Les astigmies cornéennes de 0,50 à 1 D. déforment à peu près la moitié des yeux. Les astigmies de 1 D. à 2 D. 50 représentent 1/5 des cas, et celles supérieures à 2 D. 50, un vingt-cinquième.

Les astigmies supérieures à 4 Dioptries sont assez rares et c'est, en général, chez les hypéropes qu'on rencontre ces degrés élevés.

Par contre, d'après la statistique de Chauvel, de Nordenson, de Martin, l'astigmie serait plus fréquente chez les myopes que chez les autres.

Lorsque nous consultons nos nombreuses observations, nous sommes frappés cependant de la plus grande fréquence de l'astigmie hypéropique.

Historique. — Si, à l'heure actuelle, l'astigmie est une amétropie bien connue, bien classée, bien soignée, il n'en a pas été toujours ainsi.

C'est Whewel qui, en 1817, créa le mot. Mais la plus ancienne observation (1800) est due à l'illustre Young. En se servant de l'optomètre de Porerfield, il constata que son remotum était variable suivant les méridiens:

de 7 ou de 10 pouces suivant qu'il le mesurait dans le méridien horizontal ou vertical.

Voulant savoir d'où provenait cette inégalité de réfringence, il neutralisa l'action de la cornée, en plongeant son œil dans l'eau. La même différence persista; il en conclut que cette anomalie provenait du cristallin, qui présentait une obliquité de 13° par rapport à l'axe visuel.

Quelques années plus tard, un horloger, Chamblant, remarqua que sa vue s'améliorait quand il regardait à travers un verre cylindrique (1845).

L'astronome Airy, de Cambridge, corrige son astigmie myopique par un verre cylindrique (1827).

Quelques années plus tard, Sturm, en voulant montrer que l'accommodation n'existait pas, fit la théorie de la marche des rayons lumineux dans un système astigmate.

Stokes inventa sa lentille bi-cylindrique et, dès 1852, un commandant de l'école de guerre, Goulier, constata la fréquence de l'astigmie et relata à l'Académie de nombreux cas corrigés par des verres cylindriques.

Helmholtz, en inventant l'ophtalmomètre, faisait faire un pas immense à l'ophtalmologie. Il devenait possible de mesurer exactement la courbure de la cornée. Les travaux de Knapp, Donders, Javal vulgarisèrent la notion de cette anomalie.

C'est, en dernier lieu, Javal, qui, en dotant l'oculistique d'un instrument très pratique pour mesurer la courbure de la cornée, a rendu les plus grands services à la clinique, en même temps qu'il a facilité les recherches de laboratoire. L'astigmomètre de Javal et Schiötz est un instrument extrêmement précieux, qui renseigne de suite sur la cause et le degré de l'amétropie.

Etiologie. — L'astigmie peut, en effet, dépendre soit d'une inégalité de courbure de la cornée, soit du cristallin ; d'où deux variétés :

L'astigmie cornéenne ;

L'astigmie cristallinienne.

1° **Astigmie cornéenne.** — L'astigmie cornéenne, de beaucoup la plus fréquente, est presque toujours congénitale. L'astigmie cristallinienne résulte soit de la conformation ou d'une inclinaison du cristallin, soit d'une contracture du muscle ciliaire qui a souvent pour but de corriger une astigmie cornéenne préexistante.

L'astigmie est héréditaire : Javal a trouvé, dans sa seule famille, 9 astigmates inverses sur 10 personnes ; les faits analogues abondent.

Les Juifs seraient, paraît-il, fréquemment atteints d'astigmie ; il y aurait donc aussi une question de race.

Certaines asymétries crâniennes s'accompagnent d'astigmie ; il est certain que la forme de la cavité orbitaire doit influer sur celle du globe, mais il n'existe pas de type astigmique bien défini.

En constatant la fréquence extrême de l'astigmie verticale, on pensa de suite à incriminer la pression exercée sur le globe par les paupières. Cette pression tend évidemment à augmenter la courbure du méridien vertical. Mais cette explication ne suffit plus pour expliquer les autres astigmies horizontales ou obliques.

On a pensé alors à accuser les muscles droits et les obliques de l'œil : c'est leur contraction qui amènerait les déformations cornéennes. Ces hypothèses ne reposent sur aucun fondement sérieux.

Il n'en est pas de même de la théorie soutenue surtout par G. Martin. Celui-ci a constaté, après Javal et Chibret, que l'astigmie cornéenne n'était pas *toujours congénitale, qu'elle pouvait être acquise*. Il a vu des variations de 0 D.50 à 2 D. dans l'astigmie de la cornée.

L'astigmie cornéenne ne serait donc pas invariable. Quelle est la cause de ses variations?

C'est très certainement le muscle ciliaire. Les contractions partielles de ce muscle amènent des astigmies cristalliniennes correctrices d'astigmies cornéennes ; les exemples sont nombreux.

Or les contractions du ciliaire peuvent et doivent retentir sur la cornée, surtout dans les yeux jeunes à coque oculaire souple, puisqu'on sait que l'insertion antérieure du muscle se fait à la partie terminale de la membrane de Descemet.

Ce ne sont pas là de simples hypothèses ; on observe des variations de la courbure de la cornée suivant qu'on la mesure avec ou sans atropine ; on modifie la courbure, en faisant cesser le spasme ciliaire.

On peut donc admettre qu'en dehors d'une conformation congénitale, il existe, même pour la cornée, des astigmies dues à une contraction du muscle ciliaire.

L'astigmie régulière acquise succède presque toujours à une intervention sur le globe : l'iridectomie, l'extraction de la cataracte, laissent une astigmie d'abord très élevée (parfois 6 D.) qui s'atténue peu à peu, mais qu'il est important de corriger.

Cette dernière opération détermine une astigmie

inverse qui résulte de l'aplatissement de la cornée dans le sens vertical.

2° **Astigmie cristallinienne.** — Cette question n'est point encore élucidée d'une manière complète, mais elle est des plus intéressantes. Tscherning a mesuré les surfaces antérieures et postérieures du cristallin et il a trouvé des courbures différentes suivant les méridiens.

Voici les résultats de ses recherches dans trois cas :

A. Surface antérieure du cristallin.

Rayons-Méridien horizontal.	10 mm.20-	12 mm.26-	9 mm.42
— — vertical...	10 mm.10-	10 mm.09-	9 mm.33
Réfraction horizontale.....	6,13D.	5,10D.	6,00D.
— verticale.......	6,19D.	6,19D.	7,70D.

B. Surface postérieure du cristallin.

Rayons-Méridien horizontal.	6 mm.17-	6 mm.38-	6 mm.73
— — vertical...	6 mm.24-	7 mm.17-	8-mm.49
Réfraction horizontale......	9,53D.	9,22D.	8,73D.
— verticale........	9,42D.	8,27D.	6,93D.

Bien que ces mesures demandent à être généralisées, il ressort bien évidemment qu'il existe une astigmie cristallinienne *directe* pour la surface antérieure et *inverse* pour la surface postérieure.

Une autre cause de l'astigmie réside dans l'obliquité et le décentrage du cristallin qui peut donner parfois une demi-dioptrie de différence de réfraction.

Nous relaterons enfin l'astigmie cristallinienne due aux contractures du muscle ciliaire. Quoique Tscherning mette en doute son existence, on ne saurait nier qu'il y a des cas cliniques où on observe une astigmie *latente* que découvre l'atropinisation. Les variations de l'astigmie après l'atropinisation (Giraud-Teulon, Dobrowolsky, Martin) démontrent qu'il existait une astigmie cristallinienne due aux contractions du muscle ciliaire. Il est indiscutable enfin que certains astigmates masquent partiellement ou totalement leur astigmie par l'accommodation.

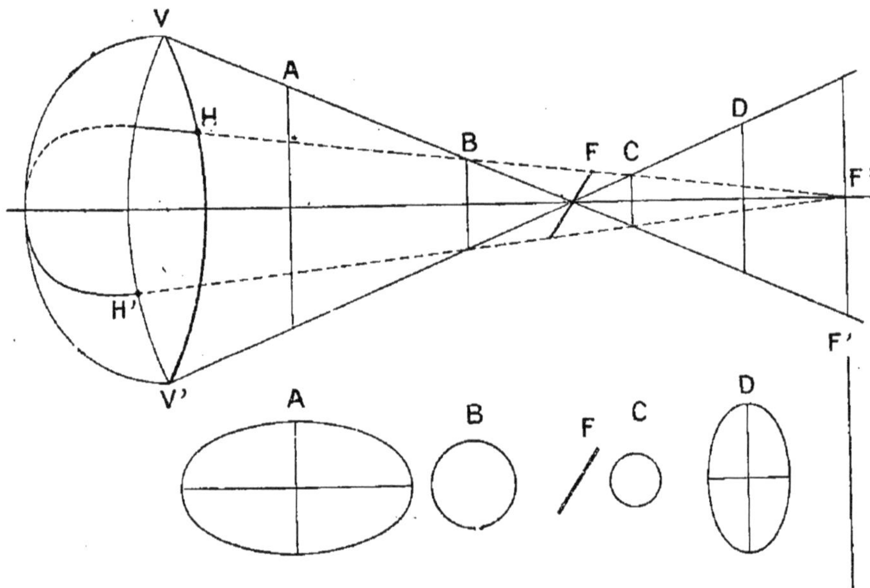

Fig. 149. — Marche des rayons lumineux dans l'astigmie.

L'astigmie *totale* ou *subjective* résulte donc, dans certains cas, de la combinaison des deux précédentes, soit qu'elles se corrigent ou s'ajoutent l'une à l'autre.

Vision des astigmates. — L'inégalité de réfraction des différents méridiens de l'œil fait que jamais un point ne peut être perçu comme un point. Ce sera une ellipse, un cercle, une ligne droite, mais jamais un point. Il suffit de jeter un coup d'œil sur les figures ci-jointes pour s'en rendre compte (fig. 149, 150).

Soit VV′, le méridien vertical *le plus réfringent*, et HH′, le méridien horizontal *le moins réfringent.*

Ce sont les deux méridiens principaux.

Les rayons parallèles réfractés à travers VV′ vien-

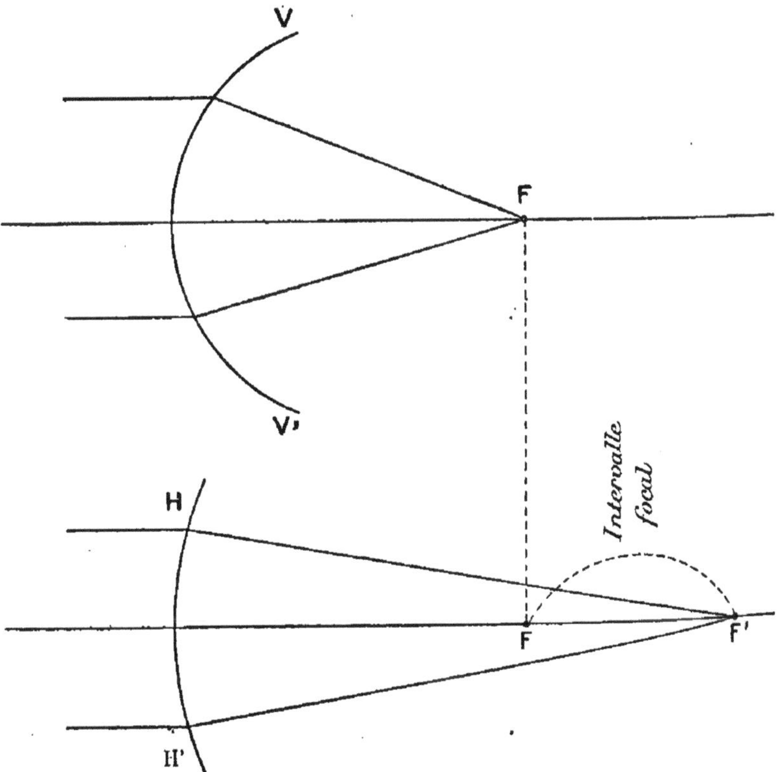

Fig. 150. — Schéma montrant que le méridien vertical *VV′ de plus forte courbure* est le plus réfringent. Son foyer est en *F*. Le méridien horizontal *HH′* de plus petite courbure est le moins réfringent et son foyer est plus éloigné en *F′*. L'espace qui sépare *F* et *F′* est l'intervalle focal.

dront former leur image en F foyer principal du méridien vertical. Par contre les rayons réfractés à travers HH′ iront couper l'axe plus loin en F′ foyer principal du méridien horizontal.

On nomme *intervalle focal* l'espace FF′ qui sépare les deux foyers principaux.

Tous les rayons réfractés à travers VV′ formeront une *ligne horizontale* en F, ceux réfractés à travers HH′, une *ligne verticale* en F′. Ce sont les *lignes focales*.

En ces deux points, l'image d'un point sera donc une ligne verticale ou horizontale. En A, l'image sera une ellipse, à grand axe horizontal ; en B, un cercle, en C, un autre cercle, en D, une ellipse à grand axe vertical. Cette simple figure montre donc bien nettement que jamais un astigmate ne pourra avoir une image nette d'un objet extérieur. Ce qu'il distingue le mieux ce sont les lignes, parce qu'il existe dans son œil des méridiens où elles peuvent être distinguées assez nettement et c'est pour cela que l'astigmate accommode toujours pour une de ses lignes focales (Javal).

Symptômes de l'astigmie. — L'astigmate y voit toujours mal, que *ce soit de près ou de loin ;* au loin, sa vision est défectueuse comme celle d'un myope léger ; de près, elle est encore mauvaise et se fatigue vite comme celle d'un hypérope.

Celui-ci en accommodant, celui-là en rapprochant y voient ; l'astigmate y verra toujours mal et c'est pour remédier à cet affaiblissement de la vision qu'il imagine mille attitudes ingénieuses.

L'astigmate cligne des paupières et fronce comme les myopes, essayant de réaliser la vision à travers une fente sténopéique. Il incline la monture de ses verres dans certains sens ; il penche la tête dans certaines attitudes, afin de percevoir les images des objets suivant les méridiens à travers lesquels ils sont le mieux perçus.

Pour avoir des images rétiniennes plus grandes, il rapproche les objets comme les myopes, mais il se fatigue vite et l'asthénopie accommodative, des céphalées, des migraines ne tardent pas à appeler l'attention du sujet. On observe, à la suite de ces efforts, de la conjonctivite, de la blépharite, troubles congestifs liés à l'astigmie (Badal).

En dehors de ces troubles déjà bien suffisants, *mauvaise acuité de loin et de près, troubles asthénopiques*, il existe un moyen très commode de déceler l'astigmie.

Placé en face d'un cadran traversé par des diamètres égaux dans tous les sens, un œil normal verra toutes les lignes également noires.

Pour l'astigmate il n'en sera pas ainsi. Il y a, pour une certaine position, une ligne qui viendra former son image dans une de ses lignes focales : c'est celle-là qui sera vue nettement, les autres seront floues.

On peut en effet considérer les lignes comme formées de points contigus. Or jetons un coup d'œil sur les figures 151 et 152, mettons devant un œil normal un cylindre de + 3 D. à axe vertical et voyons ce qui arrive pour deux méridiens *vertical* et *horizontal* vus à travers un méridien *vertical normal* et un *horizontal amétrope*. Tous les points seront vus sous forme de petites bandes grisâtres, élargies, diffuses dans le sens vertical. Dans le sens horizontal le même phénomène se reproduit, mais toutes les images diffuses s'ajoutent les unes au bout des autres, elles se recouvrent et finalement donnent une ligne noire horizontale très accusée et allongée aux deux extrémités.

Si, au lieu de points, nous considérons qu'il s'agit de lignes, AB sera vue sous forme d'une bande élargie mais grise et diffuse ; l'autre CD sous forme d'une

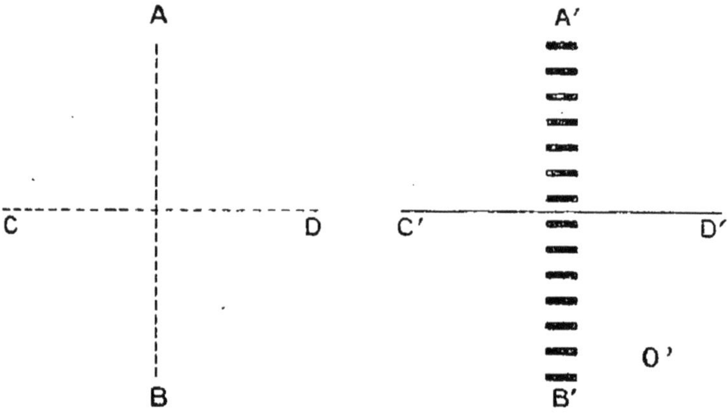

Fig. 151. — Vision des points par un œil atteint d'astigmie.

ligne noire et c'est précisément celle qui est *parallèle au méridien amétrope*.

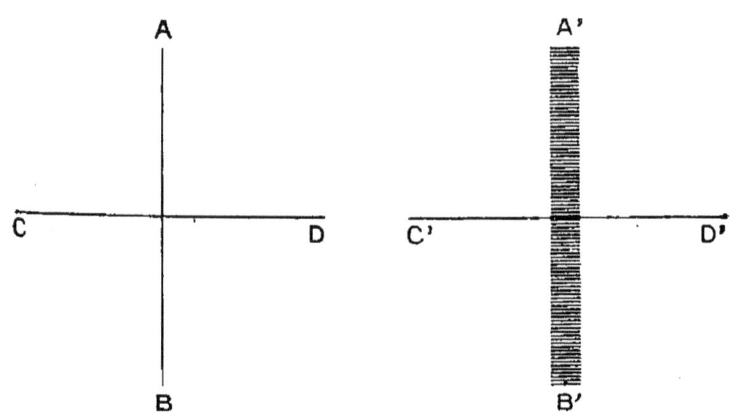

Fig. 152. — Vision des lignes par un œil astigmate.

Il est facile d'en donner la démonstration d'une autre façon (fig. 153 et 154). Soit AOB une ligne droite *verticale* placée au devant du méridien vertical MM' que nous supposerons *hypérope*, le foyer principal postérieur sera donc en *o* en arrière de la rétine R. Examinons comment la ligne AOB viendra se pein-

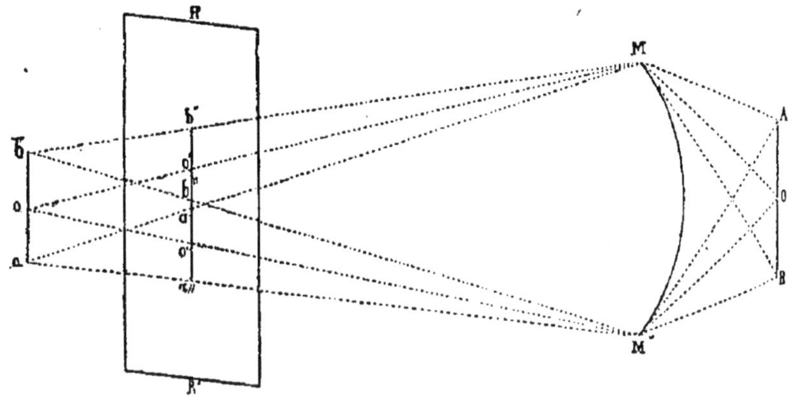

Fig. 153. — Image d'une ligne verticale à travers le méridien vertical amétrope (d'après Abadie).

dre sur R. Le point O, dont l'image est en *o*, se peindra sous forme d'une ligne verticale *o'o"* ; le point A

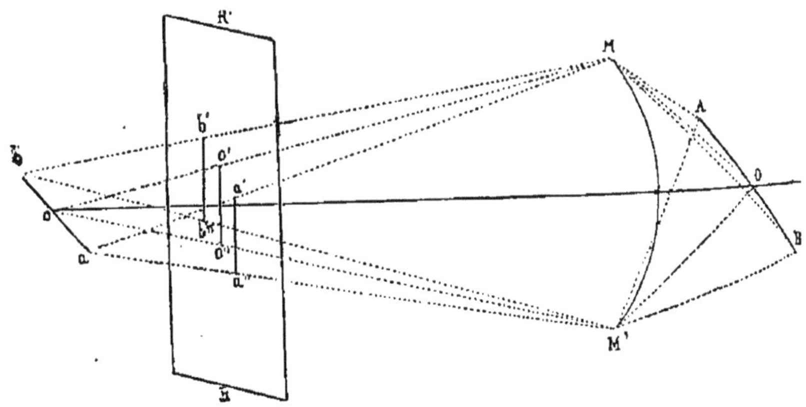

Fig. 154. — Image d'une ligne horizontale à travers le méridien vertical amétrope (d'après Abadie).

sous forme d'une autre droite *a' a"* qui empiète sur l'autre ; le point B se peindra sous forme d'une ligne *b'b"*.

Il en résulte donc que tous les points de AOB se peindront finalement sous forme de lignes verticales qui se superposent, se recouvrent, se confondent et *donnent en définitive une ligne verticale très noire, allongée*, un peu floue aux extrémités, plus grande que ne serait l'image vraie *aob*.

Par conséquent, les *lignes verticales*, c'est-à-dire celles *parallèles au méridien amétrope, seront nettes;* elles seront seulement allongées.

En sera-t-il de même pour les lignes horizontales qui lui sont perpendiculaires ?

Soit la ligne horizontale AOB. O se peindra sous forme d'une ligne droite verticale O′ O″; A, sous forme de *a′ a″*; B, sous forme de *b′ b″*. En définitive, tous les points de AOB formant sur la rétine des lignes verticales qui se *juxtaposent*, mais ne se *recouvrent plus*, se peindront sous forme d'*une bande très élargie* et *par conséquent diffuse*.

Si nous supposons un œil atteint d'astigmie hypéropique inverse, comme nous venons de l'exposer, la ligne vue la plus distincte sera donc la *ligne verticale*, c'est-à-dire celle qui est *parallèle* au *méridien amétrope*. C'est ce qu'il ne faut pas perdre de vue ; ce phénomène servira pour rechercher et déterminer l'astigmie subjective.

La ligne qui est vue la plus noire de loin est parallèle au méridien amétrope ou le plus amétrope.

Acuité visuelle des astigmies.— G. Martin s'est beaucoup occupé de cette question et les constatations qu'il a relevées peuvent être considérées comme exactes.

Tantôt l'acuité visuelle est normale, tantôt elle est

abaissée. En général, le degré de l'acuité est en raison inverse de celui de l'astigmie.

Mais il y a souvent des exceptions. Une astigmie de 1 ou 2 D. peut coïncider avec une acuité normale; et, par contre, une astigmie légère peut coexister avec une mauvaise acuité.

L'acuité visuelle d'un œil astigme est en général très mauvaise lorsque l'autre œil est normal. Dans ces cas d'anisométropie, il existe souvent une *amblyopie ex non usu qui ne disparaît pas par le cylindre correcteur*.

L'amélioration apportée par les verres cylindriques est d'ailleurs chose très variable. Tantôt elle est extrêmement sensible, tantôt elle est presque nulle.

Pour expliquer cette *amblyopie astigmique*, on en est réduit à faire des hypothèses. Peut-être existe-t-il des malformations, des lésions de la macula, que le microscope pourrait nous révéler?

Peut-être aussi pourrait-on admettre l'explication très plausible donnée par Martin. Pour que les éléments rétiniens arrivent à posséder une sensibilité égale dans toutes les directions, il faut qu'ils soient excités d'une façon égale par la lumière.

Or, dans le cas d'astigmie, l'excitation n'est pas la même dans un sens que dans le sens perpendiculaire. Si les rayons qui traversent l'œil horizontalement vont faire leur foyer sur la rétine, chaque élément rétinien sera stimulé par une image vive dans le sens vertical, et par une image diffuse dans le sens opposé. Il en résulte que les éléments acquièrent définitivement *un degré inégal de sensibilité selon les méridiens*.

Dans la suite on aura beau corriger l'astigmie

par des cylindres, on aura beau remplacer les images de diffusion par des images nettes, on ne parviendra pas à établir une vision normale.

Quoi qu'il en soit, le plus souvent, les cylindres augmentent notablement l'acuité, mais celle-ci est très souvent inférieure à la moyenne.

Différentes variétés d'astigmies. — Ainsi qu'il est facile de le supposer, plusieurs combinaisons peuvent se présenter :

Tantôt l'un des méridiens principaux est *emmétrope* et l'autre, qui lui est perpendiculaire, *amétrope* (myope ou hypérope) : c'est *l'astigmie simple.*

Tantôt les deux sont amétropes, de même amétropie (myopie ou hypéropie), mais à des degrés différents ; c'est *l'astigmie composée.*

Tantôt enfin ils sont tous deux amétropes, mais d'amétropies différentes (myopie dans un sens, hypéropie dans l'autre) ; c'est *l'astigmie mixte.*

On a donc cinq variétés d'*astigmie :*

1° — Astigmie simple	Myopique Hypéropique
2° — Astigmie composée	Myopique Hypéropique
3° — Astigmie mixte.	

La plus fréquente est incontestablement l'astigmie hypéropique simple ou composée. La plus rare est l'astigmie mixte.

Diagnostic de l'astigmie. — Pour arriver à faire le diagnostic de l'astigmie, il faut connaître :

1° — L'orientation des 2 méridiens principaux ;

2° — L'état de la réfraction dans ces deux méridiens.

Pour cela, nous nous adresserons aux méthodes subjectives et objectives qui sont :

Méthodes subjectives.......	Cadran Méthode Donders Scheiner
Méthodes objectives........	Ophtalmoscopie Skiascopie Astigmomètre de Javal et Schiötz

Méthodes subjectives. — Détermination par la méthode de Donders. — Cadran. — Boîte de verres. — Le sujet est placé à 5 mètres d'un cadran suffisamment grand dans lequel sont dessinés des rayons allant de 15° en 15°. Ces rayons correspondent ainsi aux heures et aux demi-heures d'un cadran d'horloge et sont notés d'une façon semblable, de manière que l'on peut à distance distinguer aisément telle ou telle ligne et indiquer les heures correspondantes.

Ces rayons portent aussi, à leurs extrémités, un autre chiffre beaucoup plus petit indiquant leur inclinaison en degrés.

Enfin, une troisième notation plus intérieure indique la direction perpendiculaire à ce rayon, *renseignement dont on a constamment besoin*, pour la correction de l'astigmie.

Ces cadrans dits « horaires » rendent évidemment de grands services, mais ils seraient plus pratiques encore, si on adoptait la modification que nous avons réalisée.

Quels sont en effet les inconvénients de ceux qui existent ? Les voici : le sujet vous indique que la ligne la plus noire est celle qui va de 8 à 2 heures, mais vous ne savez, à moins d'être extrêmement rompu à cet exercice, si l'inclinaison de ce méridien est à 20° ou à 45° et l'observateur doit aller voir près du cadran à quel degré correspond ce diamètre. Puis il faut qu'il calcule ou lise de nouveau pour savoir

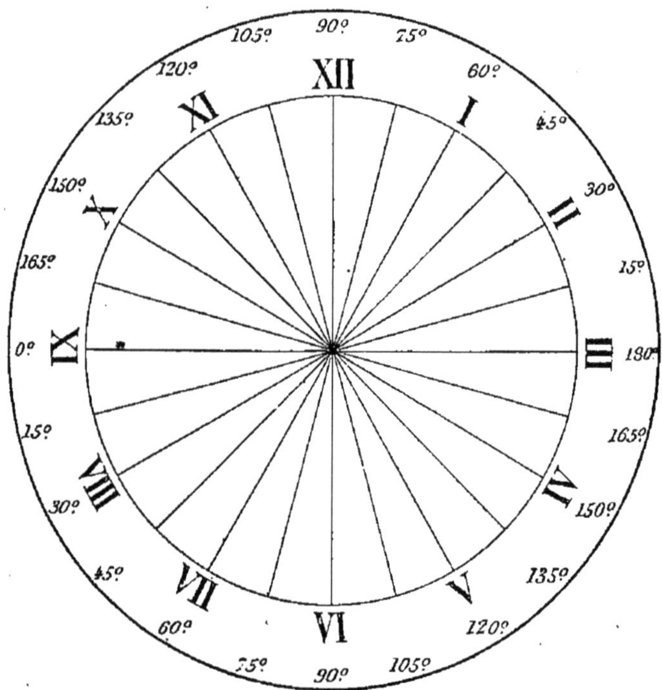

Fig. 155. — Cadran pour déterminer l'astigmie (d'après Fromaget).

dans quel sens il devra placer le cylindre correcteur.

Cadran du Dr Fromaget. — Pour éviter ces tâtonnements et ces pertes de temps, nous avonsfait construire un cadran qui indique immédiatement comment on doit placer le verre correcteur. *En indiquant la ligne la plus noire au loin*, l'observé nous indique quelle doit être la *direction de l'axe du cylindre correcteur*.

Il est bien entendu qu'il faut admettre la façon de noter l'astigmie que nous avons indiquée : de 0° à 180°, dans le sens inverse des mouvements des aiguilles d'une montre.

Notre modification consiste simplement à inscrire en dehors du cadran, dans un nouveau cercle, les degrés placés aux extrémités des rayons, d'après le mode que nous venons d'indiquer et de rendre *ces chiffres suffisamment visibles* pour que l'observateur puisse les voir de loin sans aucune difficulté. *Le degré indiqué au bout du diamètre le plus noir* indiquera la *direction que l'axe du verre correcteur devra avoir dans la monture graduée.* De la sorte, il n'y a plus de retard et la correction se fait d'une façon machinale.

Le sujet intelligent indiquera la ligne qui lui semble la plus noire ; nous savons que cette ligne est *parallèle au méridien amétrope* ou le plus amétrope. Nous aurons donc, de suite, la direction d'un des méridiens principaux et, par conséquent, celui de l'autre qui lui est perpendiculaire. Si le sujet nous indique, comme ligne plus noire, celle qui va de 1 à 7 heures, cela signifie que son méridien amétrope est *parallèle à cette direction*. Or, pour le cadran, l'inclinaison de ce rayon est 60°, celui de l'œil de l'*observé qui lui fait face sera celui à 150°, qui est parallèle au diamètre à 60° du cadran.*

Comment faudra-t-il placer le cylindre correcteur dans la monture ?

Perpendiculairement à 150°, direction du méridien amétrope, soit à 60, chiffre indiqué par le cadran horaire. En adoptant cette graduation, nous supprimons donc tout calcul, comme l'indique notre explication.

La recherche des deux méridiens principaux est donc simple par ce procédé; la ligne la plus noire donne l'un des méridiens et l'autre est connu du même coup, puisqu'il lui est perpendiculaire.

Nous avons obtenu nos deux méridiens; il faut savoir maintenant à quelle variété d'astigmie nous avons affaire.

Rien n'est plus simple. Continuant notre exemple, nous plaçons à 60°, dans la monture de lunettes, un *cylindre convexe* d'abord de 1D. S'il s'agit d'une astigmie myopique, ce verre ne fera qu'exagérer l'amétropie et la vision sera encore plus défectueuse. Si la vision s'améliore, et si les autres lignes du cadran se détachent plus noires, c'est qu'il s'agit d'une astigmie hypéropique et on augmentera progressivement le numéro des verres jusqu'à ce que tous les rayons du cadran soient également noirs.

Le numéro du cylindre qui procurera ce résultat indiquera le degré d'astigmie et sa nature. C'est là l'astigmie subjective, celle qu'on doit corriger et qu'il est surtout important de connaître.

Si un cylindre convexe abaisse encore la vision des autres rayons, on prend un cylindre concave et l'amélioration se produit rapidement.

Le cylindre concave le plus faible qui fait voir les lignes également noires donne et le degré de l'astigmie et sa nature.

Echelles d'acuité. — Au lieu du cadran, *il est bien préférable*, pour déterminer le degré d'astigmie, d'employer les échelles d'acuité, surtout avec des sujets peu observateurs.

On fait lire l'observé qui accuse, par exemple, une acuité de 1/4; on met immédiatement au-devant de l'œil un cylindre dans la direction indiquée par le cadran et on cherche quel est le cylindre qui augmente le plus l'acuité. Dans le cas où l'acuité *n'augmente* pas, on note le verre le plus fort qui *la maintient toujours identique*, car dès que la correction est dépassée, la vision doit baisser.

En faisant lire le sujet, on se rend beaucoup mieux compte qu'avec le cadran des améliorations de la vision. Et, en inclinant un peu à droite ou à gauche le cylindre, on est fixé sur la meilleure direction du verre. C'est ainsi qu'on procède en clinique.

Nous venons de voir comment on mesure l'astigmie myopique ou hypéropique. On doit songer aussi à l'astigmie mixte, et lorsqu'un cylindre convexe placé dans un sens améliore un peu la vision qui reste cependant mauvaise,on placera perpendiculairement à lui un cylindre concave. Si la vision s'améliore, c'est qu'il s'agit d'astigmie mixte.

Dans les deux sens on cherchera le cylindre qui donne le maximum d'acuité. (Voir méthode de Donders.)

Le degré d'astigmie sera indiqué par la *différence* entre *les 2 verres cylindriques.*

On doit rechercher systématiquement l'astigmie chez les myopes ou chez les hypéropes qui n'ont pas de bonnes acuités et très souvent la vision sera considérablement améliorée par un cylindre parfois très faible.

Dans ce cas, on corrigera d'abord l'amétropie sphérique et on ajoutera le cylindre, ensuite il faudra user de lunettes d'essai à deux rainures.

Certains oculistes ont même recommandé des lunettes spéciales où le verre cylindrique tourne facilement grâce à un mécanisme particulier. Ces lunettes ne sont pas cependant indispensables.

Comme, le plus souvent, c'est le méridien vertical (myopie) ou horizontal (hypéropie) qu'il faut corriger, les verres peuvent être tenus facilement à la main verticalement ou horizontalement et on arrive à les faire tourner dans tous les sens avec les doigts. Pour les positions obliques, la graduation des montures d'essai suffit amplement.

MÉTHODE DE SCHEINER. — On peut également avec l'optomètre basé sur le principe de Scheiner mesurer l'astigmie.

Moyen de procéder. — Avec le cadran, on cherche la ligne qui est la plus noire : elle est *parallèle au méridien le plus éloigné de l'emmétropie.* On a donc la direction d'un méridien principal ; *en ajoutant 90°*, on a l'autre.

Il suffit alors de chercher les réfractions suivant chacun de ces méridiens. La différence de réfraction indiquera l'astigmie.

La chose est très facile en plaçant les deux trous sténopéiques de notre ophtalmoscope ou de l'optomètre dans les deux directions voulues.

Ce moyen est très précieux, et peut être employé chez les illettrés et dans les cas où l'acuité visuelle est défectueuse.

Il présente cet inconvénient de ne pas indiquer de suite quel sera le meilleur cylindre pour l'*astigmie.*

Méthodes objectives. — 1° OPHTALMOSCOPIE. — La

plus défectueuse de toutes les méthodes pour la détermination est certainement l'*ophtalmoscopie*.

Et cependant, l'ophtalmoscope, soit à *l'image droite*, soit à *l'image renversée*, *procure* des renseignements très importants.

Ces deux examens permettent de constater des déformations papillaires très nettes.

La papille vue à travers un système réfringent sphérique est arrondie, agrandie ou amoindrie, suivant la puissance réfringente de l'œil, mais elle n'est pas déformée.

A l'image droite, la papille est plus grande chez le myope que chez l'hypérope, car une réfraction plus forte donne un grossissement plus fort.

A l'image renversée, c'est le contraire, la papille du myope est beaucoup plus petite que celle de l'hypérope (fig. 156).

On pourrait donc utiliser le grossissement de la papille ; mais, comme elle varie avec les individus, la chose est difficile.

Lorsque la réfraction n'est pas la même dans tous les méridiens, il en résulte que la papille n'a plus les mêmes dimensions dans tous les sens.

A l'image droite, le méridien le plus large correspondra au méridien le *moins* réfringent (fig. 156).

De sorte que la même papille sera ovalaire à grand axe vertical ou horizontal, suivant qu'on la regarde à l'image droite ou renversée.

L'image de la papille présente un allongement en sens inverse aux deux extrémités de la course, tandis que, dans un œil non astigmate, elle *varie de grandeur*, mais *garde ses proportions*.

Malheureusement, souvent la papille n'a pas une

forme absolue circulaire : elle est ovalaire et les déformations n'ont de valeur que si elles sont très accentuées.

Ces changements de forme sont des signes d'astigmie. En éloignant la lentille de l'œil à l'image renversée, on modifie le grossissement de l'image et celle-ci subit des déformations progressives qui constituent un signe bien évident.

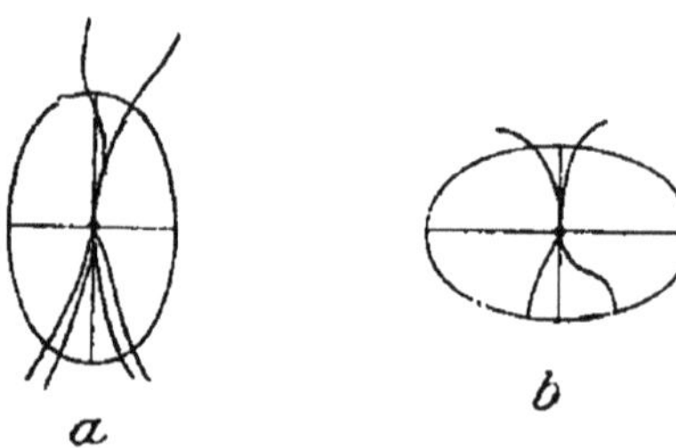

Fig. 156. — *a*, aspect de la papille à l'image droite (ellipse à grand axe *vertical*) dans un cas d'astigmie directe; *b*, la même à l'image renversée.

En pratique, on ne peut mesurer l'astigmie par la grandeur et la déformation *de l'image renversée*.

Le peut-on par l'image droite?

Evidemment, certains oculistes peuvent arriver à ce résultat après de longs et pénibles exercices; mais la majorité ne l'essaie même pas et c'est une méthode d'exception que quelques privilégiés peuvent employer pour les astigmies hypéropiques surtout.

On cherche alors à l'image droite la réfraction dans deux méridiens principaux.

Si, par exemple, un emmétrope voit nettement au 0 le bord inférieur et supérieur de la papille, ainsi que les *vaisseaux horizontaux*, c'est que le *méridien vertical* est le plus réfringent.

On en conclut que le méridien *vertical* est *emmé-*

trope. Puis on cherche avec des verres convexes à voir nettement les *vaisseaux verticaux ;* si un verre de + 2 Dioptries le permet, on conclut que l'œil est atteint d'une astigmie directe hypéropique de 2 D.

On pourrait s'étonner d'abord de ce que les *vaisseaux horizontaux* donnent la réfraction du *méridien vertical*. Il suffit de se rappeler ce que nous avons dit de la vision des astigmates et de faire remarquer que, lorsqu'on regarde les vaisseaux rétiniens d'un œil astigmate, on se trouve dans les mêmes conditions qu'en regardant à travers un verre cylindrique. On voit nettement les *lignes perpendiculaires au méridien* pour lequel on est adapté.

Les déformations de la papille nous indiquent le méridien le plus et le moins réfringent; il ne faut pas lui demander davantage, d'autant qu'il existe d'autres méthodes objectives d'une exactitude parfaite.

2° ASTIGMOMÈTRE DE JAVAL ET SCHIÖTZ. — Cet instrument permet d'avoir très rapidement les méridiens principaux, de mesurer la courbure de la cornée dans ses deux directions et d'obtenir l'astigmie.

Principe de l'ophtalmomètre. — Pour bien saisir le fonctionnement de cet instrument, il faut examiner tout d'abord deux petits problèmes fort simples qui ont été fort bien expliqués par Weiss dans ses « Leçons d'ophtalmométrie ».

Premier problème. — Considérons un miroir convexe dont le centre est en C et ayant un rayon de courbure R. Si l'on place un objet de grandeur connue O à une distance *d* du miroir, on peut, soit par une construction graphique, soit par le calcul, déterminer la grandeur de l'image I; cela est évident et connu d'après les études élémentaires sur les miroirs. Donc la dimension de l'objet O, celle de l'image I, les longueurs *d* et R sont des grandeurs reliées entre elles ; si trois de ces grandeurs sont connues, on peut déterminer la quatrième. En particulier, si l'on donne l'objet

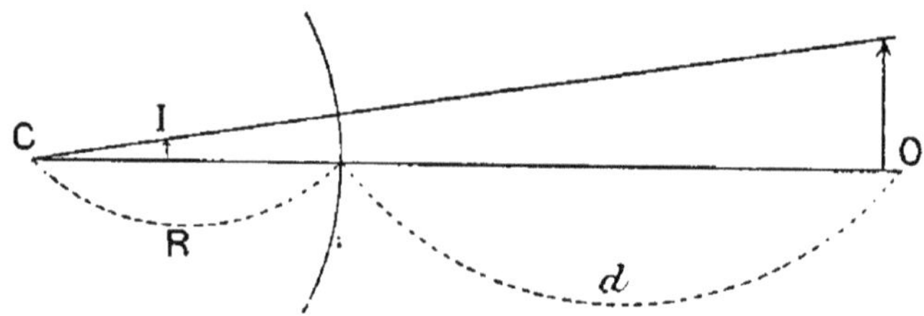

Fig. 157. — Principe de l'ophtalmomètre (d'après Weiss).

O, l'image I et la distance *d*, on peut calculer le rayon du miroir, ou plus exactement le rayon du méridien du miroir parallèle à la petite droite O (fig. 157).

Supposons que le miroir soit la face de la cornée ; si l'on place vis-à-vis de cette cornée, à une distance connue *d*, une petite droite O, il suffira de pouvoir

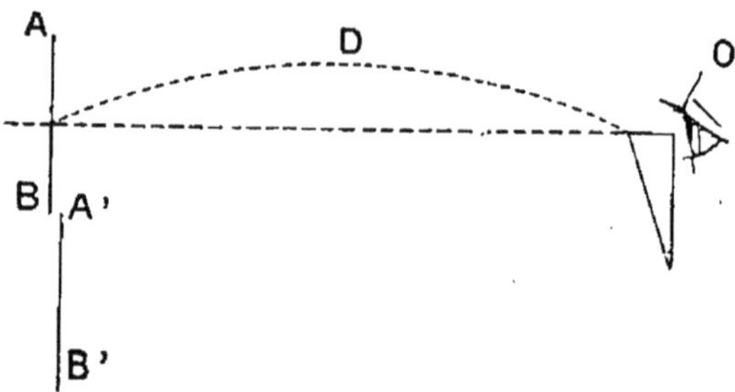

Fig. 158. — Principe de l'ophtalmomètre (d'après Weiss).

mesurer l'image I pour pouvoir ainsi calculer le rayon R du méridien parallèle à O. Mais comment mesurer I, qui est derrière la cornée et que l'on ne peut atteindre ? C'est là le deuxième problème à résoudre.

Deuxième problème. — Etant donné une image ou

un objet AB que l'on ne peut atteindre, comment peut-on mesurer sa longueur?

Supposons que l'œil O soit à une distance D de AB. Plaçons devant l'œil un prisme de façon à ne pas couvrir entièrement la pupille par sa base. L'œil verra AB, simultanément, directement et à travers le prisme.

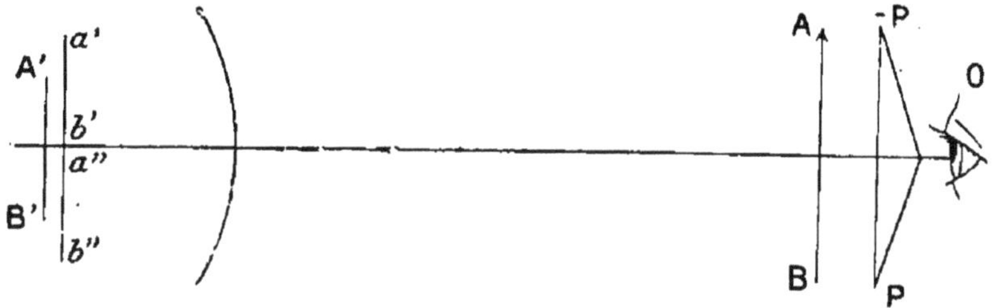

Fig. 159. — Principe de l'ophtalmomètre (d'après Weiss).

Directement il verra AB à sa place réelle; à travers le prisme, il verra une image A'B', déplacée vers le bas dans le cas de la figure 158, et déplacée d'une quantité déterminée pour l'angle du prisme et pour la distance D. Supposons que l'on ait reconnu une fois pour toutes qu'à la distance D le déplacement de l'image correspond à 1 centimètre; si nous voyons A'B' et AB bout à bout, comme le représente la figure, il est évident que *AB aura un centimètre* de long; en effet, A' aura dû se déplacer de 1 centimètre pour aller de A en B. On peut donc ainsi, avec ce prisme, vérifier qu'un objet situé à la distance D a 1 centimètre. On pourrait, en changeant de prisme, faire des mesures d'objets de diverses grandeurs.

On peut aussi, cela revient évidemment au même, arriver au même résultat en prenant deux prismes accolés par la base et donnant chacun un déplacement de 1 demi-centimètre par exemple, l'un vers le haut, l'autre vers le bas. On ne voit alors plus du tout directement l'objet AB, mais deux images *a'b' a''b''*, comme cela est représenté sur la figure 159.

Le principe de l'ophtalmomètre de Javal est dès lors aisé à comprendre.

Plaçons vis-à-vis de la cornée à mesurer et parallèlement au méridien que l'on veut étudier une droite lumineuse AB; elle formera une image A'B'. Cette image, nous la regarderons à travers le double prisme PP', et nous verrons deux images *a'b'*, *a''b''*. Supposons-les bout à bout : nous connaîtrons la dimension de A'B', si nous nous plaçons toujours à la même distance de l'image A'B' et si nous savons quelle est la valeur du déplacement fourni par le double prisme PP'. Par suite aussi, connaissant A'B', nous pouvons calculer le rayon du méridien étudié. Mais nous allons voir qu'il n'est pas nécessaire de faire ce calcul.

En effet, en général, quand on se placera vis-à-vis d'un œil et que l'on examinera, on ne verra pas *a'b'* et *a''b''* bout à bout. Ces deux images ou seront séparées ou empiéteront l'une sur l'autre. Faisons alors varier la dimension de AB; A'B' augmentera ou diminuera en même temps que AB; il en sera de même de *a'b'* et *a''b''*; il y aura une certaine dimension de AB pour laquelle le contact se fera, et pour laquelle, par conséquent, l'image de AB aura la grandeur correspondant au prisme employé. Pour arriver à ce résultat, il faudra, pour chaque rayon de courbure du miroir, une certaine dimension de AB, on peut donc, uniquement d'après la dimension de AB, savoir quelle est la valeur du rayon de courbure, si l'on a en fait une fois pour toutes sur AB une graduation correspondant à ces rayons de courbure.

Quand on connaît le maniement de l'appareil, et il s'acquiert très vite, on mesure très rapidement tous les yeux.

Bien que le premier appareil ait été transformé déjà deux fois, le principe reste le même et les perfectionnements sont d'ordre absolument secondaire.

Il est indispensable de ne pas oublier que cet appareil ne donne que l'*astigmie cornéenne*, puisqu'il sert à mesurer les rayons de courbure de la cornée.

Voici comment est construit cet astigmomètre (fig. 160 et 161) :

Deux mires blanches ayant la forme, l'une d'un rectangle, l'autre d'un escalier, doivent être fortement éclairées et placées de chaque côté de l'œil à examiner. Ces mires éclairées viennent se réfléchir sur la cornée. Les rayons réfléchis par la cornée sont reçus dans une lunette derrière laquelle se trouve l'observateur.

Cette lunette contient deux lentilles bi-convexes ayant 27 mm. de distance focale et distantes de 27 mm. (fig. 162 et 163).

L'œil observé O' est placé au foyer antérieur F de la première lentille ; l'œil observateur O est placé au foyer F' postérieur de la deuxième lentille. Un prisme bi-réfringent P, placé entre les deux lentilles, dédouble les images réfléchies par la cornée de O' et reçues par l'œil O.

De plus les mires sont mobiles et glissent sur un arc de 36 cm. de rayon. Le centre de l'arc est un peu au delà du foyer du premier objectif. En pratique une mire est fixée, c'est le rectangle, et l'escalier seul se déplace en glissant le long de l'arc. Cet arc peut tourner dans le plan vertical, dans tous les sens autour de la lunette et il porte perpendiculairement à lui une aiguille qui indique le degré de rotation imprimé. Le degré peut se lire sur un disque gradué à cet effet.

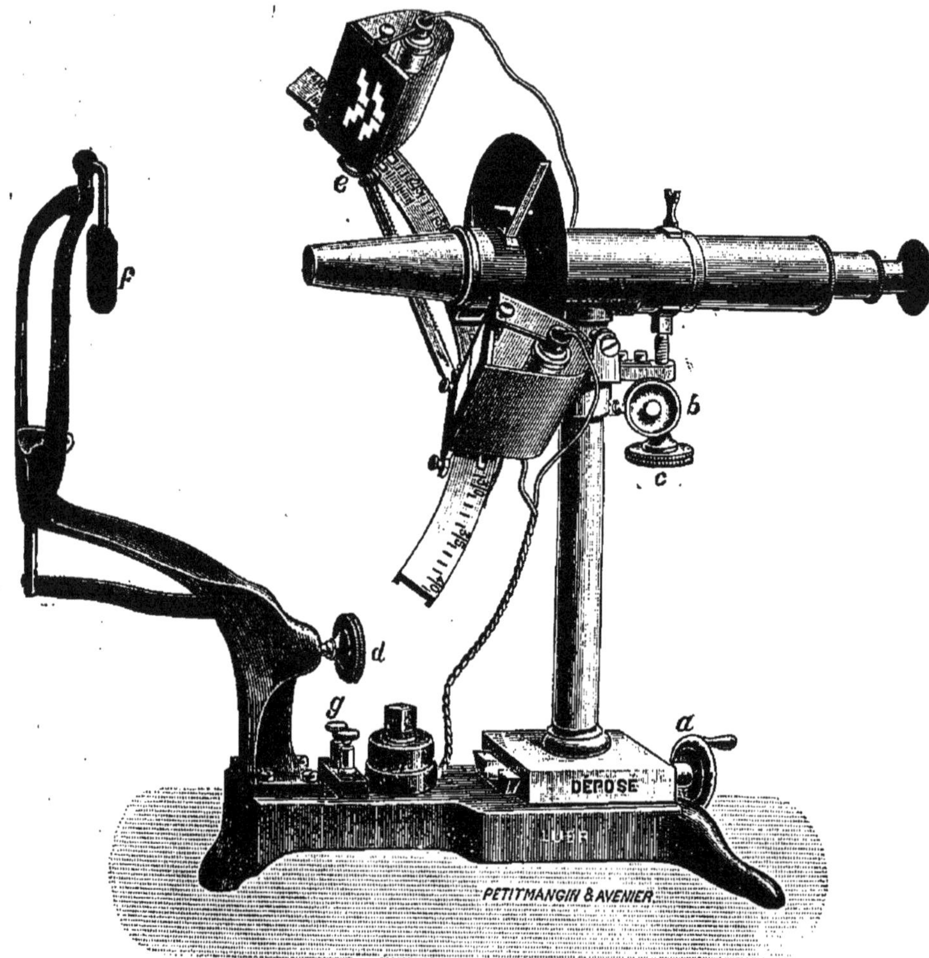

Fig. 160. — Nouvel ophtalmomètre Javal et Schiötz, à éclairage électrique.

On pourra ainsi connaître la direction des méridiens principaux de la cornée examinée.

Les deux mires sont coupées actuellement dans leur milieu par une ligne noire simple ou double, cette ligne, dite *ligne de foi*, permet d'établir l'affrontement et le nivellement exact des images des mires.

Manière de procéder. — L'appareil doit être disposé en face d'une fenêtre de façon à ce que les mires soient bien éclairées ; mais les appareils munis de mires éclairées par transparence, électriquement, sont bien supérieurs.

Le sujet tourne le dos à la fenêtre et repose sa

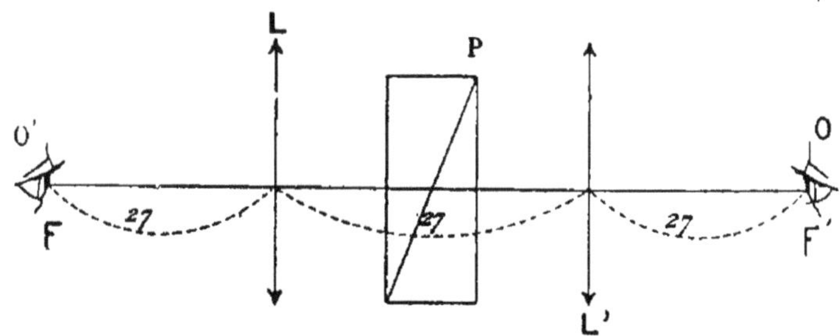

Fig. 161. — Coupe schématique de l'ophtalmomètre.

tête sur un appui, le front soutenu dans l'ovale qui entoure cet appui. On recouvre un des yeux avec un écran de façon à ce que le sujet fixe toujours l'orifice de l'objectif et n'ait pas de tendance à regarder tantôt avec un œil, tantôt avec l'autre. Une crémaillère permet d'élever ou d'abaisser l'appui-menton de façon à ce que l'œil soit à la hauteur de la lunette. Une échancrure faite dans l'appui-front indique la hauteur que l'œil doit occuper. L'observateur, placé de l'autre côté de l'appareil, regarde à cet effet par un orifice percé dans le disque kératoscopique.

On termine la mise au point, en prenant avec les deux mains les deux pieds antérieurs qui permettent d'éloigner ou de rapprocher l'appareil et on établit l'égalité de niveau en tournant à droite ou à gauche une vis sur laquelle repose le pied postérieur.

Dans les derniers modèles, tous ces mouvements peuvent se faire mécaniquement.

Les mires étant nettement visibles dans la cornée, comment doit-on procéder ?

On aperçoit dans la cornée quatre images A, B,

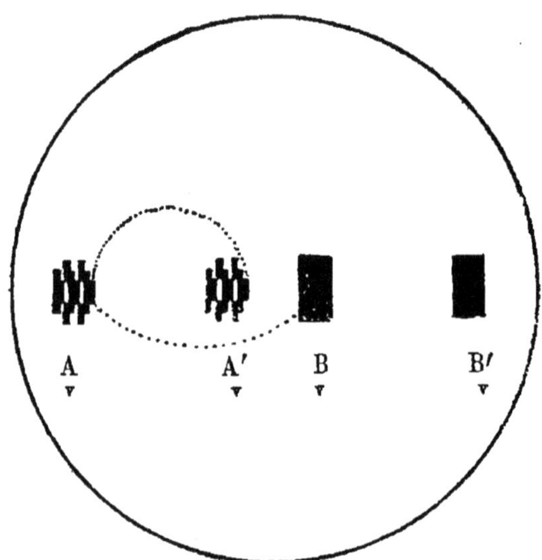

Fig. 162. — Dédoublement des images.

A' et B' résultant du dédoublement des images des deux mires. On voit de plus que le disque kératoscopique dédoublé donne deux cercles qui se coupent et, dans cette intersection des deux cercles, on trouve l'image B dédoublement de la mire B' et l'image A' dédoublement de la mire A.

On ne devra s'occuper que de ces deux images. C'est la seconde image de A et la première de B' (fig. 162).

Lorsque la cornée est sensiblement sphérique, on

établit le contact en rapprochant la mire B' jusqu'à ce que A' B soient en contact.

Il faut s'assurer que ces deux images sont au même niveau. Pour cela, on doit regarder les *lignes de foi* et s'arranger de façon à ce *qu'elles soient sur le prolongement exact l'une de l'autre.*

Car un des symptômes importants de l'astigmie, c'est qu'il existe la dénivellation des mires, lorsqu'elles ne sont pas dans un des méridiens principaux. Dans ce cas, le rectangle se déforme et c'est un parallélogramme à angles plus ou moins aigus.

En général, on place l'arc horizontal et on établit le contact dans ce plan horizontal ; si les *deux lignes de foi* coïncident, on est dans un des méridiens principaux. Sinon, il y a dénivellation d'autant plus forte que l'astigmie est plus prononcée.

Dans ce cas, on fait tourner l'arc en l'élevant ou l'abaissant jusqu'à ce que les *lignes de foi soient bien sur le prolongement* l'une de l'autre et on établit le contact. On note la direction de ce méridien.

On fait alors tourner l'arc de 90° ; si la courbure est la même, le contact persiste. Dans le cas contraire, il y aura *écartement* ou *empiétement* des mires.

Si elles s'écartent, c'est qu'on a mesuré le *méridien le plus réfringent* et il faut alors prendre le perpendiculaire, qui est moins réfringent. On commence toujours, en pratique, par le méridien le moins réfringent et on tourne à 90° ; s'il y a de l'astigmie, les marches de l'escalier s'enfoncent dans le rectangle. Cela se voit facilement à ce qu'elles deviennent beaucoup plus blanches et il suffit de noter le nombre des marches qui ont empiété. Chacune est calculée de telle sorte qu'elle correspond à 1 Dioptrie. Si 3 marches disparaissent dans le rectangle, il existe une astigmie de 3 Dioptries, et on note ainsi le résultat 90° ± 3 D. L'appareil ne dit pas en effet si la réfraction est myopique ou hypéropique.

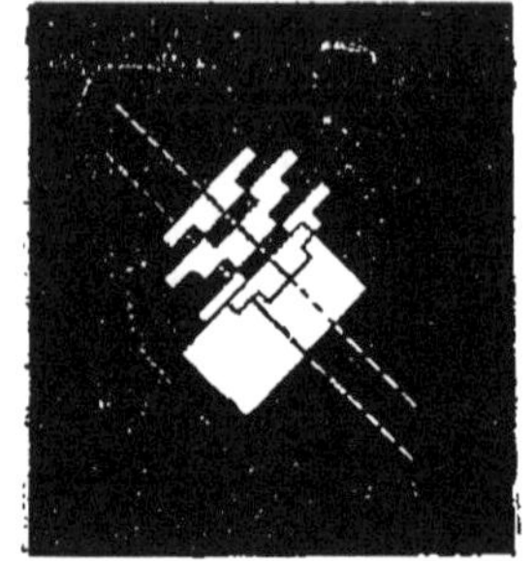

Fig. 163. — Dénivellement des mires en dehors des méridiens principaux.

Il faut donc :

1° — Niveler les mires ;

2° — Les mettre au contact, dans le méridien le moins réfringent ;

3° — Faire exécuter une rotation de 90° ;

4° — Lire le nombre de marches ayant empiété.

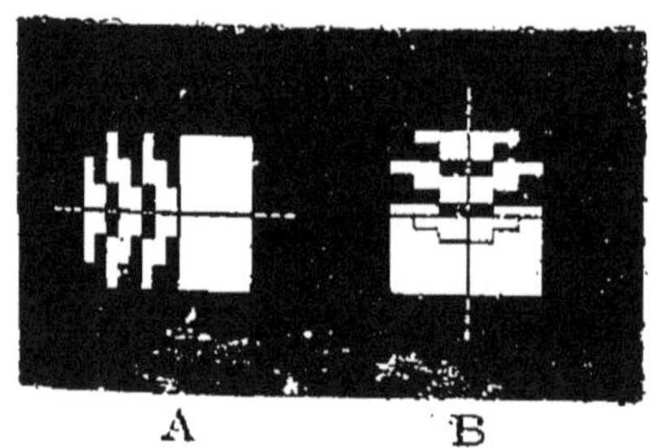

Fig. 164. — Astigmie directe verticale ; les deux mires en contact en A, chevauchant en B.

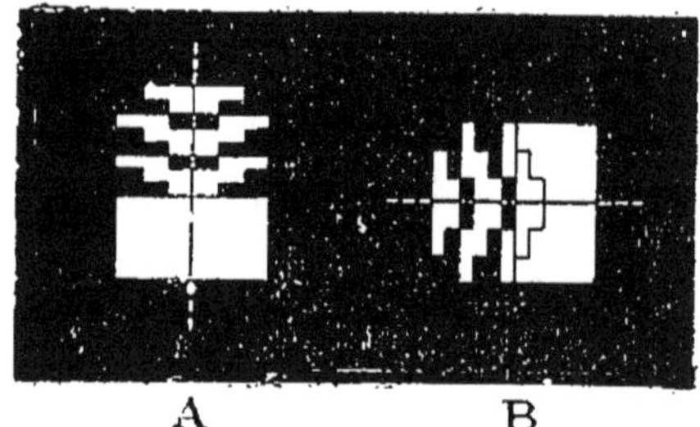

Fig. 165. — Astigmie inverse horizontale. Les deux mires en contact en A, chevauchant en B.

On a ainsi la direction des deux méridiens principaux et la mesure exacte de l'astigmie cornéenne.

Cet appareil permet de mesurer avec une exactitude presque parfaite de 0,25 jusqu'à 6 Dioptries.

Les derniers modèles de l'ophtalmomètre Javal-Schiötz, construit par Giroux, par Meyrowitz, par Pfister et Streit, sont extrêmement perfectionnés, d'un maniement très précis et munis de mires à couleurs complémentaires (rouge et verte) qui rendent l'empiètement plus visible, la mesure plus facile. Les services immenses rendus par l'ophtàlmomètre de Javal et Schiötz n'ont pas tardé à susciter la construction d'autres appareils ayant le même but.

Nous signalerons l'ophtalmomètre *Chambers-Inskeep* fabriqué par Hardy (de Chicago) (fig. 166). Cet appareil possède des *mires fixes*. On obtient la position des mires reflétées par la position des prismes qui se trouvent ajustés à l'intérieur d'un tube et qui sont mobiles, à volonté, mus par une crémaillère et un pignon ; à ce pignon est adaptée une roue graduée donnant les millimètres et la valeur équivalente en dioptries de chaque courbure de la cornée.

On tourne la lunette jusqu'à ce que les lignes allongées méridiennes montrent une seule ligne ininterrompue et bien droite ; on se trouve alors dans un méridien principal. S'il n'y a pas d'astigmie, le fait sera constaté dans toutes les positions de l'axe ; s'il y a astigmie, il ne le sera que dans deux positions seulement.

Ceci fait, on tourne la roue graduée de chaque côté de la lunette jusqu'à ce que les deux éperons perpendiculaires soient réunis et forment une croix parfaite avec les lignes plus longues : ceci constitue la première position. On note et on tourne l'instrument de 90°, les lignes longues sont toujours nivelées, on rapproche ou éloigne les éperons pour obtenir encore une croix parfaite et la variation de courbure de la cornée est donnée, entre les deux indications, en Dioptries et fractions de Dioptries.

3° DÉTERMINATION DE L'ASTIGMIE PAR LA SKIASCOPIE. — C'est la méthode objective par excellence ; elle donne non pas l'astigmie cornéenne, comme la kéra-

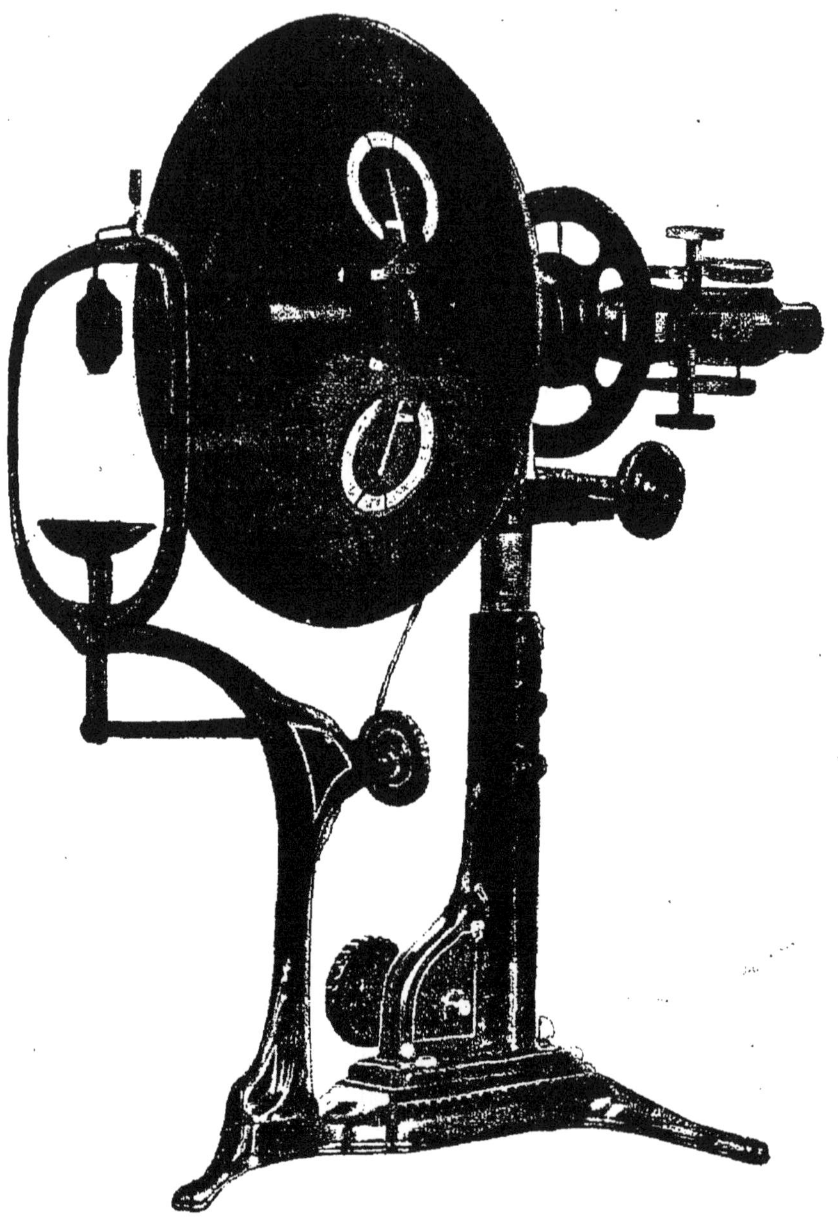

Fig. 166 à 170. — Ophtalmomètre Chambers-Inskeep.
L'instrument vu de face avec les mires fixes et l'appuie-tête. La position des mires comme vues sur la cornée est montrée à la page 436.

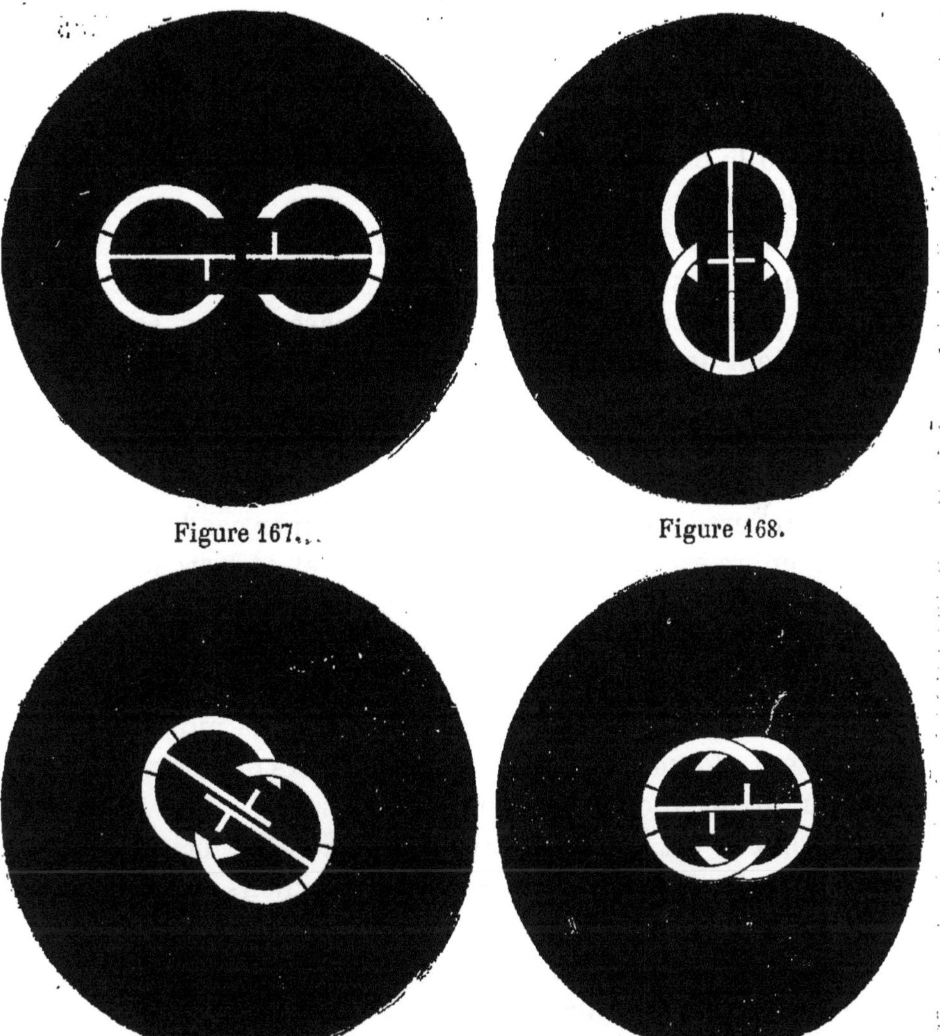

Figure 167.   Figure 168.

Figure 169.   Figure 170.

La figure 167 donne l'aspect tel qu'il est constaté sur la cornée, mires très distantes, avec espace, mais en parfait alignement, sur une cornée normale, ou sur une cornée astigmique dans un méridien principal (nivellement).

La figure 168 représente les images reflétées sur la cornée dans leur position primaire et par laquelle vous relevez votre première observation sur la roue graduée.

La figure 169 montre les images vues dans un cas d'astigmatisme à mi-chemin entre les deux axes (dénivellement).

La figure 170 donne la même observation d'astigmie que la figure 169, mais c'est la deuxième position à laquelle vous faites votre deuxième lecture après avoir amené les images à former une croix parfaite comme dans la figure 168.

toscopie avec l'astigmomètre Javal-Schiötz, mais l'astigmie totale, puisque le phénomène de l'ombre pupillaire résulte de toutes les surfaces et de tous les milieux réfringents de l'œil.

Elle donne de plus la *variété* de l'astigmie.

Lorsqu'il existe de *l'astigmie directe* ou *inverse*, *verticale* ou *horizontale*, les ombres skiascopiques se manifestent de deux façons :

1° Les ombres horizontales et verticales sont dans le même sens;

2° Ou bien elles sont en sens contraire, l'une directe, l'autre inverse. Que nous indique le premier cas?

Si l'ombre est *directe*, mais d'intensité et de marche inégales dans les différents méridiens, il s'agit d'*astigmie myopique composée*. L'ombre qui correspond au méridien le plus myope est plus noire, plus lente que l'autre et lorsqu'on aura corrigé le méridien le moins réfringent, *elle continuera à être directe*, alors que l'autre aura disparu ou sera devenue inverse.

Si l'ombre est *inverse*, mais d'intensité, de forme et de marche inégales dans les deux méridiens principaux, on peut avoir affaire à :

A. Une astigmie myopique simple $<$ à 1D. ;

B. Une astigmie hypéropique simple;

C. Une astigmie hypéropique composée.

L'ombre qui indique le méridien le plus amétrope est toujours la plus noire, la mieux limitée, la plus lente à se déplacer. C'est là un signe important à constater et heureusement très facile.

Pour arriver à faire le diagnostic exact de ces différentes astigmies, on mesurera comme nous l'avons indiqué (voir Skiascopie) la réfraction dans les deux méridiens principaux : la différence donne l'astigmie.

Dans les cas où l'astigmie est *oblique*, la skiascopie plus que toute autre méthode l'indique immédiatement. En cherchant la réfraction du méridien horizontal ou vertical, on s'aperçoit très vite *que l'ombre ne se produit pas dans leur sens, mais qu'une ombre oblique apparaît*. C'est un signe d'astigmie très important. Il suffit, comme nous l'avons indiqué, de pratiquer la skiascopie parallèlement aux méridiens principaux obliques.

Diagnostic de la variété d'astigmie, cornéenne, cristallinienne, totale. — L'astigmomètre de Javal-Schiötz donne la mesure exacte de l'astigmie cornéenne. La méthode de Donders, de Scheiner donne l'astigmie *totale subjective*, c'est-à-dire accusée par le sujet. La skiascopie et l'image droite donnent *l'astigmie totale objective*. C'est cette astigmie totale qu'il est utile de connaître pour soulager l'observé et lui prescrire des verres correcteurs.

Pour avoir l'astigmie *totale vraie*, on est souvent obligé, chez les enfants, de prescrire de longues instillations d'atropine.

Comment peut-on connaître et mesurer l'astigmie cristallinienne? Rien n'est plus simple. Connaissant l'astigmie cornéenne et l'astigmie totale, la différence donne l'astigmie du cristallin. (Ac = A*t*-A*cor*.)

Si l'astigmomètre donne 5 D. et les autres méthodes donnent 4D., on en conclut que le sujet corrige avec son cristallin une Dioptrie d'astigmie.

Traitement de l'astigmie régulière. — L'astigmie se corrige avec des verres cylindriques qui possèdent la propriété de ne pas dévier les rayons qui tombent parallèles à l'axe et qui se comportent comme des verres sphériques dans le plan perpendiculaire à leur axe. Entre ces deux plans, la réfraction va en croissant régulièrement. Le verre cylindrique reproduit donc le *même phénomène que l'œil astigmate*, et si on peut le produire en sens inverse, l'astigmie sera corrigée.

Comment doit-on corriger l'astigmie?

L'astigmie doit être corrigée pour la vision de près et pour la vision de loin, indépendamment de toute autre amétropie. Considérons donc les cinq variétés d'astigmie que le clinicien doit guérir.

Astigmie hypéropique simple. — Le plus généralement, c'est le méridien horizontal qui est hypéropique (astig. directe). Le traitement est simple, il suffit de prescrire le cylindre convexe qui,sans toucher à la réfraction du méridien vertical normal,rendra l'horizontal emmétrope. Si l'astigmie trouvée est de 2 Dioptries, par exemple, on prescrira un *verre cylindrique* convexe de + 2 D. à axe vertical.

Ce qu'on note ainsi : *90° + 2 D.*

Le chiffre qui précède le numéro du verre indique la direction de l'axe du cylindre.

Lorsque, plus tard, l'astigmate devient presbyte,on n'aura qu'à ajouter au verre cylindrique le numéro de la lentille convexe qui corrige la presbytie. Aux verres cylindriques, on substituera des verres sphéro-cylindriques.

Dans les prescriptions, on met toujours le verre cylindrique le premier.

Ainsi : 90° + 2 D + 1 D; 90°+2D+ 2D; 90° +2D +3 D, veulent dire qu'on prescrit la combinaison d'un cylindre convexe de + 2 D. vertical avec un verre sphérique de + 1 D. + 2 D. + 3 D., suivant l'état de l'accommodation.

Avant de prescrire définitivement les verres, il faudra les faire essayer au malade pour voir au loin et de près et toujours *prescrire le cylindre le plus fort qui donne la meilleure acuité.*

L'axe du cylindre est toujours perpendiculaire au méridien hypéropique et par conséquent parallèle au méridien emmétrope.

Astigmie myopique simple. — Dans les cas les plus fréquents, c'est le méridien *horizontal* qui est *emmétrope* et le *vertical* qui est *myope.*

L'axe du cylindre correcteur sera dès lors horizontal. Dans tous les cas, il sera *perpendiculaire au méridien myope* et égal à l'excès de réfraction de ce méridien.

C'est ainsi que, pour corriger une astigmie myopique simple *directe de 2 D.*, nous prescrirons un verre cylindrique concave de—2D. à axe horizontal, ce que nous résumons en écrivant : 0° —2 D.

L'astigmie myopique sera toujours corrigée par le cylindre le plus faible donnant la meilleure acuité ; le sujet portera donc des verres pour l'infini et surtout pour le travail ; car *c'est principalement dans le travail que cet amétrope souffre.*

Les verres cylindriques concaves qui améliorent beaucoup la vision au loin et de près, sont quelquefois mal supportés par les sujets dans le travail rapproché et, quand cette astigmie ne dépasse pas 3 Dioptries, on peut user d'un procédé qui nous a rendu souvent de grands services. *C'est de remplacer le cylindre concave par un cylindre convexe de direction perpendiculaire et de même degré.*

Ainsi au lieu de prescrire 0°—2 D., nous ordonnerons 90° + 2 D. Ce verre cylindrique laisse le méridien vertical myope de deux Dioptries et il met le méridien horizontal dans les mêmes conditions. Nous avons transformé *l'œil astigmate en œil myope de 2D.*

Ce sont là d'excellentes conditions pour le travail rapproché et qui soulagent d'une façon inespérée le travail accommodatif.

Mais avant de prescrire, il faudra bien s'assurer que l'observé se trouve satisfait à l'essai.

Lorsque la presbytie se montre; il faut prescrire au sujet des verres sphériques convexes comme aux emmétropes du même âge.

Nous prescrivons :

A 48 ans..........	0°—2 D. + 1 D.
A 52 ans..........	0°—2 D. + 2 D.
A 60 ans..........	0°—2 D. + 3 D.

Mais quand on jette un coup d'œil sur ces formules on voit qu'on doit les simplifier pour la prescription.

On peut considérer en effet un verre sphérique comme formé de deux cylindres, de même numéro et de même nature, placés perpendiculairement l'un à l'autre.

Ainsi un verre sphérique de + 1D. peut être remplacé par deux cylindriques de + 1D., l'un vertical, l'autre horizontal.

Mettons en pratique cela dans nos formules et voyons ce qu'elles deviennent.

1°—0°—2D. + 1D. = 0°—2D ; 0° + 1D ; 90° + 1D.

Or : 0°—2D. et 0° + 1D. = 0°—1D.

Ce qui donne au lieu de : 0° — 2D.+ 1D. la formule 0°—1D ; 90° + 1D.

Nous remplaçons le verre sphéro-cylindrique par un verre bi-cylindrique, le cylindrique concave à 0° et le convexe à 90°.

D'où il résulte que lorsque le verre sphérique *est plus faible* que le verre cylindrique, on simplifie la formule en retranchant le sphérique du cylindrique et en remplaçant le sphérique par un cylindrique de même signe et de même valeur, *perpendiculaire au premier.*

2° Que devient la formule ?

$$0^\circ - 2\ D. + 2\ D.$$

Elle se décompose ainsi :

$$0^\circ - 2\ D\ ;\ 0^\circ + 2\ D\ ;\ 90^\circ + 2\ D.$$

Or, $0^\circ - 2$ et $0^\circ + 2$ se détruisent, il reste donc $90^\circ + 2D$.

C'est-à-dire qu'au lieu de la combinaison première sphéro-cylindrique, on prescrira un *cylindre seul de même nature que le verre sphérique et perpendiculaire au sens du premier cylindre.*

3° Enfin $0^\circ - 2 + 3$ donne $0^\circ - 2 + 2 + 1$ car $+ 3 = + 2 + 1$, or ; $+ 2 = 0^\circ + 2D.$ et $90^\circ + 2D.$ d'où $0^\circ - 2\ D.$, $0^\circ + 2\ D.$, $90^\circ + 2D. + 1\ D$; $0^\circ - 2$ et $0^\circ + 2$ s'annulent, il reste $90^\circ + 2\ D. + 1\ D.$ et c'est *ce dernier verre sphéro-cylindrique convexe* qu'on prescrira.

De sorte que, dans une formule où le verre *cylindrique* est *plus faible* que le verre sphérique, on obtient la simplication en changeant de suite le signe et la direction du cylindre qu'on rend perpendiculaire et en diminuant le verre sphérique d'une quantité égale au cylindre.

Astigmie hypéropique composée. — L'astigmie sera corrigée toujours comme dans l'astigmie simple.

Mais on ajoutera au verre cylindrique un verre sphérique corrigeant l'hypéropie manifeste pour le travail.

On ne corrigera l'hypéropie pour la vision éloignée qu'autant que la chose sera nécessaire suivant l'âge et le degré.

Et pour cela on se basera sur ce que nous avons dit plus haut. (Voir hypéropie.)

Le sujet pourra avoir ainsi deux sortes de verres :

1° Pour la vision de loin (cylindriques) ;

2° Pour le travail (sphéro-cylindriques),

ceux-ci corrigeant l'astigmie et l'hypéropie manifestes.

Ainsi, à un jeune homme de vingt ans, astigmate direct de 2 Dioptries et hypéropé manifeste de 1 D., on prescrira tout d'abord :

90° + 2 D. pour l'infini et

90° + 2 D. + 1D. pour le travail.

Quand la presbytie arrivera, on augmentera le numéro des verres sphériques dans les proportions déjà connues.

Astigmie myopique composée. — *a*) Pour la vision de loin, on prescrira toujours le verre cylindrique qui corrige l'astigmie associé au verre sphérique concave le plus faible qui corrige la myopie. (Voir méthode de Donders.)

Si la réfraction du méridien vertical est corrigée par — 6 D. et celle du méridien horizontal par — 3 D., nous prescrirons :

0° — 3 D. — 3 D. pour la vision à distance.

b) Pour le travail, il faut se rappeler ce que nous avons dit du traitement optique de la myopie. La prescription varie suivant que la myopie est corrigée totalement ou non.

a) Lorsque la myopie est très faible (<2 D.), *on peut ne pas la corriger pour le travail*, si cela gêne le sujet.

On ne prescrira donc que des verres *cylindriques*. Ainsi un myope de 2 D. astigmate direct de 1 D. 50 portera :

1° Pour l'infini 0° — 1 D. 50 — 2 D ;

2° Pour le travail 0° — 1D. 50 seul.

Pour la vision rapprochée, *l'astigmie seule* sera corrigée.

b) Mais lorsque la myopie dépasse 2 ou 3 Dioptries et *lorsque la correction totale n'est pas supportée* on doit associer, pour le travail, au cylindre un verre sphérique qui laisse subsister *une myopie de 3 dioptries environ*.

Exemple : Un myope de 8 Dioptries, astigmate direct de 2D., portera pour le travail :

0°— 2 D. — 5 D. ou 0° —2 D — 6 D. suivant la distance à laquelle doit se tenir l'amétrope.

Quand il s'agit de verres pour le piano, la musique, où la vision doit être bonne à 0,50 ou 60 centimètres, on ne laissera subsister qu'une myopie de 1 D. à 2D. suivant les cas; et on prescrira par exemple :

0° — 2 D. — 6 D. ou 0° — 2 D. — 7 D.

Si le myope astigmate présente de l'asthénopie musculaire, des droits internes, on décentrera les verres comme nous l'avons indiqué.

Astigmie mixte. — La correction de l'astigmie mixte se fera au moyen de deux cylindres perpendiculaires l'un à l'autre et de signe contraire.

Une myopie de 3 Dioptries dans le méridien vertical et une hypéropie de 2 D. dans le méridien horizontal donneront une astigmie de 5 D. qui sera corrigée par : 0° — 3 D. et 90° + 2 D.

Quand la presbytie se montrera, on ajoutera un verre sphérique convexe et on simplifiera la formule comme nous l'avons indiqué plus haut.

Ainsi à 60 ans, au lieu de 0° — 3 D., 90° + 2 D. nous prescrirons 90° + 5 tout simplement, car : (0° — 3 D., 90° + 2 D. + 3 D. = 0° — 3 D., 90° + 2,0° + 3 D., 90° + 3 ; 0° — 3 et 0° + 3 disparaissant, il reste : 90° + 2, et 90° + 3, = 90° + 5 D.)

Les verres correcteurs de l'astigmie doivent naturellement être choisis séparément pour chaque œil; souvent, d'ailleurs, l'astigmie varie d'un œil à l'autre et toutes les combinaisons sont possibles.

On fait précéder le verre de OD ou OG suivant l'œil. Ex. : OD. 45° — 3 — 2; OG. 135° — 2 — 1. Dans le cas où on ne met pas d'indication, le premier verre indiqué est pour l'œil droit.

Les verres cylindriques améliorent en général considérablement l'acuité visuelle, et suppriment la fatigue qui provient des contractions ciliaires, font cesser les céphalées, les migraines, pour lesquelles on a souvent épuisé tout l'arsenal pharmaceutique.

Il est indispensable que les cylindres soient toujours exactement placés dans le méridien perpendiculaire à celui qu'ils corrigent et les opticiens doivent très scrupuleusement suivre les ordonnances.

Les lunettes sont préférables aux pince-nez, car elles maintiennent invariablement le verre dans la position voulue.

Les pince-nez ordinaires dont l'inclinaison varie, dont l'écartement plus ou moins grand fait varier la direction des méridiens sont à rejeter, à moins qu'on ne se serve de montures qui permettent aux verres de s'écarter sans que le verre exécute aucun mouvement de rotation autour de son centre.

En général, les astigmates sont très améliorés et très contents de leurs verres ; mais il en est qui n'en retirent pas grand bénéfice, certains même ne veulent pas les porter. Ce sont en général les sujets âgés qui n'ont demandé des soins que très tard. Dans ce cas, il ne faut pas essayer de faire une correction totale du premier coup ; il faut commencer par une correction partielle, la plus faible qui soit supportée et, progressivement, on peut arriver à lutter contre cette difficulté de correction. Il faut ici surtout du sens clinique et du doigté. C'est un peu ce qui se produit chez les myopes élevés qui viennent demander des verres à 40 ans. Les verres les éblouissent, leur donnent des vertiges, et ils préfèrent s'en passer.

Les jeunes sujets, au contraire, s'habituent très vite à leurs verres et ne veulent plus les quitter.

II. — Astigmie irrégulière. — Lorsque la réfraction varie non seulement d'un méridien à l'autre, mais dans l'étendue d'un même méridien, l'*astigmie est dite irrégulière.*

Aucune règle en effet ne préside à sa forme ni à sa progression. Un même méridien peut être emmétrope, myope ou hypérope suivant la portion qu'on examine.

Elle est *cornéenne* ou *cristallinienne* comme l'autre.

Cornéenne, elle est le plus souvent la conséquence de kératites qui ont amené soit des aplatissements des facettes, soit des voussures de la cornée. Elle accompagne fatalement les leucomes cicatriciels adhérents, les staphylomes. Parfois, cependant, elle est congénitale, tel est le cas de certains *kératocones*. *Cristallinienne*, elle est causée par la luxation incomplète du cristallin ; les luxations congénitales en sont un exemple très remarquable.

Le lenticone, les cataractes commençantes, le centrage imparfait du cristallin sont autant de causes parfaitement connues.

Symptômes. — Les astigmates irréguliers ont une très mauvaise acuité visuelle et se plaignent souvent de polyopie monoculaire. Les images qu'ils perçoivent sont tellement irrégulières et déformées qu'ils essayent de les rendre plus grandes et plus nettes par une foule d'artifices.

Pour les rendre plus grandes, ils rapprochent les objets des yeux et inconsciemment surmènent leur accommodation. Cette contraction violente du ciliaire et des droits internes aboutit à un allongement de l'œil, à de la myopie. De sorte qu'il est très fréquent de voir la myopie compliquer les vieilles taies cornéennes.

Dans une astigmie irrégulière, il peut se faire cependant qu'un méridien présente sensiblement une même réfringence et que, grâce à celui-ci, on puisse améliorer la vision.

Fente sténopéique. — On peut s'en rendre exactement compte, en faisant tourner dans la monture d'essai au devant de l'œil une *fente sténopéique ;* lorsque celle-ci, qui écarte tous les rayons périphériques, est parallèle au méridien le meilleur, la vision s'améliore notablement.

On pourrait même prescrire à de tels malades l'usage de ces fentes sténopéiques. Mais elles ne peuvent guère servir que pour le travail de près, car il est en effet impossible de se conduire avec un champ visuel aussi limité que celui que donne la fente.

Examen subjectif. — MÉTHODE DE DONDERS. — Le plus souvent, l'amélioration est nulle par l'emploi des verres sphériques ou cylindriques. Il y a cependant des cas où, à l'astigmie, s'ajoute soit de l'hypéropie, soit de la myopie. Des verres sphériques convexes ou concaves améliorent un peu la vision.

Il faut donc, dans tous les cas, avec des cylindres, chercher si on peut améliorer la vision et alors on choisit, comme nous l'avons dit, le meilleur cylindre avec la direction la meilleure.

Examen objectif. — C'est celui-ci qui est préférable et qui donne de suite le diagnostic.

L'examen à l'image droite ne donne aucun résultat utile, le plus souvent.

L'image renversée donne par contre de très bons symptômes : le fond de l'œil, vu à *travers ces méridiens déformés*, nous montre une papille tout *irrégulière avec des vaisseaux brisés, tortueux, qui changent de forme à chaque mouvement* de l'œil, parce qu'ils sont vus successivement à travers des méridiens différents ; c'est la *métamorphopsie ophtalmoscopique*.

Dans le kératocone, la papille vue par le sommet paraît petite, ronde; vue par les parties périphériques, elle est piriforme, la pointe tournée vers le centre.

En déplaçant la lentille, on voit une partie de la papille rester relativement en place, tandis qu'une autre partie prend un mouvement rapide tel que les lignes semblent sauter çà et là. Les vaisseaux font des mouvements variables et souvent opposés, comme s'ils étaient situés sur des plans différents, et donnent ainsi l'illusion de *soulèvements rétiniens*.

L'étude des déplacements parallactiques est ici très utile. L'ophtalmoscope est indispensable pour diagnostiquer la subluxation du cristallin.

L'éclairage direct montre alors, avec ou sans atropinisation, la pupille divisée en deux zones inégales limitées par une ligne noire ombrée qui est le bord du cristallin luxé, sur lequel se produit le phénomène de la réflexion totale.

La zone concave est hypérope : il y a en effet aphakie à ce niveau ; la zone convexe est myope par voussure du cristallin qui n'est plus tendu par la zonule de Zinn. La skiascopie, l'examen à l'image droite et l'examen à l'image renversée permettent de percevoir ces signes. Dans ce dernier cas, l'ophtalmoscope montre deux papilles, l'une grosse, volumineuse, l'autre petite, correspondant aux deux zones hypérope et myope.

La *skiascopie* est un procédé très utile pour déceler cette astigmie. Il se produit des jeux d'ombres, directes, inverses, obliques, déchiquetées qui indiquent vite que l'irrégularité la plus complète règne dans la cornée.

L'éclairage pupillaire est d'ailleurs plus ou moins défectueux. Dans le cas où la myopie ou l'hypéropie serait irrégulière dans un méridien, la skiascopie permet de le mesurer et d'essayer en toute sécurité le meilleur cylindre à prescrire.

Pour le kératocone, en éclairant avec un miroir concave, le champ pupillaire présente un disque lumineux plus ou moins grand, entouré par un cercle obscur plus ou moins large et autour un nouveau cercle lumineux allant jusqu'au bord pupillaire (fig. 171).

En déplaçant le miroir, on voit que le cercle obscur se transforme en croissant dont la concavité est tournée vers la gauche ou la droite, contournant le centre pupillaire, suivant qu'on le fait mouvoir à droite ou à gauche.

Si on continue le déplacement, une ombre latérale directe apparaît, envahit le croissant, l'englobe et occupe le champ pupillaire.

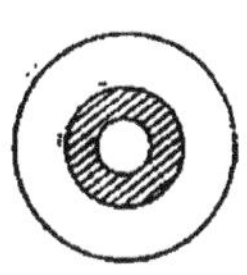
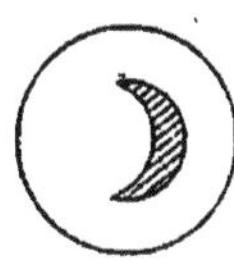

Fig. 171. — Ombre skiascopique dans le kératocone.

Le lenticone donne les mêmes phénomènes, mais l'éclairage oblique et la kératométrie montrent que la cornée est normale.

L'astigmomètre de Javal peut servir pour le diagnostic et on verra les mires prendre des formes les plus bizarres.

Mais il est inutile le plus souvent d'y avoir recours. On peut employer pour cela des *kératoscopes* qui, insuffisants pour l'étude de l'astigmie régulière, donnent ici de très bons renseignements.

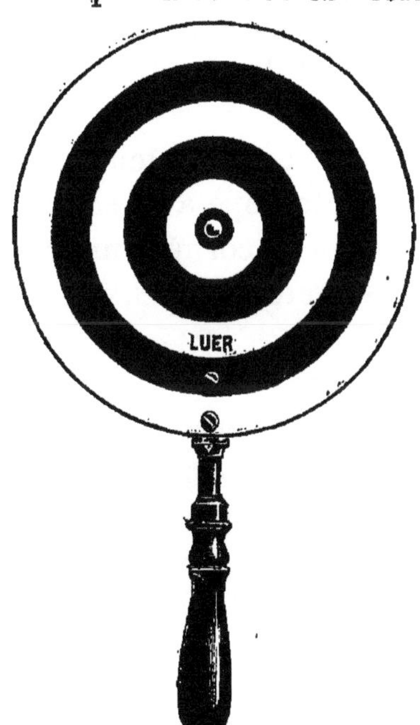

Fig. 172. — Kératoscope de Placido.

Le plus répandu et le plus simple est le *kératoscope* ou disque *de Placido* à peu près semblable à celui de Javal (fig. 172).

Les kératoscopes, en général, permettent d'examiner les images fournies par la surface cornéenne.

Pour se rendre compte de la courbure de la cornée, Donders se servait d'un petit carré de papier.

C'est Placido (de Porto) qui, le premier, étudia les altérations de la cornée. Il se servit d'abord d'un carré divisé en cent petits carrés; puis il remplaça bientôt son premier instrument par un carton de forme circulaire qu'il nomma *astigmatoscope explorateur*.

Le kératoscope consiste en un disque de métal ou de bois de 23 cm. de diamètre, au centre duquel se trouve un trou où on adapte une lunette.

Des cercles blancs, alternant avec des cercles noirs concentriques, ont été peints sur la face antérieure du disque. Sur le cercle noir qui sépare le premier anneau blanc des seconds, se voient de chaque côté, deux petits ronds colorés.

Le sujet adossé à une fenêtre, l'observateur se place devant lui, en tenant le kératoscope à 15 centimètres de l'œil et cherche à voir dans la cornée l'image des cercles concentriques. L'observateur doit fixer le trou central.

Comme la surface cornéenne est un miroir convexe, les images réfléchies par cette surface seront droites, virtuelles et plus petites que l'objet; elles seront d'autant plus petites que l'objet est plus éloigné.

Si la cornée offre une courbure régulière, le disque se réfléchira sous forme de cercles réguliers et concentriques.

Mais si la cornée n'a pas la même courbure dans tous les méridiens et s'il s'agit d'astigmie irrégulière, les images des cercles seront des ellipses d'autant plus accusées que l'asymétrie de la cornée sera plus marquée.

Les axes de ces ellipses concorderont avec les méridiens principaux de l'œil astigmate observé. Le grand axe correspond au méridien de moindre courbure,

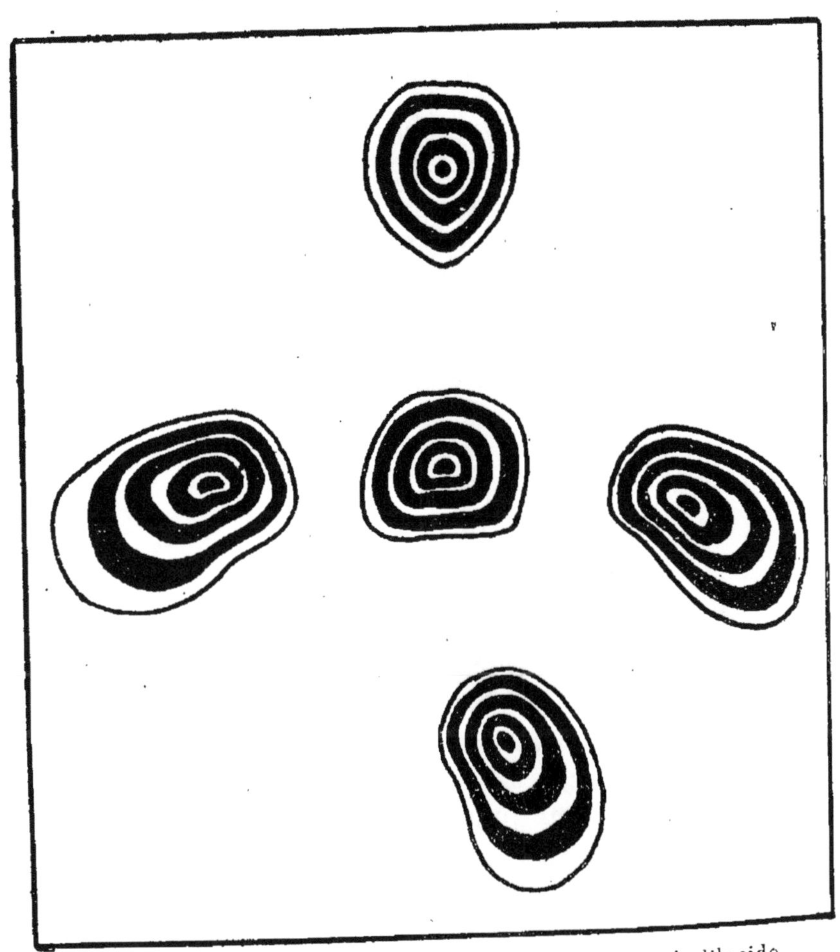

Fig. 173. — Images kératoscopiques du disque de Placido dans l'astigmatisme irrégulier.

le petit axe au méridien de plus forte courbure (fig. 174).

Dans l'astigmie irrégulière, l'image plus ou moins

elliptique présente les déformations les plus bizarres, les échancrures les plus irrégulières.

On a essayé, en perfectionnant les disques, d'en faire des appareils pour mesurer l'astigmie ; c'est pratique-

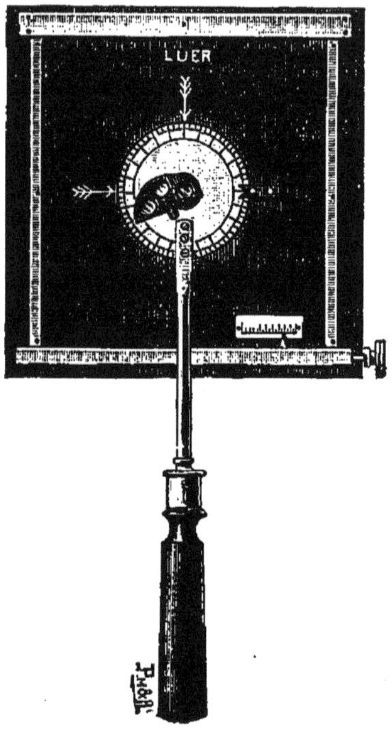

Fig. 174. — Kératoscope enregistreur de Wecker et Masselon.

ment impossible. Pour qu'une astigmie soit bien nette, il faut qu'elle atteigne 2 ou 3 D.

Le *kératoscope* de *Wecker* et *Masselon* est constitué par une plaque carrée de 29 cm. de côté, offrant sur son bord un liseré blanc de 1 cm. 1/2 de largeur, le centre est percé d'un trou (fig. 175).

Ce carré peut exécuter sur son manche, que l'on tient bien verticalement, et autour de son centre, un mouvement de rotation que mesure un cadran placé derrière l'instrument. Une vis permet de rapprocher parallèlement deux des bandelettes du carré et le déplacement imprimé à ces bandelettes est indiqué par une aiguille sur une échelle qui va de 0 à 10 Dioptries.

Le patient tourne le dos à la fenêtre, l'astigmomètre est tenu parallèlement au plan de la face du sujet devant l'œil à examiner qui devra fixer seul exactement le trou central, derrière lequel se trouve l'observateur.

Dans un cas normal, si le centre du carré correspond avec le centre de la cornée, quel que soit le mouvement de rotation imprimé, l'image du carré reste toujours un carré. Quand il existe de l'astigmie régulière, l'image cornéenne prend la forme d'un rectangle, le grand côté correspondant évidemment toujours au méridien de plus grande courbure.

Ce fait se produit lorsque les côtés du carré sont parallèles aux méridiens principaux. Lorsque le parallélisme est détruit, ce n'est plus un rectangle, mais un parallélogramme quelconque, un losange pour la position intermédiaire.

Pour avoir les deux méridiens principaux, il suffira donc de chercher la position qui donne un rectangle correct et on lira sur le cercle placé derrière l'instrument la direction de ces deux méridiens.

Quant à mesurer l'astigmie avec cet instrument, la chose est assez difficile et ne peut être recommandée comme moyen de précision. On approche avec la vis les côtés mobiles jusqu'à ce qu'on obtienne un carré et on lit, sur l'échelle placée derrière, le degré d'astigmie en dioptries.

Le kératoscope, qui n'est qu'une variante du disque, ne peut servir à des mensurations; c'est l'astigmomètre de Javal-Schiötz qui est le seul instrument pratique et exact.

Dans l'astigmie irrégulière, les côtés du carré, au lieu d'être rectilignes, sont simplement brisés.

Dans le kératocone, l'image forme une disposition toute particulière. Les côtés de l'image réfléchie présentent une courbure à concavité tournée vers la périphérie.

Ces appareils permettent de *constater très vite l'astigmie* et de voir où se trouvent les méridiens plus ou moins réfringents.

Traitement de l'astigmie irrégulière. — Pour améliorer la vision des astigmates irréguliers, on se basera sur l'examen skiascopique, au lieu de choisir à tâtons dans la boîte d'essai tous les verres qui se présentent; on corrigera l'hypéropie, la myopie, l'astigmie dans les cas où l'irrégularité ne sera pas trop considérable. On fera comme s'il s'agissait d'astigmie régulière. Dans certains cas, on pourra prescrire l'usage, pour la vision rapprochée, d'une fente sténopéique orientée dans la bonne direction et qu'on réalise en peignant au vernis noir un verre dans lequel on ménage la fente voulue.

Malheureusement, souvent, les verres ne donnent aucun bénéfice en raison des déformations multiples de la cornée. Pour y remédier, Fick et Sulzer ont proposé *l'emploi des verres de contact*, qui s'appliquent à la surface de l'œil et sont maintenus sur la cornée. Grâce à ces verres, la première surface réfringente de l'œil est une surface de révolution et l'astigmie disparaît.

Malheureusement encore, ces verres coûtent très cher et ne peuvent être supportés.

Dans certains cas, on fait fabriquer des *verres coniques* (Javal, Galezowski) pour le kératocone. Quant aux verres hyperboliques de Rählmann, on n'en a jamais probablement ordonné.

Dans les cas graves, le *kératocone* est justiciable du traitement chirurgical. Mais ce sont des points que nous n'avons pas à discuter ici.

CHAPITRE XII

ANISOMÉTROPIE

L'anisométropie, comme l'indique l'étymologie (α, ισος, égale, μετρον, mesure, ωψ, œil), est l'état dans lequel les deux yeux ont une réfraction inégale.

Tantôt un œil est emmétrope et l'autre myope, hypérope ou astigme; tantôt, l'un est myope et l'autre hypérope; tantôt enfin, ils sont myopes, hypéropes ou astigmes à des degrés différents. Ces cas sont extrêmement fréquents et toutes les combinaisons sont possibles.

Congénitale, elle résulte de la forme de l'œil, d'un défaut ou d'un excès de développement ou de lésions intra-utérines.

Acquise, elle succède à des plaies de la cornée, à des kératites qui déterminent des taies et de l'astigmie irrégulière. L'extraction du cristallin, qui rend l'œil très fortement hypérope, est une cause fréquente d'anisométropie.

Cette différence de réfraction doit amener des troubles de la vision binoculaire qui exige que les deux yeux aient une même conformation pour que les images rétiniennes aient une même grandeur et soient obtenues avec un même effort d'accommodation. Cependant, quand la différence n'est pas très notable, l'anisométropie passe le plus souvent inaperçue et c'est quand la vision est examinée par un oculiste que le sujet s'en aperçoit. La plupart des observés sont incapables d'indiquer s'ils ont une vision égale des deux yeux et ils sont fort étonnés quand on leur annonce le contraire. Cela provient de ce que, lorsque la différence de réfraction n'est pas trop considérable entre les deux yeux, la vision binoculaire persiste et ne se trouve pas trop gênée.

Souvent, aussi, la vision binoculaire est perdue et il n'est pas nécessaire que la différence soit importante : un très léger degré d'astigmie d'un œil suffit pour avoir une conséquence aussi grave.

Le sujet ayant un œil meilleur, qui reçoit des images rétiniennes plus nettes, se sert depuis sa naissance du meilleur organe et la vision de l'autre reste toujours mauvaise : il existe ce qu'on nomme de *l'amblyopie ex non usu* ou *ex anopsia*.

Dans certains cas, rien ne fait soupçonner cette perte de la vision binoculaire ; dans d'autres, le *strabisme* de l'œil amblyope se déclare et vient de suite attirer l'attention.

Ces cas d'*amblyopie ex non usu* sont très importants à connaître pour l'examen d'aptitude au service militaire. L'examen attentif de la réfraction permettra d'expliquer de nombreux faits où on serait tenté de penser à la simulation.

Traitement. — Théoriquement, il semble très facile de corriger l'anisométropie : il semble qu'il n'y ait qu'à rendre les deux yeux emmétropes par des verres correcteurs. Cela est vrai lorsqu'il s'agit de différence peu prononcée ; à chaque instant, on ordonne des verres différents à des hypéropes, des myopes ou des astigmes et ils s'en trouvent à merveille, mais pour peu que la différence de réfraction soit un peu importante, la chose devient souvent impossible.

Cela est d'autant plus difficile que le sujet est plus âgé ; chez certains enfants, on pourra essayer de tablir la vision binoculaire en mettant une louchette devant le meilleur œil et en corrigeant l'amétropie de l'œil amblyope. Nous avons ainsi vu des acuités remonter d'une manière inespérée ; c'est pour ce motif qu'il faut toujours pratiquer ces corrections optiques dès l'âge le plus tendre et ne pas attendre l'adolescence, car alors les efforts deviennent inutiles, il faut se résigner à la vision monoculaire.

Dans les cas où la différence de réfraction est notable, il faut presque toujours se borner à *corriger l'œil le moins amétrope* et à mettre devant l'autre un verre semblable ou, tout au moins, un verre qui ne détermine aucune gêne. Il est même inutile de prescrire des verres lorsque l'un des yeux est emmétrope et l'autre amétrope. Un assez grand nombre de sujets atteints de myopie unilatérale se servent de l'œil emmétrope pour voir au loin et de leur œil myope pour voir de près quand ils deviennent presbytes. Ils n'ont, grâce à cette anisométropie, jamais besoin de verres ni pour la vision de loin, ni pour la vision de près.

En résumé, dès que la correction d'un œil amétrope ou de deux yeux inégalement amétropes entraîne des troubles, il faut renoncer à la correction idéale et se borner à donner des verres correcteurs qui ne déterminent aucun trouble. Il faut toujours tenir compte des signes accusés par l'observé et qui tiennent aux troubles visuels causés par des images rétiniennes différentes qui ne peuvent pas être fusionnées.

CHAPITRE XIII

L'APTITUDE PHYSIQUE VISUELLE

DANS L'ARMÉE, LA MARINE ET DIVERSES ADMINISTRATIONS

Instruction ministérielle sur l'aptitude physique au service militaire du 22 octobre 1905. Ecoles Militaires. — Instruction sur l'aptitude physique au service de la Flotte du 15 décembre 1908. Ecoles de la Marine.— Aptitude visuelle requise pour les chemins de fer (Midi, Orléans, P.-L.-M., Etat, Nord, Est), les Postes et Télégraphes.

INSTRUCTION MINISTÉRIELLE SUR L'APTITUDE PHYSIQUE AU SERVICE MILITAIRE DU 22 OCTOBRE 1905.

ORGANES DE LA VISION

Art. 77. — **Diminution de l'acuité visuelle.** — 1° L'aptitude au service armé exige une acuité supérieure ou tout au moins égale à 1/2 pour un œil et à 1/20 pour l'autre œil, après correction, s'il y a lieu, par les verres sphériques.

2° Seront versés dans le service auxiliaire les jeunes gens qui ont, après correction, s'il y a lieu, par les verres sphériques, une acuité visuelle supérieure ou tout au moins égale à un quart pour un œil, celle de l'autre œil étant inférieure à 1/20 ou même complètement abolie, sous la réserve, toutefois, des causes d'exemption et de réforme spécifiées aux articles numérotés de 78 à 93 inclusivement et de *l'élimination absolue de l'armée de tous les borgnes présentant une difformité apparente.*

L'exemption et la réforme ne sont prononcées que si l'acuité visuelle de l'œil le meilleur est inférieure à 1/4 après correction, s'il y a lieu, par les verres sphériques (Modification du 19 janvier 1910).

L'acuité visuelle se mesure au moyen de l'échelle typographique réglementaire placée à 5 mètres en avant de l'examiné et à sa hauteur.

ART. 78. — **Myopie.** — *a*) Est compatible avec le service armé :

La myopie ne dépassant pas 7 D., à condition que l'acuité visuelle soit ramenée par les verres correcteurs aux limites spécifiées au premier paragraphe de l'art. 77.

b) Est compatible avec le service auxiliaire :

La myopie supérieure à 7 D. à condition que l'acuité visuelle soit ramenée par les verres correcteurs aux limites fixées au deuxième paragraphe de l'art. 77.

La myopie compliquée de lésions choroïdiennes étendues et progressives entraînant une acuité visuelle inférieure aux limites fixées à l'art. 77 est incompatible avec tout service et entraîne la réforme.

ART. 79. — **Hypermétropie.** — *a*) Est compatible avec le service armé :

L'hypermétropie qui, après correction par les verres convexes, ne détermine pas une acuité visuelle inférieure aux limites fixées par le premier paragraphe de l'art. 77.

b) Est compatible avec le service auxiliaire :

L'hypermétropie qui, après correction par les verres convexes, ne détermine pas une acuité visuelle inférieure aux limites fixées par le deuxième paragraphe de l'art. 77.

ART. 80. — **Astigmatisme.** — L'astigmatisme est compatible avec le service armé, s'il ne détermine pas une acuité visuelle inférieure aux limites fixées par le premier paragraphe de l'art. 77.

ART. 81. — **Amblyopie et amaurose.** — Dans un certain nombre de cas, la diminution ou la perte de la vision existe sans altérations appréciables des organes.

La décision de l'expert est alors basée sur les renseignements fournis par les autorités civiles et sur les résul tats que lui apportent les procédés multiples destinés à déjouer les tentatives de simulation. Si sa conviction n'est pas établie, le médecin doit demander une enquête militaire, renvoyer le sujet à une séance ultérieure, enfin le déclarer bon pour le service.

La réforme ne sera prononcée qu'après une période d'observation méthodique et prolongée.

Art. 82. — **Affections des paupières.** — Entraînent l'exemption et la réforme :

La destruction complète ou étendue ;

Les cicatrices vicieuses ;

L'ankyloblépharon et le symblépharon étendus ;

L'entropion et l'ectropion prononcés ;

Les tumeurs volumineuses ou de mauvaise nature ;

Le trichiasis congénital avec pannus de la cornée ;

Le ptosis congénital

Le blépharospasme invétéré.

La blépharite chronique rebelle peut être une cause de réforme temporaire.

Art. 83. — **Affections des voies lacrymales.** — Motivent le classement dans le service auxiliaire :

Les tumeurs bénignes de la glande lacrymale ;

L'épiphora à un degré modéré ;

La dacryocystite chronique non suppurée.

L'épiphora très prononcé, la dacryocystite suppurée et la fistule lacrymale peuvent justifier l'exemption et, au besoin, la réforme.

Art. 84. — **Affections de la conjonctive.** — Les conjonctivites chroniques rebelles et, en particulier, la conjonctivite granuleuse, le ptérygion atteignant le centre de la cornée et les tumeurs volumineuses ou malignes de la conjonctive et de la caroncule lacrymale entraînent l'exemption.

Le ptérygion atteignant le centre de la cornée est inopérable, les tumeurs volumineuses ou malignes de la conjonctive et de la caroncule lacrymale sont des motifs de réforme.

La réforme temporaire pourra être prononcée dans les cas de conjonctivites chroniques et en particulier de conjonctivite granuleuse, si elles sont susceptibles de guérison.

ART. 85. — **Affections de la cornée.** — Nécessitent l'exemption et la réforme :

Les kératites anciennes, spécialement les kératites vasculaires ou panniformes étendues ;

Les ulcérations profondes de la cornée, les staphylomes.

Les taies ou opacités de la cornée sont compatibles avec le service armé ou le service auxiliaire, suivant le degré de diminution de l'acuité visuelle fixé par l'art. 77. Si l'acuité visuelle est au-dessous des limites fixées, l'exemption est prononcée.

Lorsque les kératites, les ulcérations et opacifications de la cornée seront limitées, relativement récentes et paraîtront susceptibles de s'amender, on prononcera la réforme temporaire.

ART. 86. — **Affections de la sclérotique et de l'iris.** — Entraînent l'exemption et la réforme :

Le staphylome antérieur de la sclérotique ;

La sclérite et l'episclérite anciennes et étendues ;

Les vices de conformation de l'iris et les synéchies antérieures ou postérieures qui abaissent l'acuité visuelle au-dessous des limites fixées ;

Les tumeurs de l'iris de nature maligne ou envahissante.

L'iritis chronique, la mydriase persistante peuvent motiver la réforme temporaire.

ART. 87. — **Affections du cristallin.** — Les déplacements, l'opacité du cristallin et de sa capsule, l'absence du cristallin, lorsqu'ils réduisent l'acuité visuelle au-dessous des limites fixées respectivement pour les services armé ou auxiliaire, entraînent l'exemption et la réforme.

ART. 88. — **Affections du corps vitré.** — Les affections du corps vitré comportent les mêmes décisions.

Affections de la choroïde. — Le coloboma étendu ;

L'absence de pigment (albinisme) ;

Les tumeurs de la choroïde à marche progressive ;

Les choroïdites étendues ou progressives ;

Le glaucome,

entraînent l'exemption et la réforme.

Art. 90. — **Affections de la rétine et du nerf optique.** — Les rétinites ;

Le décollement de la rétine ;

La neuro-rétinite et la névrite optique ;

L'atrophie des nerfs optiques,

nécessitent l'exemption et la réforme.

Art. 91. — **Affections du globe oculaire.** — Entraînent l'exemption et la réforme :

La perte ou la désorganisation d'un œil ou des deux yeux ;

Les tumeurs intra-oculaires ;

L'exophtalmie prononcée avec abaissement de l'acuité visuelle.

Art. 92. — **Affections des muscles de l'œil.** — Le nystagmus et le strabisme fonctionnel sont compatibles avec le service armé ou le service auxiliaire, suivant le degré de diminution de l'acuité visuelle fixée par l'art. 77. Ils entraînent l'exemption, si l'abaissement de l'acuité visuelle dépasse les limites fixées.

La paralysie d'un ou plusieurs muscles de l'œil n'étant parfois que passagère nécessite le renvoi à la fin des opérations du conseil.

La paralysie persistante motive l'exemption et la réforme; on prononcera la réforme temporaire dans les cas de paralysie encore récente, mais ayant résisté au traitement.

Art. 93. — **Affections de l'orbite.** — Les tumeurs progressives ou malignes de la cavité orbitaire, les ostéites chroniques, avec déformations prononcées, adhérences étendues et gênantes, nécessitent l'exemption et la réforme.

Aptitude particulière aux différentes armes.

Infanterie. — L'aptitude à l'infanterie comporte :

Une acuité visuelle se rapprochant autant que possible de la normale au moins pour l'un des yeux.

Cavalerie. — L'aptitude à la cavalerie comporte :

Une acuité visuelle se rapprochant autant que possible de la normale, au moins pour l'un des yeux, et un champ visuel assez étendu.

Artillerie. — L'aptitude à l'artillerie comporte :

Pour les canonniers servants :

Une acuité visuelle se rapprochant autant que possible de la normale, au moins pour l'un des yeux.

Génie. — L'aptitude au service du Génie comporte :

Pour les hommes à pied (sapeurs-mineurs, sapeurs-aérostiers, sapeurs du régiment de chemin de fer, sapeurs-télégraphistes) :

L'aptitude à distinguer nettement le vert du rouge pour les hommes du régiment de chemin de fer, les pontonniers et les télégraphistes.

Sapeurs-Pompiers. — L'aptitude au service dans le régiment des sapeurs-pompiers comporte :

L'acuité visuelle remplissant les conditions définies à l'art. 77, mais sans correction par les verres.

Aptitude au service auxiliaire.

Liste récapitulative des infirmités ou défauts de conformation compatibles avec le service auxiliaire.

23° L'acuité visuelle supérieure ou tout au moins égale à 1/4 pour un œil, celle de l'autre étant inférieure à 1/20, ou même complètement abolie, sous la réserve toutefois des causes d'exemption et de réforme spécifiées aux articles numérotés de 78 à 93 inclusivement et à condition qu'il n'y ait pas de difformité apparente. (*Modification du 19 janvier 1910.*)

24° La myopie supérieure à 7 D., à condition que l'acuité visuelle soit ramenée par les verres correcteurs aux limites fixées par le deuxième paragraphe de l'article 77 ;

25° L'hypermétropie qui, après correction par les verres convexes, ne détermine pas une acuité visuelle inférieure aux limites fixées par le deuxième paragraphe du même article 77 ;

26° L'astigmatisme, lorsque l'acuité visuelle est comprise dans les limites spécifiées au deuxième paragraphe du même article 77 ;

27° L'ankyloblépharon et le symblépharon peu étendus et lorsqu'ils n'apportent pas un obstacle sérieux à la fonction visuelle (art. 82) ;

28° Les tumeurs bénignes de la glande lacrymale, l'épiphora à un degré modéré, la dacryocystite non suppurée (art. 83) ;

29° Les taies ou opacités de la cornée, lorsque l'acuité visuelle est comprise entre les limites spécifiées au 2e paragraphe de l'art. 77 (art. 85);

30° Les vices de conformation de l'iris et les synéchies antérieures ou postérieures lorsque l'acuité visuelle est comprise dans les limites spécifiées au 2e paragraphe de l'article 77 (art. 86) ;

31° Les déplacements, l'opacité du cristallin et de sa capsule, l'absence du cristallin lorsque l'acuité visuelle est comprise dans les limites spécifiées au 2e paragraphe de l'article 77 (art. 87);

32° Le nystagmus et le strabisme fonctionnel lorsque l'acuité visuelle est comprise dans les limites spécifiées au 2e paragraphe de l'article 77 (art. 92).

Ecoles militaires.

(*Décret du 19 juin 1906.*)

1° ***Saint-Cyr** (section d'infanterie) et **Ecole d'infanterie de Saint-Maixent** (sous-officiers élèves d'infanterie).*

Les candidats possèderont l'acuité visuelle prévue pour les engagés ordinaires (loi du 21 mars 1905), c'est-à-dire au moins 1/2 d'un côté et 1/20 de l'autre.

2° ***Saint-Cyr** (section de cavalerie) et **Ecole de cavalerie de Saumur** (sous-officiers élèves de cavalerie).*

Les candidats possèderont l'acuité visuelle demandée pour les engagés de la cavalerie, c'est-à-dire se rapprochant autant que possible de la normale, au moins pour l'un des yeux, l'acuité de l'autre œil ne devant pas descendre au-dessous de 1/20, et un champ visuel assez étendu.

3° ***Ecole du service de santé de Lyon, Val-de-Grâce*** (docteurs qui y sont admis directement sans passer par l'Ecole de Lyon), **Vétérinaires stagiaires** admis à l'examen : les conditions visuelles sont les mêmes que pour les candidats à St-Cyr, section d'infanterie (voir paragraphe 1).

4° ***Autres Ecoles.*** — Les jeunes gens admis à l'Ecole Polytechnique, à l'Ecole normale Supérieure, à l'Ecole forestière, à l'Ecole Centrale, à l'Ecole des Ponts et Chaussées et à l'Ecole des mines de Saint-Etienne qui, au moment de leur admission à l'Ecole, ne seront reconnus aptes qu'au service auxiliaire, pourront entrer dans ces Ecoles, avant d'accomplir leur service militaire et sans contracter d'engagement.

A leur sortie, ils accompliront leur service militaire aux conditions ordinaires, dans le service armé ou le service auxiliaire, après un nouvel examen qui a pour but de préciser auquel de ces deux services ils sont aptes dans le moment (Décret du 6 août 1906 complété par celui du 1er juin 1909).

Toutes les autres Ecoles sont soumises aux conditions ordinaires d'engagement.

INSTRUCTION
SUR
L'APTITUDE PHYSIQUE AU SERVICE DE LA FLOTTE

N° 35 *ter* du *Bulletin officiel de la Marine*, du 15 décembre 1908.

ORGANES DE LA VISION

80. — **Acuité visuelle et champ visuel.** — Une bonne vision est encore plus nécessaire dans la Marine que dans l'Armée, et l'usage des verres, admis dans l'Armée, est, en principe, inacceptable dans le service actif de la Flotte.

Pour les mousses, la vue doit être complètement normale, sans daltonisme ni diplopie.

Pour les engagés volontaires, les conditions requises sont celles de la spécialité dans laquelle ils désirent s'engager (Instruction annuelle sur le recrutement des Spécialités des Equipages de la Flotte et tableau de la page 6 de la présente instruction).

Pour les hommes du recrutement, elles sont celles des inscrits maritimes.

Si des hommes du recrutement versés dans la Marine ne les remplissent pas, ils doivent être classés dans le service auxiliaire :

a) Est compatible avec le service actif de la Flotte :

1° Une acuité visuelle égale à 1/5 pour l'un des deux yeux et 3/5 pour l'autre ;

2° Une diminution du champ visuel binoculaire du côté des tempes égale à 1/2.

b) Seront versés dans le service auxiliaire :

1° Les hommes qui ont une acuité visuelle égale à 1/4 pour un œil et à 1/20 pour l'autre après correction, s'il y a lieu, par les verres;

2° Les hommes qui, possédant au minimum l'acuité ci-dessus, présenteront une diminution du champ visuel binoculaire du côté des tempes supérieure à 1/2.

L'examen de l'acuité visuelle, successivement et à part pour l'un et l'autre œil, se fera au minimum à 5 mètres (ou à une distance supérieure) soit avec l'éclairage solaire au moyen d'une des échelles suivantes : Monoyer, Snellen, Wecker ou Barthélemy, soit avec l'éclairage artificiel (chromo-optomètre du Dr Le Méhauté).

L'examen du sens chromatique aura lieu avec les laines de Holmgren ou l'appareil chromo-optométrique du Dr Le Méhauté.

81. — **Myopie.** — *a*) Est compatible avec le service actif : la myopie ne dépassant pas 5 dioptries, à condition que l'acuité visuelle, sans correction, soit au moins égale à 1/5 pour l'un des yeux et à 3/5 pour l'autre.

b) Est compatible avec le service auxiliaire : la myopie supérieure à 5 dioptries, à condition que l'acuité visuelle soit ramenée par des verres correcteurs appropriés aux limites fixées au paragraphe *b* de l'art. 80.

La myopie compliquée de lésions choroïdiennes étendues et progressives entraînant une acuité visuelle inférieure aux limites fixées au paragraphe *a* de l'article 80 est incompatible avec tout service et entraîne la réforme.

82. — **Hypermétropie.** — Est compatible avec le service actif :

a) Toute hypermétropie qui, sans correction par les verres, permet une acuité visuelle de 1/5 pour un œil et 3/5 pour l'autre.

b) Est compatible avec le service auxiliaire : l'hypermétropie qui, après correction par les verres appropriés, ne détermine pas une acuité visuelle inférieure aux limites fixées par le paragraphe *b* de l'article 80.

83. — **Astigmatisme.** — L'astigmatisme est compatible : avec le service actif, s'il ne détermine pas une acuité visuelle inférieure aux limites fixées par le paragraphe *a* de l'article 80 ;

Avec le service auxiliaire, s'il détermine une acuité visuelle inférieure aux limites du paragraphe *a* de l'article 80 et égale au moins à celles fixées par le paragraphe *b* du même article.

84. — **Amblyopie et amaurose.** — Dans un certain nombre de cas, la diminution ou la perte de la vision existent sans altérations appréciables des organes. La décision de l'expert est alors basée sur les renseignements fournis par les autorités civiles et sur les résultats que lui apportent les procédés multiples destinés à déjouer les tentatives de simulation. Si sa conviction n'est pas établie, le médecin doit demander une enquête militaire et renvoyer le sujet à un examen ultérieur. La réforme ne sera prononcée qu'après une période d'observation méthodique et prolongée.

85. — **Affections des paupières.** — Entraînent la réforme :

La destruction ; les cicatrices vicieuses ; l'ankyloblépharon et le symblépharon étendus et gênants ; l'entropion et l'ectropion prononcés ; les tumeurs volumineuses ou de mauvaise nature ; le trichiasis avec pannus de la cornée ; le ptosis congénital ou acquis ; le blépharospasme invétéré ; la blépharite ciliaire chronique invétérée.

La réforme ne sera prononcée pour ces affections que si elles ont résisté à un traitement rationnel.

L'ankyloblépharon et le symblépharon peu étendus et n'apportant pas un obstacle sérieux à la fonction visuelle peuvent motiver le classement dans le service auxiliaire.

86. — **Affections des voies lacrymales.** — Motivent le classement dans le service auxiliaire :

Les tumeurs bénignes de la glande lacrymale ; l'épiphora à un degré modéré ; la dacryocystite chronique non suppurée ; la fistule lacrymale à un degré modéré ; l'épiphora très prononcé, la dacryocystite suppurée et la fistule lacrymale peuvent justifier la réforme.

87. — **Affections de la conjonctive.** — Entraînent la réforme :

Les conjonctivites chroniques rebelles, en particulier la conjonctivite granuleuse ; le ptérygion atteignant le centre de la cornée et inopérable ; les tumeurs volumineuses ou malignes de la conjonctive et de la caroncule lacrymale ; la réforme temporaire pourra être prononcée dans les cas de conjonctivites chroniques et en particulier dans les cas de conjonctivite granuleuse, si elles paraissent susceptibles de guérison.

88. — **Affections de la cornée.** — Les kératites anciennes, spécialement les kératites vasculaires ou panniformes étendues, les ulcérations profondes des cornées nécessitent la réforme ;

Les staphylomes, les taies ou opacités de la cornée sont compatibles avec le service actif ou avec le service auxiliaire, suivant le degré de diminution de l'acuité visuelle ou du champ visuel binoculaire fixé par les paragraphes *a* et *b* de l'article 80.

Ces affections entraînent la réforme si elles provoquent une diminution d'acuité visuelle ou du champ visuel, supérieure aux limites fixées (§ *a* et *b* de l'article 80) et si elles sont incurables.

89. — **Affections de la sclérotique et de l'iris.** — Entraînent la réforme :

Le staphylome antérieur de la sclérotique ; la sclérite et l'épisclérite anciennes et étendues ;

Les vices de conformation de l'iris et les synéchies

antérieures ou postérieures qui abaissent l'acuité visuelle au-dessous des limites fixées (§ *a* et *b* de l'article 80);

Les tumeurs de l'iris de nature maligne ou envahissante;

L'iritis chronique et la mydriase persistante peuvent motiver la réforme temporaire.

90. — **Affections du cristallin.** — Les déplacements, l'opacité du cristallin et de sa capsule, l'absence du cristallin lorsqu'ils réduisent l'acuité au-dessous des limites fixées respectivement pour les services actif ou auxiliaire, entraînent la réforme.

91. — **Affections du corps vitré.** — Les affections du corps vitré comportent les mêmes décisions.

92. — **Affections de la choroïde.** — Le coloboma étendu; l'absence du pigment (albinisme); les tumeurs de la choroïde à marche progressive; les choroïdites étendues ou progressives; le glaucome entraînent la réforme.

93. — **Affections de la rétine et du nerf optique.** — Les rétinites; le décollement de la rétine; la neurorétinite et la névrite optique; l'atrophie des nerfs optiques nécessitent la réforme.

94. — **Affections du globe oculaire.** — Entraînent la réforme :

La perte ou la désorganisation d'un œil ou des deux yeux; les tumeurs intra-oculaires; l'exophtalmie prononcée avec abaissement de l'acuité visuelle.

95. — **Affections des muscles de l'œil.** — Le nystagmus et le strabisme fonctionnel sont compatibles avec le service actif ou le service auxiliaire suivant le degré de diminution de l'acuité visuelle ou du champ visuel fixé par l'article 80. Ils entraînent la réforme, si l'abaissement de l'acuité visuelle ou du champ visuel dépasse les limites fixées.

La paralysie d'un ou de plusieurs des muscles de l'œil entraîne la réforme après échec d'un traitement rationnel. On prononcera la réforme temporaire dans le cas de paralysie encore récente, mais ayant résisté au traitement.

96. — **Affections de l'orbite.** — Les tumeurs progressives ou malignes de la cavité orbitaire, les ostéites chroni-

ques, avec déformations prononcées, adhérences étendues et gênantes, entraînent la réforme.

En dehors des conditions générales d'aptitude physique exigées par la présente instruction pour l'admission dans le corps des Equipages de la Flotte, les hommes qui demandent à servir soit dans une spécialité déterminée de ce corps, soit à être affectés à des services spéciaux (scaphandriers, sous-marins, etc...) doivent réunir certaines conditions particulières déterminées par le Conseil supérieur de santé de la Marine et qui sont énumérées dans le tableau ci-après :

SPÉCIALITÉS	TAILLE minim.	VUE	CONDITIONS PARTICULIÈRES
Gabiers.........	1,52	Normale pour l'un des deux yeux et 2/5 pour l'autre.	Distinguer le rouge du vert.
Canonniers......	1,52	Normale pour l'un des deux yeux et 3/5 pour l'autre. Ni daltonisme ni diplopie.	
Fusiliers	1,52	Normale pour l'un des deux yeux et 2/5 pour l'autre.	
Torpilleurs......	1,52	Normale pour l'un des deux yeux et 2/5 pour l'autre. Ni daltonisme ni diplopie.	
Timoniers......	1,52	Normale. Sans daltonisme ni diplopie.	
Mécaniciens.....	1,52	3/5 pour l'un des deux yeux et 1/5 pour l'autre.	
Fourriers.......	1,52	3/5 pour l'un des deux yeux et 1/5 pour l'autre.	
Charpentiers....	»	3/5 pour l'un des deux yeux et 1/5 pour l'autre.	
Commis	»	3/5 pour l'un des deux yeux et 1/5 pour l'autre.	

SPÉCIALITÉS	TAILLE minim.	VUE	CONDITIONS PARTICULIÈRES
Boulangers-coqs.	»	3/5 pour l'un des deux yeux et 1/5 pour l'autre.	
Infirmiers.......	»	3/5 pour l'un des deux yeux et 1/5 pour l'autre.	
Tambours.	»	3/5 pour l'un des deux yeux et 1/5 pour l'autre.	
Clairons.........	»	3/5 pour l'un des deux yeux et 1/5 pour l'autre.	
Chauffeurs......	»	3/5 pour l'un des deux yeux et 1/5 pour l'autre.	
Pilotes et patrons-pilotes.	»	Acuité visuelle binoculaire supérieure à la normale (13/10 procédé Maurel) acuité monoculaire au moins égale à 1. Ni vice de réfraction ni daltonisme.	
Élèves-Officiers..	»	Mêmes conditions que celles qui sont exigées des candidats à l'Ecole Navale.	
Scaphandriers...	1,52	....	
Guetteurs des électro--sémaphores.	1,52	Normale, ni daltonisme ni diplopie.	
Sous-marins.....	»	....	
Marins et mécaniciens sédentaires des Défenses fixes.	»	3/5 pour un œil et 1/5 pour l'autre.	

Par contre, les hommes qui doivent être utilisés dans l'un des emplois ci-après indiqués ne sont tenus de justifier que de l'aptitude physique requise pour le service auxiliaire :

Fourriers sédentaires ; — Personnel engagé au titre de la première catégorie des ateliers centraux ; — Aides-ouvriers militaires de l'arsenal de Sidi-Abdallah (1) ; — Télégraphistes ; — Plantons ; — Canotiers.

En règle générale, le port des lunettes est autorisé pour les hommes classés dans le service auxiliaire ou les utilisables à terre seulement et employés en l'une ou l'autre de ces qualités.

Écoles de la marine.

Ecole Navale. — Les candidats à l'Ecole Navale sont soumis à des épreuves optométriques et daltoniques (Instruction du 21 sept. 1907) ; ils doivent posséder une acuité visuelle égale, au minimum, à 3/5 pour un œil et 2/5 pour l'autre œil, sans correction ; l'examen de l'acuité visuelle et du sens chromatique est effectué à l'aide du disque du Dr le Méhauté.

Ecole Navale (aspirants provenant de l'Ecole polytechnique. 23 mars 1888, 2 oct. 1897).

Vision — Binoculaire = 2/5 ; monoculaire = 1/5 ; pas de daltonisme.

Ecole de médecine Navale. — L'Instruction du 11 avril 1908 spécifie que les candidats doivent posséder l'aptitude physique requise pour le service militaire.

Officiers sous-marins (29 novembre 1906). — Acuité

(1) Les aides-ouvriers des arsenaux et établissements de la Marine ainsi que les surnuméraires et Commis des Postes et Télégraphes, classés au moment de leur examen par le Conseil de révision dans le service armé ou dans le service auxiliaire, conformément à l'article 18 de la loi du 21 mars 1905, sont considérés comme aptes au service spécial auquel ils doivent être affectés dans les Equipages de la Flotte, sous réserve qu'ils n'ont pas été atteints d'infirmités ou de blessures postérieurement au classement par le Conseil de revision.

visuelle = 7/10 pour un œil et 6/10 pour l'autre, au minimum.

Ecole de canonnage (officiers). — L'acuité visuelle doit être d'au moins 3/5 pour un œil et 2/5 pour l'autre, sans daltonisme ni diplopie (B. O. 1909, p. 399).

Ecole de matelotage. — (Arr. minist. du 25 avril 1895) : Excellente vue.

Bâtiment — Ecole de canonnage. — (Arr. minist. du 20 février 1893) : Vue normale. Pas de daltonisme, ni de diplopie.

Défenses fixes. Apprentis torpilleurs sédentaires en Instruction. — (Arr. minist. du 2 juillet 1893) : Vue normale à droite, tolérance jusqu'à 3/5 à gauche ; pas de daltonisme, ni de diplopie.

Bataillon d'apprentis fusiliers à Lorient. — (Arr. minist. du 15 mars 1895) : Vue normale à droite, tolérance jusqu'à 3/5 à gauche.

Ecole de Timonerie. — (Arr. minist. du 20 janvier 1893) : Excellente vue ou tout au moins normale ; absence de daltonisme et de diplopie.

Ecole de Pilotage. — Elèves pilotes des côtes Nord et Ouest de France. (Règlement du 19 juillet 1882.)

Apprentis patrons-pilotes de torpilleurs. (Arr. prov. du 25 février 1892.)

5°... Avoir une excellente vue et n'être atteint d'aucune des affections suivantes :

Hypermétropie, myopie, astigmatisme et daltonisme, même au plus faible degré.

Ecole de tir. — (Arr. minist. du 5 août 1894) : Vue normale à droite, tolérance jusqu'à 3/5 à gauche.

Service sémaphorique. — (Arr. minist. du 2 juin 1897) : Excellente vue.

Apprentis guetteurs auxiliaires. — Excellente vue ou tout au moins normale.

Absence de daltonisme et de diplopie.

Ouvriers des Arsenaux. — A l'admission (26 février 1888) : V = 1/4 pour chaque œil sans correction.

A l'admission (17 octobre 1889) : V. inférieure à 1/4 pourvu que V. soit suffisante pour la profession et sans maladies susceptibles de s'aggraver.

Marine marchande.— Modification du 18 janvier 1889 sur les conditions d'admission au commandement des navires de commerce (18 septembre 1893) :

Un certificat délivré, 6 mois au plus avant la date de l'examen par un médecin de la Marine ou par un médecin civil agréé par l'Administration de la Marine et constatant que leur acuité visuelle à distance n'est pas inférieure à 3/5 pour l'un des deux yeux et à 2/5 pour l'autre, et qu'ils sont entièrement exempts de daltonisme et de diplopie.

L'instruction du 31 décembre 1901, relative aux élèves de la Marine marchande, spécifie qu'ils doivent présenter un certificat délivré, 6 mois au plus avant la date de l'examen, par un médecin agréé par l'Administration de la Marine et constatant :

a) Qu'ils possèdent l'acuité visuelle requise par les règlements en vigueur des inscrits maritimes levés pour le service de la flotte ;

b) Qu'ils sont entièrement exempts de daltonisme et de diplopie.

Instruction de 1910 sur les engagements volontaires dans les Equipages de la Flotte.

Pour les spécialités du service à la mer (apprentis canonniers, torpilleurs, fusiliers, timoniers, etc...) les conditions requises sont les mêmes que celles énumérées au tableau précédent (p. 473).

Pour les engagés volontaires des services sédentaires (matelots-mécaniciens, fourriers, charpentiers, tailleurs cordonniers, musiciens, télégraphistes, etc... sédentaires,) les conditions sont :

3/5 pour un œil,
1/5 pour l'autre œil.

Il en est de même pour les aides-ouvriers militaires de l'arsenal de Sidi-Abdallah.

Pour les apprentis-torpilleurs sédentaires est exigée une vision normale pour l'un des yeux, l'acuité visuelle de l'autre pouvant n'être, au minimum, que de 2/5, sans daltonisme, ni diplopie.

APTITUDE VISUELLE REQUISE POUR LES CHEMINS DE FER

A. — Compagnie du Midi.

Règle générale. — Pour être admis au Service de la Compagnie du Midi, il faut posséder :

1° Une acuité visuelle normale des deux yeux : V = 1 ;

2° Un sens chromatique parfait ;

3° Un champ visuel normal.

Exceptionnellement, pourront être acceptés dans certains services de l'Exploitation et des Bureaux, les myopes dont la myopie n'est pas supérieure à 4 Dioptries et dont l'acuité visuelle peut être ramenée à la normale pour les deux yeux à l'aide de verres correcteurs (verres concaves).

L'examen qui *sera identique pour tous les candidats* doit donc porter sur :

1° L'acuité visuelle ;

2° Le sens chromatique ou perception des couleurs ;

3° L'étendue du champ visuel.

Cet examen sera pratiqué, dans tous les cas, sur chaque œil séparément.

Acuité que doit posséder le candidat. — Tout candidat pour être admis au service de la Compagnie :

1° Dans le service actif,

Doit lire sans hésiter les deux premières lignes de l'échelle optométrique.

Vous devez vous montrer particulièrement sévère dans votre examen lorsqu'il s'agit d'un postulant à un emploi de mécanicien et de chauffeur.

2°. Dans les services de l'Exploitation et des Bureaux, et cela seulement pour les candidats qui vous seront désignés, sous la formule P-45, comme devant occuper un emploi dans ces services, il peut être toléré un certain degré de myopie renfermé dans les limites indiquées plus haut : un myope ne peut être admis que sur avis des Médecins-Principaux : il vous incombe de leur adresser le candidat dont vous avez constaté la myopie.

Myopie et Presbytie. — Il découle de ces notions que

la presbytie ne saurait être acceptée, et que la myopie est incompatible avec les exigences du service actif.

Verres correcteurs. — Enfin vous aurez à vous rappeler que si, à la rigueur, l'emploi des verres correcteurs pourrait être toléré chez un employé des Bureaux, ce mode de correction est trop précaire pour ne pas être absolument incompatible avec les fonctions de mécanicien, chauffeur, conducteur, graisseur, aiguilleur, cantonnier et garde-barrière.

Pour les agents de cette catégorie, la condition essentielle est la vision à distance; or, il a été constaté souvent, sans que la théorie puisse expliquer ce fait, que des hommes voyant mal dans le cabinet distinguent cependant, très nettement, des signaux éloignés de 400 mètres.

Lorsque la lecture de l'échelle optométrique vous aura fourni des résultats incertains, vous pourrez demander que votre examen soit complété par *une épreuve sur le terrain;* dans ce cas, vous voudrez bien réserver votre décision jusqu'au moment où vous connaîtrez le résultat de cette épreuve et la mention de cette particularité devra être portée sur le bulletin P-45.

L'acuité visuelle pouvant se modifier avec l'âge, sous l'influence de certaines maladies, certaines intoxications (tabac, alcool), tout changement de fonction rendra nécessaire un nouvel examen de la vision.

Sens chromatique. — La fausse appréciation des couleurs chez un agent chargé d'interpréter des signaux colorés pouvant occasionner de graves accidents, nous n'avons pas besoin d'insister pour vous faire comprendre combien il importe de s'assurer que les candidats qui se présentent soient exempts de daltonisme ou de tout autre trouble de la vision pouvant altérer la perception des couleurs.

Etendue du champ visuel pour les couleurs. — La méthode d'Holmgreen, qui est très utile dans le cas où le candidat sait distinguer les couleurs sans en connaître le nom, ce qui est beaucoup plus fréquent qu'on ne pourrait le croire, devient insuffisante dans certains cas, car elle ne permet pas de constater l'existence de modifications dans les limites du champ visuel pour les couleurs.

Procéder alors, pour la détermination de la vision périphérique des couleurs, comme pour l'examen de l'étendue du champ visuel, en employant comme indicateur une fiche colorée rouge et verte.

Dans la rédaction sur le certificat d'aptitude physique, l'examen de la vision est résumé par le tableau suivant :

ÉTAT DE LA VUE :

Aspect extérieur de l'œil.

Acuité visuelle..............	V	O D.
		O G.
Myopie........................		O D.
		O G.
Champ visuel..................		O D.
		O G.
Sens chromatique..............		O D.
		O G.

Les conditions visuelles requises pour la Cie des chemins de fer d'Orléans sont identiques à celles exigées pour le Midi.

B. — Compagnie Paris-Lyon-Méditerranée (1).

Tout candidat à un emploi dans la Compagnie des chemins de fer P.-L.-M. subit d'abord l'examen médical au premier degré : cet examen donne lieu à l'établissement d'un certificat d'aptitude corporelle (admissibilité) mod. 1354, qui porte le questionnaire suivant en ce qui concerne l'état de la vision :

> Quel est l'état de la vision? (Indiquer explicitement si l'état de la vision est bon pour le service actif)........
> Daltonisme?..
> Acuité visuelle { O. D..................................
> { O. G..................................

Après avoir satisfait à l'expertise médicale au 1er degré, le postulant est convoqué, avant son incorporation définitive, devant une commission médicale, dite commission d'admission et de réforme, qui se réunit à des dates fixées dans certains centres. Cette commission délivre un certi-

(1) Extrait de l'ordre général n° 7 du 1er avril 1908. Règlement sur le service médical.

ficat d'aptitude corporelle (admission) modèle 1354 *bis* qui prononce définitivement l'acceptation ou le refus du candidat.

Ce nouveau certificat n'a pas de questionnaire spécial : il constate l'aptitude générale de l'intéressé.

L'ordre général n° 7 est commenté, en ce qui concerne la vision, dans les « Circulaires du Médecin en Chef » en ces termes, sous le n° 10 (1er juin 1908) :

Au point de vue des yeux, votre examen devra porter sur l'acuité visuelle, le champ visuel et le sens des couleurs, et se faire sans verres correcteurs.

L'échelle typographique décimale de Monoyer, que vous avez à votre disposition, étant placée à une distance de 5 mètres, et dans un point bien éclairé, vous la ferez fixer successivement avec chaque œil, l'autre œil étant, pendant ce temps, hermétiquement fermé.

Le nombre de dixièmes d'acuité visuelle que possède l'œil examiné est égal au nombre de lignes qu'il peut lire sur cette échelle.

S'il ne peut distinguer que la ligne inférieure, celle écrite en gros caractères, son acuité visuelle est de 0,1. S'il ne lit que les quatre lignes inférieures, son acuité visuelle sera de 0,4. S'il lit les dix lignes, son acuité visuelle sera de dix dixièmes, c'est-à-dire normale.

Vous répéterez successivement cet examen pour chaque œil, en vous assurant que l'autre œil est bien hermétiquement fermé.

Pour déjouer la supercherie de certains candidats qui apprennent par cœur les caractères de cette échelle très répandue, vous pourrez, en cas de doute, faire lire les caractères non plus de gauche à droite, mais de droite à gauche ou bien leur faire nommer une lettre que vous désignerez par-ci par-là.

Si le candidat a commis des incorrections dans la lecture des signes ou s'il a témoigné de l'hésitation, vous le soumettrez à l'épreuve suivante :

Un agent est placé à 200 mètres de l'examiné, qui est invité à porter ses regards dans la direction de l'agent. Celui-ci reproduira les mouvements d'un ou des deux bras que lui indiquera le médecin placé derrière l'examiné.

Ces mouvements consistent à élever les bras au-dessus de la tête, à les étendre horizontalement, etc.

Si le candidat satisfait à cette contre-épreuve en reproduisant ces mouvements, son acuité peut être considérée comme normale.

Vous refuserez tout candidat ayant une acuité visuelle inférieure à 14/10 pour les deux yeux à condition que la fonction visuelle d'un œil ne soit pas inférieure à 5/10.

Pour l'examen du champ visuel, vous ferez asseoir le sujet bien en face de vous, à une distance d'un mètre environ, et, pour examiner l'œil gauche, par exemple, vous lui ferez appliquer sur les paupières droites l'extrémité des doigts de la main droite, en lui disant de fixer constamment votre œil droit. Promenant alors votre index sur le pourtour du champ visuel, l'agitant ou le tenant immobile, vous demanderez à l'agent, dans ces diverses positions, de vous dire si votre doigt remue ou s'il est fixe, vous assurant toujours que l'agent regarde bien votre œil et qu'il ne va pas à la recherche de votre doigt. De même pour l'examen de l'œil droit. Vous arriverez ainsi à délimiter nettement l'étendue dans laquelle il distingue, vous rappelant que le champ visuel normal est beaucoup plus étendu en dehors et en bas qu'en dedans, où il est limité par la saillie du nez, et en haut, où il est limité par l'arcade sourcilière.

Pour l'examen du sens des couleurs, placez dans une chambre ou un cabinet obscur, à cette même distance de 5 mètres, la lanterne spéciale (1) que vous possédez, et, examinant successivement chaque œil, vous demanderez au sujet de vous nommer les différents verres colorés qu'elle contient en variant la position des verres pour

(1) La lanterne dont il est question est noire : elle est munie à l'intérieur d'une bougie et sa paroi antérieure est percée d'un trou de 1 cm. de diamètre derrière lequel viennent passer successivement quatre verres rouge, vert, jaune et violet, les 4 couleurs usitées dans les signaux, sur les voies et dans les gares. L'observé doit être placé à 5 m. de l'appareil et reconnaître sans hésitation les couleurs.

éviter toute supercherie. Vous éliminerez les candidats qui ne distinguent pas les couleurs.

La révision de la vue doit être pratiquée :

1° Après toute affection oculaire sérieuse ;

2° Après tout traumatisme de la tête ;

3° Dans toute maladie constitutionnelle grave, affections cérébrales ou rénales, diabète, alcoolisme, syphilis ;

4° Chaque fois qu'un agent est changé de service.

Révision de la vue. — Art. 13. — Tous les dix ans, sur la demande du service médical, il est procédé à la révision de l'état visuel des Agents qui sont appelés à concourir à la sécurité de la circulation et de ceux qui sont occupés fréquemment sur les voies.

Les instructions pour l'exécution de cette mesure sont données pour chaque service, après entente avec le Médecin en chef.

Cette révision donne lieu à l'établissement d'un certificat modèle 1379 dont voici la teneur :

P.-L.-M. — MOD. 1379 (1894)

CHEMINS DE FER DE PARIS A LYON ET A LA MÉDITERRANÉE

CERTIFICAT

POUR LA RÉVISION DE LA VUE DES AGENTS

actuellement en service à la Compagnie

Le nommé (1) ...., *employé en qualité d* ...., *a passé l'examen de la révision des yeux et j'ai constaté l'état suivant :*

I. — Acuité visuelle { Œil droit V =
{ Œil gauche V =

II. — Sens des couleurs :

Le sujet distingue-t-il toutes les couleurs ?

(1) Nom et prénoms.

Couleurs que le sujet ne distingue pas (1) :

Rouge
Jaune
Vert
Violet

III. — Existe-il une lésion apparente de la vue ?

Taie de la cornée
Strabisme
Blépharite ou conjonctivite
Ectropion
Larmoiement

.... , *le* *19*

— OBSERVATIONS —

Signature de l'agent : *Signature du médecin :*

C. — Chemins de fer de l'État

Conditions d'aptitude physique.

Ordre général n° 467 (8 mai 1907) (2e série).

Art. 3. — Les divers emplois du Réseau sont classés, en ce qui concerne l'aptitude physique, en 3 catégories, savoir :

1re Catégorie. — *Services actifs* dans lesquels les agents ont entre leurs mains la sécurité des trains et des voyageurs ;

2e Catégorie. — *Services actifs* dans lesquels les agents n'exposent que leur sûreté personnelle ;

3e Catégorie. — *Services sédentaires* n'exigeant pas la circulation des agents sur les voies.

Les conditions visuelles sont celles-ci :

Art. 5. — Les infirmités ou vices de conformation énumérées au tableau ci-dessous pour chacune des trois catégories d'emploi sont des causes absolues d'inaptitude à ces emplois :

(1) Effacer les couleurs qui sont distinguées.

DÉSIGNATION	A) EMPLOIS DES SERVICES ACTIFS DES 1re ET 2e CATÉGORIES	B) EMPLOIS DE LA 3e CATÉGORIE
Organes des sens — Yeux	Acuité inférieure à 10/10e pour chaque œil, la correction par les verres n'étant pas admise. Toutefois, pour les emplois de la 2e catégorie, il suffit que cette acuité atteigne 5/10e. Faculté chromatique et champ visuel au-dessous de la normale.	Acuité inférieure à 5/10e pour chaque œil, la correction par les verres étant admise. Myopie supérieure à 6 Dioptries ; faculté chromatique et champ visuel au-dessous de la normale.

Les candidats sont examinés par des médecins oculistes des chemins de fer de l'Etat ; cette expertise donne lieu à la délivrance d'un certificat ophtalmologique définitif pour le classement dans les différents services.

D. — Chemins de fer du Nord (1).

Examen et revision des aptitudes visuelles.

Les instructions en vigueur dans le service médical de la Compagnie prescrivent de n'admettre et de ne maintenir dans le service que les agents dont les aptitudes visuelles sont en rapport avec leurs fonctions.

Le certificat de santé que devra obtenir tout individu qui sera incorporé à la Compagnie ou qui sera admis à de nouvelles fonctions contient des indications propres à empêcher l'admission d'aucune personne, atteinte d'un trouble visuel dangereux pour le service.

L'instruction ci-jointe énumère les procédés à employer pour déterminer l'étendue du champ visuel, l'acuité visuelle et le sens chromatique.

Chaque circonscription médicale possède :

(1) Extrait de la brochure « *Documents concernant le Service Médical* » (août 1909).

1o Une boîte en laiton renfermant des écheveaux de laine de couleurs variées, nécessaire à la détermination du sens chromatique ;

2o Une échelle optométrique de Monoyer, cartonnée, toute prête à être appendue dans un endroit bien éclairé.

L'examen des aptitudes visuelles devra porter :

1o *Sur l'aspect des yeux ;*

2o *Sur l'étendue du champ visuel ;*

3o *Sur l'acuité visuelle ;*

4o *Sur le sens chromatique.*

I. Aspect des yeux. — On examinera, pour chacun des yeux en particulier, l'état des paupières, les conduits lacrymaux, la conjonctive, la cornée et l'état de la pupille.

On indiquera le résultat de cet examen par les termes : *Bon, Médiocre, Mauvais ;* on fera mention de la lésion découverte sous le titre « *Observations* ».

II. Champ visuel. — Cette détermination sera basée sur l'étendue du champ visuel du médecin, comparé à celui du sujet à examiner.

Pour cela, il sera procédé de la façon suivante, successivement pour chaque œil :

La personne à examiner sera placée à 1 m. de l'observateur, qu'elle doit regarder fixement avec un œil, l'autre étant recouvert au moyen de la main ; l'observateur fermera lui-même son œil droit lorsqu'il examinera l'œil gauche et vice-versa, il étendra, dans l'espace qui le sépare du sujet soumis à l'examen, le bras à droite, à gauche, en haut et en bas, il montrera un ou plusieurs doigts, dont le candidat devra indiquer le nombre.

Si les indications recueillies sont conformes à celles que perçoit le médecin lui-même, qui fixe l'œil du sujet, le champ visuel est *normal.*

Dans le cas contraire on devra indiquer qu'il y a rétrécissement du champ visuel, en haut, en bas, à droite, à gauche.

Les lacunes centrales (scotômes),seront déterminées par l'examen de l'acuité visuelle.

III. Acuité visuelle. — L'acuité est déterminée par la lecture de l'échelle optométrique de Monoyer qui a l'avantage d'exprimer en fractions décimales la valeur de l'acuité visuelle.

Cette échelle comprend dix lignes de capitales antiques dont les dimensions vont en croissant de haut en bas.

Collée à la muraille, elle est appendue de manière à recevoir un éclairage aussi parfait que possible.

La première ligne (ligne supérieure) est lue sans hésiter par un œil normal à la distance de 5 mètres.

La dernière ligne inférieure peut être lue à une distance de 50 mètres par ce même œil. Un œil qui lit seulement cette dernière ligne à la distance de 5 mètres sans déchiffrer les précédentes n'a par conséquent qu'une acuité égale à 0,1 de la normale.

Les lignes intermédiaires sont calculées de telle sorte que, la distance de 5 mètres restant constante, la valeur de l'acuité visuelle nécessaire pour les reconnaître respectivement est exprimée par les fractions 0,9 — 0,8... 0,3 — 0,2 différant entre elle de 0,1.

Ces chiffres exprimant la valeur de l'acuité visuelle sont inscrits à la droite au-dessus de chaque ligne (1).

Le médecin n'a qu'à les lire sans être obligé de faire aucun calcul, si le sujet en examen reste à la distance constante de 5 mètres.

C'est ainsi que le sujet qui ne déchiffre qu'à partir de la 5e ligne a une acuité de 0,6.

Celui qui lit la huitième ligne sans reconnaître les précédentes, n'a que 0,3 d'acuité visuelle.

L'examen doit être fait *isolément pour chacun des deux yeux*. Le résultat est noté pour chaque œil en employant les abréviations suivantes :

Œil droit = O. D.
Œil gauche = O. G.

Exemple : Pour exprimer que l'œil droit du sujet a une acuité normale et que l'œil gauche n'a qu'une acuité de 0,3, on écrira :

(1) Les chiffres placés au-dessus du milieu des lignes (5 — 5,55, — 6,25... 50), indiquent la distance à laquelle chacune de ces lignes peut être lue par un œil dont l'acuité est normale.

O. D. = 1.
O. G. = 0,3.

Si, dans la lecture de n'importe quelle ligne, il arrivait que le sujet ne pût lire une des lettres placées au centre de la ligne, cela indiquerait, comme on le sait, une lésion centrale de la rétine (scotôme central) et on en mentionnerait l'existence dans la colonne (*Observations*).

IV. Sens chromatique. — Tous les écheveaux de laine colorés étant suffisamment mêlés, retirés de la boîte et placés sur une table bien éclairée, on présentera au sujet un écheveau vert pâle et on l'invitera à juxtaposer à celui-ci tous les écheveaux verts de la collection.

Si le sujet examiné ne commet aucune erreur dans ce triage, c'est-à-dire si, parmi les écheveaux choisis, il n'en introduit aucun d'une couleur autre que le vert, il doit être considéré et désigné comme ayant un sens chromatique normal pour le vert.

On procédera alors à un examen analogue avec un écheveau rouge.

Tout individu qui introduira parmi les écheveaux verts ou rouges d'autres couleurs et renouvellera cette erreur, sera indiqué, comme Daltonien « *Dyschromatopsique* ». Il devra être immédiatement renvoyé à l'examen de contrôle du chef du service médical.

Celui qui, sans commettre une confusion manifeste entre les échevaux, ferait cependant preuve de difficulté incontestable pour accomplir cette tâche sera désigné comme ne jouissant que d'un *sens chromatique faible* et soumis également à l'examen du contrôle du Chef du service médical.

V. Anomalies de la réfraction. — La Myopie, l'Hypermétropie et l'Astigmatisme ne permettent une acuité visuelle normale qu'après correction du défaut de l'œil par des lunettes appropriées.

L'emploi des lunettes est incompatible avec les fonctions de : *mécanicien*, *chauffeur*, *conducteur*, *garde-frein*, *aiguilleur*, *cantonnier*, *garde-barrières ou sémaphores* et en général pour tous les agents du service actif auxquels on ne pourrait permettre de porter des lunettes. En effet, la fragilité de ce moyen de correction le rend trop précaire dans les fonctions ci-dessus indiquées.

Pour les autres emplois de la Compagnie, l'usage des lunettes est facultatif et la correction des anomalies de réfraction peut entrer en ligne de compte pour la détermination de l'acuité visuelle.

Le contrôle du Chef du service médical décidera si le degré du défaut de réfraction est compatible avec les fonctions de l'employé.

Conditions d'admission et maintien dans le service.

Pour être admis ou maintenu dans le service en qualité de mécanicien, chauffeur, conducteur, garde-frein, cantonnier, garde-barrières ou sémaphores, aiguilleur, il faudra posséder une acuité visuelle de 0,7 au moins d'un œil et 0,5 de l'autre, un champ visuel sans défaut et un sens chromatique normal.

L'acuité visuelle de 0,4 au minimum pour chaque œil, un champ visuel normal, un sens chromatique moins parfait (*le daltonisme* (1) *pour le vert et le rouge exclus*) seront compatibles avec les autres emplois du service actif.

Pour les employés de bureau les aptitudes visuelles inférieures seront suffisantes à la condition *expresse* qu'il ne puisse s'opérer aucun changement de fonctions sans un nouvel examen de la vision.

Certaines blessures graves, certaines maladies ou intoxications (la fièvre typhoïde, par exemple, les affections cérébrales, l'alcoolisme et l'abus du tabac) pouvant altérer l'acuité visuelle et le sens chromatique, les agents qui relèveraient de maladies de cet ordre, ou qui seraient sous l'influence de ces intoxications, devront être examinés attentivement et suspendus de leurs fonctions, pour le seul motif du trouble de la vue : celui-ci coïncide souvent avec d'autres altérations de la santé, qui seraient forcément une cause de suspension.

(1) Il ne faut pas confondre l'ignorance des mots propres à qualifier une nuance ou même une couleur avec le daltonisme, qui est un véritable défaut de perception.

A partir de l'âge de 45 ans, l'état de la réfraction sera l'objet d'une attention toute spéciale.

E. — Chemins de fer de l'Est

(Extrait de la lettre-circulaire de 1910).

Relativement aux conditions d'aptitude visuelle, les agents des chemins de fer de l'Est peuvent se diviser en quatre classes :

1re Classe (Service actif) : *Matériel et traction :* Service des machines, service des gares ; — *Voie :* Sémaphoristes, aiguilleurs, gardes-barrières, poseurs, — *Exploitation :* Tous les agents du service actif.

2e Classe : Les ouvriers des ateliers et magasins (port des lunettes autorisé).

3e Classe : Les employés de bureaux.

4e Classe : Inaptes à tout service.

1re classe. — Le port des lunettes est interdit. L'acuité visuelle doit être au moins de 12/10 pour les deux yeux, étant entendu que ni l'un ni l'autre des deux yeux ne peut avoir une acuité visuelle inférieure à 0,5.

2e classe. — Une acuité de 0,4 au minimum pour chaque œil peut suffire.

Le port des lunettes est autorisé et la myopie peut être corrigée.

3e classe. — Est tolérée la myopie jusqu'à la possibilité de lire à 0,30 centimètres les caractères d'imprimerie ordinaires avec des verres — 9 D.

Si l'acuité visuelle est inférieure à 0,4 pour chaque œil et non corrigible, le candidat devra être déclaré incapable de tout service (**4e classe**).

Chaque œil doit être examiné séparément ; la perte d'un œil constitue un cas d'inaptitude : par œil perdu, on doit entendre un œil qui ne pourrait remplacer son congénère pour l'exécution d'un travail imposé au candidat.

L'acuité visuelle est mesurée au moyen de l'échelle de Monoyer.

Dans la lettre-circulaire du 30 janvier 1904, l'acuité visuelle était mesurée aussi au moyen de petits cartons reproduisant les signaux employés sur les voies ferrées.

Ceux-ci sont au nombre de 5 et doivent être vus aux distances suivantes par un agent monté sur une locomotive.

1°	Signal carré grand modèle	doit être reconnu	à	600	mètres
2°	— petit modèle	—	à	400	—
3°	Signal du disque	—	à	600	—
4°	— de bifurcation	—	à	300	—
5°	— de ralentissement	—	à	250	—

En réduisant, proportionnellement, la surface des signaux et les distances de l'œil à ces signaux, le médecin en chef de la Cie de l'Est a fait peindre, sur carton, des signaux en miniature (3 pour chaque signal) qui doivent être distingués, selon leur grandeur, à 10, 20 et 40 mètres.

Après avoir constaté sur l'échelle typographique qu'un candidat a une diminution de l'acuité visuelle, on procède à l'épreuve de la reconnaissance des signaux ; s'il est incapable d'y satisfaire, il est refusé pour les service actifs.

La réduction du champ visuel (qui est examiné par le procédé digital) ne constitue un cas d'inaptitude que pour les agents de la première classe et quand il est très réduit.

Le daltonisme n'est aussi un cas d'exemption que pour les agents de cette catégorie : il est dénoncé par les épreuves des laines de Holmgreen ou des verres colorés de la boite d'essai.

CONDITIONS D'APTITUDE VISUELLE POUR LES POSTES ET TÉLÉGRAPHES.

Extrait du certificat d'aptitude physique mod. n° 942.

		L'œil droit?	L'œil gauche?
3° VISION	Vision de près : L... postulant... doit pouvoir lire, avec ou sans verres, les petits caractères du carton d'épreuve à la distance de 30 cm. (1). *En est-il ainsi pour...*	....	....
	Vision de loin : L... postulant... doit pouvoir lire, avec ou sans verres, les gros caractères du carton d'épreuve à la distance de 5 mètres (1). *En est-il ainsi pour...*	....	....

Les gros caractères du carton d'épreuve dont il est parlé plus haut ont approximativement la hauteur des caractères de la ligne 0,5 de l'échelle décimale de Monoyer.

Les petits caractères sont approximativement ceux qui, en imprimerie, répondent au 8 romain.

Aucune disposition spéciale relative à la vision n'est insérée dans les conditions d'admission, en ce qui concerne l'état physique, aux **Ecoles d'Arts et Métiers.**

(1) Une influence pour l'un quelconque des deux yeux entraîne l'élimination.

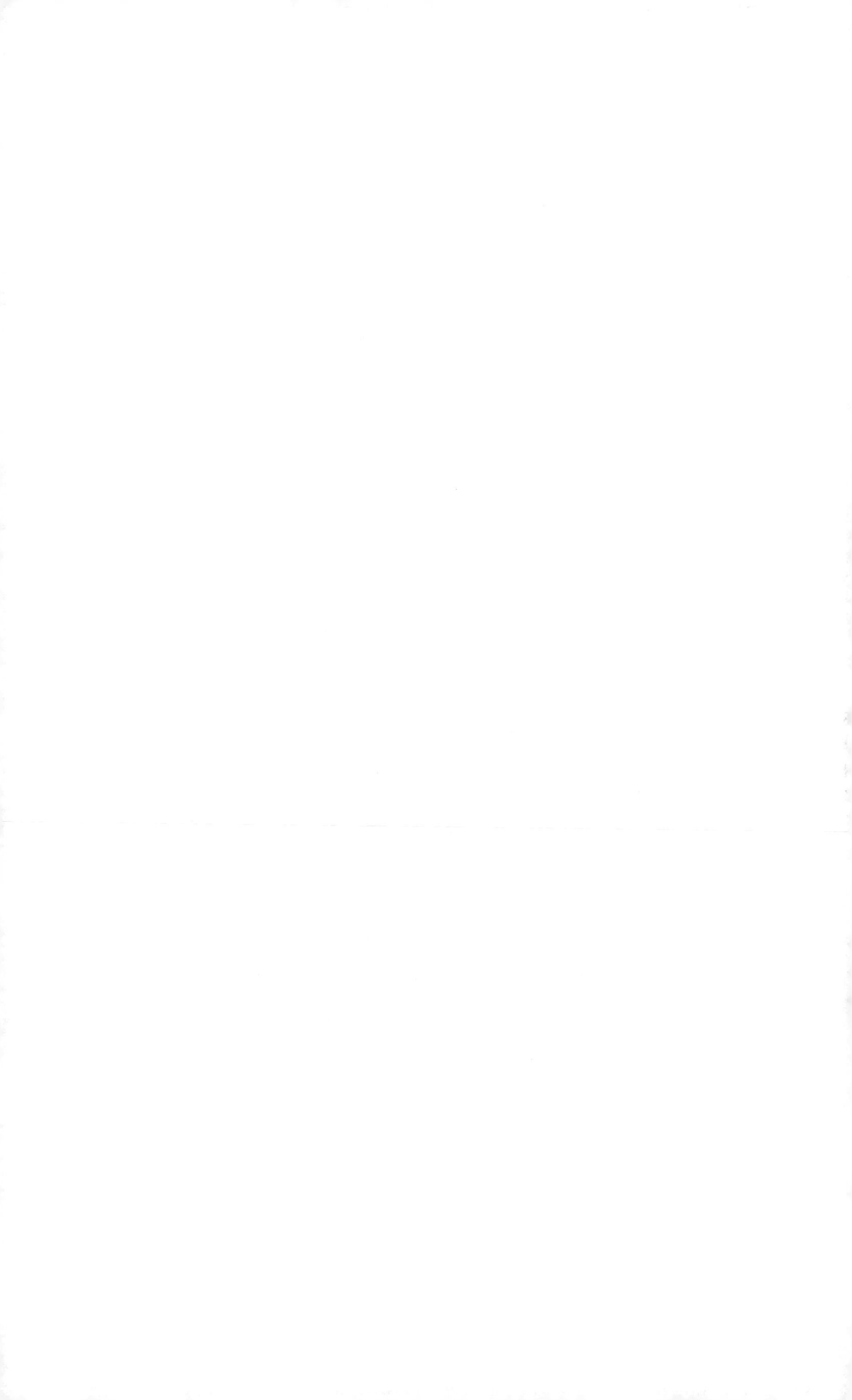

TABLE ALPHABÉTIQUE

N

O

P

W

TABLE ANALYTIQUE DES MATIÈRES

Poitiers. — Imp. BLAIS et ROY

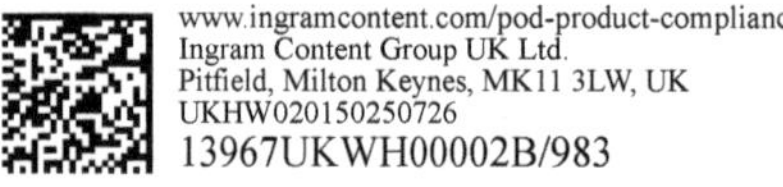
www.ingramcontent.com/pod-product-compliance
Ingram Content Group UK Ltd.
Pitfield, Milton Keynes, MK11 3LW, UK
UKHW020150250726
13967UKWH00002B/983

9 782011 743961